循证医学

第3版

主　　编　王家良

副 主 编　李　静

编　　者（按姓氏笔画排序）

丁士刚（北京大学）　　　　邸阜生（南开大学）

王小钦（复旦大学）　　　　陈　进（四川大学）

王家良（四川大学）　　　　秦　莉（四川大学）

刘金来（中山大学）　　　　黄亚玲（华中科技大学）

许良智（四川大学）　　　　康德英（四川大学）

李　静（四川大学）　　　　廖晓阳（四川大学）

杨　茗（四川大学）

学术秘书　康德英（四川大学）

人民卫生出版社

图书在版编目（CIP）数据

循证医学／王家良主编. —3 版 . —北京：人民卫生出版
社，2016

ISBN 978-7-117-22146-7

Ⅰ. ①循… Ⅱ. ①王… Ⅲ. ①临床医学 Ⅳ. ①R4

中国版本图书馆 CIP 数据核字（2016）第 076252 号

人卫智网	www.ipmph.com	医学教育、学术、考试、健康， 购书智慧智能综合服务平台
人卫官网	www.pmph.com	人卫官方资讯发布平台

循 证 医 学
第 3 版

主　　编：王家良
出版发行：人民卫生出版社（中继线 010-59780011）
地　　址：北京市朝阳区潘家园南里 19 号
邮　　编：100021
E - mail：pmph @ pmph.com
购书热线：010-59787592　010-59787584　010-65264830
印　　刷：北京虎彩文化传播有限公司
经　　销：新华书店
开　　本：787×1092　1/16　印张：21
字　　数：511 千字
版　　次：2005 年 8 月第 1 版　2016 年 6 月第 3 版
　　　　　2022 年 8 月第 3 版第 4 次印刷（总第 21 次印刷）
标准书号：ISBN 978-7-117-22146-7/R·22147
定　　价：68.00 元

打击盗版举报电话：010-59787491　E-mail：WQ @ pmph.com
（凡属印装质量问题请与本社市场营销中心联系退换）

前　言

本书正当编写之际，国际循证医学之父、全球著名的临床流行病学家、加拿大 McMaster 大学教授、我最尊敬的导师 Dr. David Sackett 于 2015 年 5 月 13 日不幸因病与世长辞了！Dr. Sackett 的一生，不仅对国际临床流行病学和循证医学的创建和发展，作出了极其宝贵的贡献，而且对我国的临床流行病学与循证医学的建立和发展，以及专业人才的培养，给予了特别的热情关注、帮助与支持，他先后对我国和我校进行了六次学术访问，不断地向我们提供新理论、新知识，热情洋溢地给予我们极大的动力！因此，我国临床流行病学与循证医学的学科发展，深深地凝聚着他的心血与深厚的友谊！他的音容笑貌与崇高的科学精神和学风，会永远地鼓舞我们去不断地创新，为更好地继承与发展他的未竟事业而努力奋斗！本书的问世，以及刚出版的《临床流行病学》(第 4 版)，特奉献给 Dr. Sackett 作永志的纪念！

在我国临床医学领域里，循证医学历经了近二十年的实践，已逐步被人们所认知：它是临床医生对患者科学诊治决策的一门方法学，关键在于需要品学兼优的临床医生，能够切实地面对患者的问题，去发掘最佳的科学诊治措施证据，并有的放矢地应用；同时需要患者和家属的积极合作、配合并接受科学的诊治，并能尽好义务和承担相应的风险；最后还要有良好的医疗硬件设施与相应的医疗环境和条件等，只有上述诸因素的密切配合，方能实现循证医学的临床实践，如此，则能促进患者获得良好的诊治效果；临床医疗也可望达到一流水平；同时也会进一步促进临床医学研究，使临床医学更为健康而务实地发展。

为更好地实践临床循证医学，本书设置为上、下两篇：

上篇：循证医学的临床实践。

强调的是循证医学的临床实践，除了论述循证医学的基本理论、基础与方法外，强调以患者为中心，以罹患病因与危险因素、疾病的循证诊断、治疗以及预后为重点，如何联系实践，应用循证医学的方法和原则，发掘与应用最佳证据，进行分析与评价，择优运用于临床实践，最终评价结局，与此同时，又可发现目前尚未或尚不能满意解决的临床问题，这里又可以为临床医学研究，提供深入探讨的某些问题。

下篇：临床循证研究的方法学。

强调的是循证医学的研究与评价，基于实践 - 理论 - 再实践 - 再理论的认识论原则，通过循证医学实践的检验，当前最佳证据未必都是"真理"，因此，往往会"倒逼"开展深入而务实的临床研究，这部分我们精选、规划循证医学研究与质量评价的相关内容，特别是在信息科学高度发达的时代，"大数据"的发掘与应用，在现代临床科研设计规划基础上，有可能促进临床研究的创新发展，对此，本部分特列专章探讨；与此同时，结合临床实际状况，如何进行"实效性研究与评价"，亦为新设内容供读者参考。

　　我们在自己的循证医学教学、医疗与研究实践的基础上，不断地汲取国内外的新知识与新进展，拓展了相关内容，使之应用、研究与发展力争有机地相结合，互促互进，力求完善，从而力争为我国循证医学的健康发展、做出一份有益的奉献，但由于思想与学术水平有限，谬误难免，因此，十分诚挚地欢迎读者与专家们批评指正。

王家良

四川大学华西医院

2016 年 2 月

目　　录

上篇　循证医学的临床实践

下篇　临床循证研究的方法学

上篇

循证医学的临床实践

第一章

循证医学临床实践的基础与方法

我国临床医学界，近些年来对于循证医学的热情仍在持续高涨，的确，如能真正地将循证医学付诸于临床实践，毫无疑问，不仅能不断提高临床医疗质量和水平，而且还会有力促进临床医学研究。为此，明确实践循证医学应具备的基础或基本条件、掌握实践方法是十分重要的。

这里先讲两个我亲自随访过的病例故事作为引子：

例1：李××，男性，60余岁，原籍广东，新西兰华人，系惠灵顿（Wellington）市一小餐馆老板，一天在工作中突然胸前剧烈疼痛，心慌、出汗，即到 Wellington General Hospital 急诊室就医，诊断冠心病入院。入院后经作冠状动脉造影后，决定作冠脉搭桥术治疗。

因患者文化水平不高，又不太懂英语，于是，院方请了英文译员帮助患者和家属了解患者的诊断，以及治疗的决策。

由于患者不懂医学，甚有疑虑，在病情缓解可行动的情况下，医生决定先让患者看一下手术影像片，然后领该患者到 CCU 病房看一看术后的患者，再看一看离开 CCU 病房到普通病房的患者和恢复正常的术后患者，通过现场观摩后告诉患者，如果接受冠脉搭桥手术的话，就会像他看过的这类患者的结果一样，当然也许会有某种意外的风险，不过也将有相应的防治对策，最终的结论是施行冠脉搭桥术的效果为最佳，安全度远远大于风险。通过现场的医患间交流活动，患者与家属终于理解了医疗情况，对医护人员十分信任，于是消除了疑虑与恐惧心理，欣然与医生合作，接受这一手术治疗。

在手术前一天，由主刀医生与副手、麻醉师、护士一行，一道查看患者，并一一向患者做自我介绍，告诉患者手术将由他（她）们负责实施，这一互动显示着互相友爱、彼此尊重与信任的友好气氛，构成了十分合作与良好的医患关系，保障了诊治工作顺利地进行，而且一切治疗都十分成功。患者出院后，健康恢复，照样经营着餐馆生意，生活得十分幸福。医院仍约定定时追踪复查，全部医疗费用均由社会保险和福利支付。

例2：邱×，男性，30余岁，广东籍，系珠海市一私营公司经理。平时工作压力很大，很繁忙，生活紧张，晚上社交活动又多，嗜酒、饮食无忌，久之患上了肝硬化，其妻在新西兰（New Zealand）留学，2002年他到奥克兰（Auckland）去探亲，过劳后突发消化道大出血，病情危急，急诊住入 Auckland General Hospital，经过积极抢救，逐渐转危为安，再经多科医生会诊，一致诊断为肝硬化、门脉高压致大出血，肝功能不佳，于是决定进行肝移植治疗。在当时患者和家属经济情况都十分困难，能在危急中住上现代化的医院，又有许多医生和护士努力地进行抢救、会诊，大家都很友好和认真，医疗设备又先进，一切治疗都不交分文，因此，患者和家属非常感动,完全信任医生,毫无疑虑地决定与医生无条件合作,接受任何治疗。

当时该院医生决定对患者施行肝移植术,在进行组织配型的过程中,恰逢美国发生一车祸,一位不幸罹难者自愿捐献器官,其肝脏正与邱×合型,于是从美国急运肝脏到Auckland General Hospital,给邱×进行了肝移植,手术很成功。术后一直应用免疫抑制治疗,全部住院的医疗和生活费用,自己无需支付。

邱×出院后留居奥克兰,现已入籍,身体状况良好,为生计,开始开车到人群游聚之处,以卖冰激凌为生;一段时间之后,自己开了一个咖啡馆,生意还不错,生活十分稳定,手术后已十余年了,坚持服免疫抑制剂治疗,定期到医院复诊,外观看不出不健康的情况。

这两位患者是我子女的朋友,因此,我特地访问了他们,作了医学观察,并以观察者的身份,去看了上述两家医院,其规模不大,床位四五百张,各种设备很现代化,门诊患者不多,都是预约按时就诊,秩序井然,甚为安静,医护人员的工作看来十分轻松,与患者的交流很和蔼,也颇从容;病房环境也很整洁,空间也比较宽畅,光线明亮,给人以轻松感,普通病房的患者看来也很安泰,病的工作人员看上去还不算太忙,当然重症者往往集中在监护病房里去了。

在医院的图书馆与资料室看到不少穿白大衣的读者。这些所见与加拿大或美国的医学中心都大同小异。如果与我们华西医院的规模和日接万余患者门诊就诊、五千余床位患者的医治,以及医护人员超负荷的繁忙度相比,他们的医疗环境简直堪称"天堂"了!

此外,本章附录一位富有朝气与乐观精神的年轻医生所写的一篇日记,供读者欣赏。

以上的故事作为要讲述的"循证医学临床实践的基础与方法"的插曲。

第一节 循证医学临床实践的基础

循证医学临床实践的基础最主要的有四大要素:医生、患者、最佳证据,以及临床医疗环境。尽管这些要素在现实中都存在着,但不一定就能实践循证医学,因为尚需满足相应的条件与要求。

一、医生

医生是实践循证医学的主体,因为对患者的一切诊治决策主要取决于医生,需要医生去认真地发掘患者的临床问题,并且要能采用最佳证据作出相应的决策,因此,这里对医生就有一定的要求了。

(一)要有良好的仁爱观和医德

面对具体的患者,应把其生病的痛苦当作自己的痛苦,要有良好的仁爱观,崇高的医德,作风端正,能与患者进行良好的交流,解除其疑虑,就像"例一"的故事那样,做到认真、踏实地为患者服务。

(二)具备踏实和严谨的工作作风

对患者的病史、查体、相关的临床和实验室检查资料,应收集完整与准确;如需采用特殊检查,应做到目的与思维清楚,有的放矢,切忌泛作而造成对患者不必要的损失。

(三)具备良好的医学水平

具备坚实的理论基础和颇丰富的临床经验及技能殊为重要,而且要深入临床实际,以患者为中心,做到理论联系实际,发掘患者的问题,并运用循证医学的方法去解决问题。

(四)具有发展创新精神

如果仅作一般能应付日常临床医疗任务的医生是不难的,难就难在发展和创新上,因此,要求深入临床实际,敏锐地发现问题,努力地探索,勤于思考,敢于创新,这样才能求得自身的进步,促使临床医学水平不断提高。

为了临床医学的发展和创新,即使自己有着良好的知识基础,但面对着复杂的临床实践,永远是缺乏新知的,因此,必须知其不足,作为一名临床医生,在自己的临床实践中,必须做到终生学习!

循证医学的临床实践,本身就是促进临床医学发展与创新的平台,为了在这个平台上进行创新性的工作,学习、掌握和应用现代临床流行病学的理论、知识和方法学至关重要!因为在临床诊治过程中,这涉及如何科学地"用证"和"创证"两个紧密相关的问题,即:为了收集解决临床问题的最佳证据,就必须了解其设计与方法是否科学合理;要分析与评价其质量的真实性与临床价值,就必须掌握科学分析的方法、质量的评价标准;对其中设置的有关研究的终点指标及其量化的结果,需要作统计学与临床价值的分析,以作出科学的肯定或否定的结论;对有价值的证据则可联系实际,批判性地用于临床实践;价值不大或没有价值的证据则弃之;如果有价值但证据还不充分,就可发掘进一步深入探讨的新领域,面对诸如此类问题,临床流行病学有着十分重要的指导价值。

上述四点,对于实践循证医学的医生而言,"标准"似乎是太高了,可是,要成为一个高素质、高水平的临床医生,难道不是这样的吗?!诚然,对于年轻的医生而言,则是一个渐进的过程,培养锻炼将贯穿于其整个职业生涯。

当前,在我国大医院里有条件推行循证医学的年轻医生,工作往往十分繁忙,各方面的压力也大,用于学习深造的时间也十分紧张,如本章附录"华西医生日记——我的一天"中的那位可敬可爱的年轻医生的工作纪实,十分感人!的确反映了她(他)们的实况,毫无疑问,在如此繁重的情况下,必会锻炼出良好的工作能力与临床水平,倘若能保障一定的学习与研究时间,让其踏实地实践循证医学,坚信必会培养出国际一流水平的一代创新型新医!

二、患者与家属

患者是循证医学实践的受体,因为疾病的诊断与治疗措施都要患者接受,并且还要与医生合作、高度依从(compliance),这样才能达到预期的医疗目的。

除了患者本身之外,这种"受体"还要包括患者的家属,这点十分重要,因为施予患者的任一诊治措施,特别是具有一定风险性者,除了向患者阐明外,家属也应了解并欣然接受,否则,如遇某种意外的情况,就有可能发生"医闹"事件,导致伤医的恶劣后果。尽管这种异常行为特殊、少见,但无论在国家法制层面,还是社会伦理道德层面,都是不当的行为。

在临床医疗实践中,除了医生对待患者应遵守尊重、平等、公正等伦理学原则,认真为患者服务之外,患者及其家属同样应尊敬、平等、友好地对待医护人员,建立起互尊互爱、和睦友好的医患关系,这不仅有利于医疗工作的开展,同时也会使患者从中获益。

从循证医学的角度所采取的有关决策,对患者而言总归是颇为安全的,且为最优选择,但由于患者及其家属对医学知识的缺乏,需向他们讲明利弊,以便取得共识,增进互信,求得合作,从而避免不必要的误解和矛盾。

对患者拟施行某种创伤性的特殊检查或外科手术,按照医院或医疗法规和制度,除向患者与家属当面讲清外,应征得其同意并签署知情同意书。

在现代文明社会,应大力提倡患者和家属的文明行为,明白当前所接受的一切最佳诊疗措施,都是有据可依的,应对这些奉献者怀感恩之情;此外,还要与医生合作,为医学的创新与持续发展,尽一份力。

三、最佳研究证据

循证医学应用于患者诊治决策的措施,要求有充分的科学依据,而且应是当前最佳的,即所谓的最新最佳证据(current best evidence)。

什么是最佳证据呢?当然需要有一个公认的评价标准,并且要有相应的科学分析和评价方法,详见本书相关章节。最佳证据从哪里产生的呢?当然是来自医学的研究结果,以及千百年来临床医学实践观察和总结的,并被证明有效的成果,这就是最佳证据的源泉。那么又从什么地方去发掘这些最佳证据呢?当然可来自有关医学的教科书、学术专著、当今中外颇为时兴的临床诊疗指南,这类来源颇为易得,也很适用,但要注意时效性。有些证据很难达到与时俱进的要求,往往比科学发展的步伐要慢一些,不是最新的证据。

在循证医学实践中,无论是临床医疗,或者进一步临床研究,都需要掌握有关临床问题的最新资料(证据),并批判性地用于指导临床医疗实践,或作为临床研究的立题依据。为此,掌握和应用最佳证据的文献检索的方法,非常重要,详见本书相关章节。

当今,作为促进循证医学临床实践,查询有关证据最有用的"二次研究资料库",有以下四个:① Cochrane 图书馆:网址:www.thecochranelibrary.com;②《美国医师学会杂志俱乐部》(*ACP Journal Club*),网址:www. acponline.org;③英国医学杂志主编的临床证据(*BMJ Clinical Evidence*):www.clinicalevidence.com;④《循证医学杂志》(*Evidence-based Evidence*),网址:www.cebm.jr2.ox.ac.uk。这四种数据库的证据,都是经过有关专家分析评价,筛选出的单篇文献、文献摘要或多篇文献的系统评价(systematic review)及其概要等的"6S"类证据(详见本书第三章的"6S"金字塔模型),具有十分重要的临床指导价值。如果以上四个资料库没有或不能满足要求,则可进一步检索国内外其他医学文献数据库,挖掘原始研究文献,以寻找自己需要的证据,并予分析评价,择优用之;若缺乏,则可为进一步研究提供线索。

四、医疗环境

循证医学的实施要有适当的医疗环境为保障。首先,应保障医护人员的安全工作和学习的空间;要有良好的、高效率的现代计算机网络通信设备,以利于文献检索,收集最佳证据;其次,要有保障不断提高医疗水平所需要的仪器及诊治的设备,以及配套的高水平医技人员,共同促进诊治水平的提高;此外,如像国外那样,建立国际、国内医学合作机制则更为理想,于是就有更好的条件推进临床医学的创新。

在我国当前正进行的医疗深化改革中,期望能在国家医疗制度层面,建立符合国情的科学医疗保障制度,改善医疗环境,做到"病有所医",切实解决"看病贵、看病难"的问题,同时也将广大医务人员从超负荷的工作和浮躁氛围中解放出来,为实践循证医学创造良好、宽松的医疗环境。

以上四大要素是实践循证医学的重要基础,缺一不可,因此,应切实加强,并彼此促进以构成合力,从而使循证医学临床实践能够纳入科学决策的轨道,保障临床医学不断提高质量和临床医学创新、持续地发展(图1-1)。

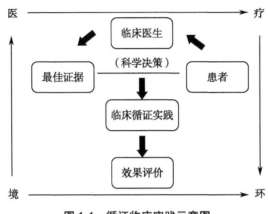

图 1-1　循证临床实践示意图

第二节　循证医学临床实践的方法

根据国外实践循证医学的方法,归纳为"五部曲":见图1-2。循证医学的临床实践无非希望能达到更高或更理想的临床诊疗水平,其具体模式属于人为的归纳总结,可作参考而非固化,这里仅略作扼要概述:

一、确立拟解决的临床问题

临床医生根据患者的临床病史、症状、体征,以及有关客观的实验室检查资料,应用自己的医学理论知识、技能和临床经验,并经逻辑推理,以作出临床诊断以及有关的鉴别诊断,当现有资料尚不足以确立对患者的诊断时,则需进一步采集有关证据以确诊;如果自己的现有知识和技术水平难以明确诊断,特别是专家们会诊仍不明确的情况下,一方面除进一步作有的放矢的特殊检查外(如:分子生物学、免疫学、病理学等),另一方面还必须带着有关不明诊断的问题,去检索文献,探索疑难诊断问题的相关证据。

当诊断问题解决之后,接着是如何对患者进行最佳的治疗,有时还要预测患者的预后,当然多数常见病、多发病、非难治性的疾病,在现代医疗环境和技术条件下,是不难解决的,因而也无需作循证医学的所谓"五部曲"。然而,难就难在某些尚有争议的问题,或者是当前大家都很棘手的问题,还有大家都有兴趣研究却尚未解决的困难问题:如艾滋病的特异性治疗;恶性肿瘤的放、化疗等争议性问题;心脑血管疾病非急性发作时有关介入治疗问题等,其中还存在若干重要而复杂的因素需做分层分析的问题,在实践中只要用心观察、慎重地进行科学化的分析,就会找出需要应用循证医学的方法,去帮助解决的问题,对此,请参阅本书相关章节。

二、检索文献资料/专家会诊

在日常临床医疗工作中,但凡遇到某个(些)患者诊治的疑难问题,往往采取会诊方法,视问题的性质与问题的大小,可在科内、院内,甚至国内或国际,以面对面或网络视频各种形式,邀请不同专业的专家会诊,集思广益地解决难题,尽管这是解决医疗难题的一种可行方法,但有时也难以获得尽如人意的良好效果,这往往与人们认知的局限性有关。

当今科学技术与信息通信科技高度发展,新研究、新理论、新知识、新技术层出不穷,传统临床医学也在不断地发展和知识更新之中,这就促使我们面对临床的若干难题,需从新知识的求知中去寻求解决方案,于是要学习、掌握现代医学文献的检索方法,从每年新增的数百万篇医学研究文献中,去寻找解决面临难题的瑰宝,这种"寻宝"式的文献检索方法详见本书相关章节,这里就不再赘述了。

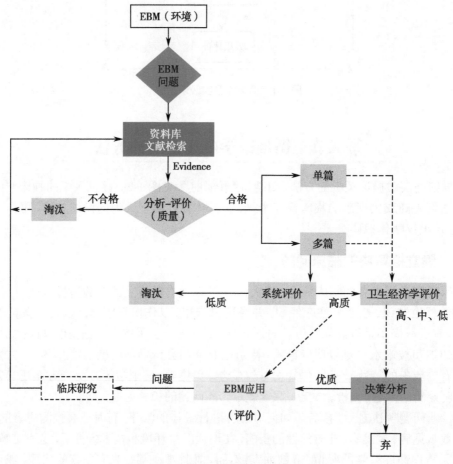

图 1-2　实践循证医学"五部曲"图示

三、文献的整理/分析与评价

将收集的有关文献,应用临床流行病学及循证医学的质量评价标准,从证据的真实性、重要性以及适(实)用性作出客观的评价,并得出确切的结论。这里将有三种结果:其一,质量不高的文献，或质量可靠但属无益或有害的干预证据者，当弃之勿用；其二，研究的证据尚难定论，当作参考或待进一步研究和探讨；其三，属最佳证据，则可根据临床的具体情况，解决患者的问题，用以指导临床决策。如果收集的合格文献有多篇的话，则可以作系统评价（systematic review）和 meta 分析（meta-analysis），这样的综合评价结论则更为可靠。

四、应用证据指导决策

将经过严格评价后获得的、真实可靠并有重要的临床应用价值的最佳证据，用于指导临床决策，服务于临床。反之，对于经过严格评价为无效甚至有害的治疗措施则予以否定；对于尚难定论并有期望的治疗措施，则可为进一步临床研究，提供线索和依据。

将最佳证据用于对自己的患者作相关决策时，务必遵循个体化的原则，要具体情况具体分析，切忌生搬硬套。此外，还要有涉及患者接受相关诊治决策的价值取向和具体的医疗环境及条件，只有三者的统一，才可能使最佳决策得以实施。

五、总结效果与创新研究

通过对患者的循证医学临床实践，必然会有成功或不成功的经验和教训，临床医生应进行具体的分析和评价，认真地总结，以从中获益，达到提高认识、促进学术水平和提高医疗质量的目的，此为自身进行继续教育和提高自我临床水平的过程。对于尚未或难于解决的问题，会为进一步临床研究提供方向和线索。国外通过随机对照试验证明了循证医学自我继续教育方式远优于传统的继续教育，进而成为培训临床专科医生的重要手段。

其实，现代临床医学真正碰到对患者的诊治难题，并逐步按这种"五部曲"模式运作的为数不多，但一旦真正实施了，将获益良多！因此，应该将这类资料整理归档，逐年更新累积，可作为专业学科不断创新与持续发展的利器，同时对于丰富临床医学的学术文库，用于终生的自我教育和培养医学人才，也有着极其重要的意义。

（王家良）

附录　华西医生日记——我的一天

早上 7 点，开车上二环高架。薄雾晨曦，料峭春寒，轻风拂面，在音乐声中筹划着一天的安排，心情充实而愉悦。

今天我值二线，明天去北京开会。

7 时 20 分，进入停车场。华西车位暴挤，作为每天早到的积极分子，自由选择心仪的车位，悠闲停车，检阅着还略显空阔的停车场，心头那个得意劲，哈哈哈！

7 时 30 分，脱下漂亮外套，换上白大褂，泡杯红茶，开始今天的工作。

到电脑旁打印出病人列表，和住院医生再次核实出院病人及手术病人。然后到每个出院病人身边，握住他们的手，进行亲切友好的谈话，时间不用太久，治疗方案昨天已订好，谈话的目的，只是让他们忐忑而来，开心而去，友谊地久天长。

8 时，医护准时交班。

今天周二，照例有每周一次的疑难病例讨论，由医疗组长轮流提供病例。

8 时 15 分，老教授、主任们、医疗组长、住院医生、进修医生，把办公室塞得满满当当又井然有序。由前向后，按资历就座，后面的进修医生没有了座位，但仍充满期待等着讨论开始。

先心病组提供了一个重度特发性肺动脉高压的 27 岁男性病例，检查项目已臻完善，右心导管，磁共振，免疫全套，凡是可能导致肺动脉高压的可能性都想到了，充分体现了华西严谨的诊疗思维以及各种设备的高精尖。诊断明确，可惜，疗效不佳。波生坦、西地那非、安立生坦，所有的药并没有减缓病情加重的脚步。通过热烈的讨论，对特发性肺动脉高压的"前世今生"，同志们有了更加深刻的认识。简单概括成一句话就是：尽人事，听天命！

9 时，带医疗组查房，重点是危重病人和新入病人。危重病人有无心绞痛发作，心衰是否加重，心电图有无动态改变，电解质，心肌标志物如何。新入病人的诊断治疗，何时手术，心功能如何，常规检查有无异常。一圈走完，已是 10 点过。

查完房，端着茶杯直奔 2 楼导管室。迅速换上洗手衣、拖鞋。今天我安排了 15 台冠脉手术。手术组的医生已开始准备开台。

做冠脉手术，既是工作，也是乐趣。所以每次在导管室，我特有劲。手术一台接一台，有条不紊，时间也流逝到中午 1 点过。中途，大家轮流去吃导管室的免费盒饭，难以下咽，当然，味道不重要，有力气干活就行。

手术难度不大，多是简单病变。一位急性非 ST 抬高心梗的婆婆，造影示 3 支重度狭窄伴钙化，应该首选外科搭桥。但病变很重、很危险，不知能否坚持到搭桥那一刻。而且老人家心衰重，多半外科会拒绝搭桥。然而，我只能按照医疗原则建议搭桥，她儿子入院之初就表明是律师，而且提出两个问题：一是为什么不溶栓，二是我们会不会在不该安支架的地方安支架。我当时愣了半天，也不知该如何向他科普溶栓的适应证，况且还牵涉到对我人品的不信任。有时，我愿意拼尽全力挑战困难，在生与死之间寻求最佳结果，但前提是彼此信任，共同努力。如果拼命跳下去，迎接你的，是质疑，是尖锐的刀刺，甚至可能是致命的伤害，我的勇气，也会大打折扣。

1 点 40 分，暂停手术。下午要上大课，这可不能开玩笑，万一迟到被学生告到医教部，呜呼！

再次更衣，光鲜地钻出一住，穿过公行道，直奔新八教。大街上阳光灿烂，空气清新，登时产生一种走出大牢的感觉。

大课讲动脉粥样硬化与冠心病。我可是非常认真地做了 PPT。估计是幻灯极具美感，加上我声音洪亮，吐词清晰，刚开始同学们大都很认真。一节课后，第一排最勤奋的小姑娘都面露疲惫，突然醒悟到他们其实没有任何临床基础，讲太细反而没用。于是改变策略，省过一些细节，增加病例。

3 点 50 分，大课结束。走在路上，觉得右边屁股隐隐作痛，肯定是穿着高跟鞋又前倾站了 2 小时的缘故。

4 时，到急诊 ICU 多科会诊，一个肾衰、高血压、心衰、肺部感染的老人家。会诊目的就一个：谁肯接手。经过讨论，达成共识：收肾内科。

接下来，又是一台接一台的手术，还做了几个心梗手术。到尘埃落定，时钟指向晚上 10 点。

收拾停当，回十二楼质控病例。

晚上 11 时，CCU 电话，转入一气管插管、心肺复苏患者。我们二线值班的主要任务就是负责管理 CCU。

患者是一个急性广泛前壁心肌梗死并发左室巨大室壁瘤的婆婆。6 天前曾行介入治疗。但梗死面积太大，术后反复心衰。1 小时前，患者在病房再次严重心衰，然后心跳呼吸停止。在 CCU 继续抢救 2 小时，终究无力回天。

没能救回婆婆，我们也很遗憾。但从诊治过程看，我们并没有做错什么。心梗，终究不可能都圆满收场。

接下来，新的悲剧开始了。病人心衰发作时，因为有肺部感染，正在输晚上的抗生素。家属抢了剩余的药水，大闹病房，坚定认为是液体有问题。

110 来了，院值班来了，保卫处来了，律师也来了。作为当时心内科的最高级别值班医生，我耷拉着脑袋，接受家属的各种责骂。心里一万个不情愿，却不敢辩解。似乎病人去世了，医生就该挨骂。真的很郁闷，心梗啊，出事就得给说法，冤屈啊！那谁还敢收心梗？我们科 24 小时绿色通道，冠脉组同事如此辛劳，夜以继日，已经把心梗死亡率降到最低，可是，我们是人不是神啊。

折腾到凌晨 2 点过，终于安静。我匆匆洗漱，爬上值班床。

3 点半，电话响起。急诊科收治一急性广泛前壁心梗，发病 8 小时，还在胸痛。没啥可说，含泪起床，谈话，手术。

手术刚完，又收了一个 31 岁青年女性，胸痛、气紧 3 天，心源性休克，肺水肿，低氧血症，心电图广泛 ST 下移。急诊肺血管三维重建排除肺栓塞。从常规思维看，更像重症心肌炎。但心电图缺血太严重，让我直觉有问题。与家属谈话，建议急诊造影。

第一张造影，就让我倒吸一口冷气，残存困意立刻完全消失。血管很光滑，左主干体部，有一个巨大的、圆溜溜的血栓，左冠血流已减慢。情况危急。

我立刻把家属叫来，用最简短的语言交代严峻形势，话未说完，病人开始抽搐，心跳停止，立即抢救。插管，LUCAS 按压。在 LUCAS 按压下，一边心肺复苏，一边送入导管，送导丝，抽吸血栓。射线是否防护，家属交没交钱都不管了，每个在场的医护人员都拼命参与抢救。病人才 31 岁，真的太想奇迹出现，希望努力扳回生机。

血栓抽了，血管通了，心脏却未恢复跳动。时间一分一秒过去，绝望一点一点增加。透视下，造影剂滞留在左冠，心脏没有收缩。我还能做的，只剩下把病人心肺复苏着送回CCU。

病人有 2 个孩子，大的 10 岁，小的 6 岁。丈夫看上去很憨厚，是郊区农村的。病情变化如此突然，他完全没有思想准备，蹲在走廊，低声哭泣。

透过 CCU 的玻璃窗，看到天色已发白。跳到现在，精疲力竭的我，仍然想不通一个 31 岁没有任何危险因素、没有房颤的年轻女性为什么会有左主干血栓。

一波未平，一波又起。5 楼一个晚期风湿性心脏病患者突发室颤，插管抢救后转入CCU。幸运的是，病人血流动力学还稳定。立即监测血气，监测心电图，使用抗心律失常药。

墙上的时钟指向了早上 7 时 20 分，我已是饥肠辘辘。中央厨房为病人送早餐了，闻到大头菜的味道，更是心慌。大姐接济了我一碗稀饭，一个肉包子。真香啊！几口吃完，肚子踏实多了。

7 时 50 分，CCU 医疗组长到岗。我的值班，终于宣告结束。返回病房，计划第二天的工作。

普通的一天，却有如此多不普通的事。这样的一天又一天，构成华西无数个繁忙的日夜。

本文来源：新浪微博　华西医院心内科王勉

第二章

构建循证医学实践的临床问题

临床医师在临床上诊治患者的第一步就是找出临床问题（clinical question），按循证医学的观点就是要构建一个需要回答的临床问题。能否找准患者急需解决的问题，对于循证医学的临床实践至关重要。而在遇到突发公共卫生事件时，为了找出该事件的原因及相关因素，对突发公共卫生事件做出应急管理，构建恰当的问题也是十分重要的。

第一节 概　述

一、找出临床问题的重要性

（一）循证医学实践的第一步

临床医师在每天的临床实践中，实际上就是一个发现问题、提出问题和解决问题的不断循环的过程。只有提出问题，才有可能带着问题去寻找证据，再根据最佳的证据并结合自己的临床经验和患者意愿最后解决临床问题，使患者获益。因此找出问题是循证医学临床实践的起点。构建一个可以回答的问题能帮助临床医师更好地制订收集证据的策略，便于回答和解决临床问题。当收集不到科学性强的证据时，临床医师可以根据此问题，提出进一步研究计划，作为研究者，通过研究来提供证据。

（二）临床医学创新与发展的需要

没有问题，不经过思考、总结、实践，医学就不可能进步，患者也不可能得到最好的诊治。对于某一问题的答案随着医学发展也是会发生改变的，只有对临床问题认识的不断升华才能使之逐渐接近真实。

例如，人们对急性冠脉综合征（acute coronary syndrome，ACS）的认识也是逐渐深入的过程。ACS 分为 ST 段抬高型心肌梗死和非 ST 段抬高型心肌梗死、不稳定型心绞痛和猝死。不同类型的处理原则不同。急性 ST 段抬高型心肌梗死（acute ST elevated myocardial infarction，STEMI）是指在冠状动脉病变的基础上，冠状动脉血供突然中断，使相应的心肌出现严重而持久的急性心肌缺血而导致心肌坏死，心电图上表现为弓背向上的 ST 段抬高。绝大多数急性心肌梗死（acute myocardial infarction，AMI）是由于患者冠状动脉的不稳定斑块破裂、血栓形成导致梗死相关血管完全堵塞、心肌坏死，之后引起心室重塑、心室扩大，如合并泵衰竭或心电不稳定可致死亡。由于循证医学的发展，为临床实践提供了大量可靠的科学证据，促使 AMI 的诊断和治疗更加科学化、系统化、规范化，使得 AMI 的病死率降至 5%～9%。其中早期再灌注策略起着非常重要的作用。开始的早期再灌注治疗是溶栓治疗，以开通血管，降低病死率，以后发展到采用直接经皮冠状动脉介入术（percutaneous coronary intervention，PCI）治疗，并且与溶栓治疗比较，效果更好，可缩短冠状动脉阻塞时间，使心室重塑、扩大和心室功能不全限制到最小限度，减少了泵衰竭和快速恶性室性心律失常的发生率。

（三）循证医学所赋予的任务

循证医学实践应以解决患者所患疾病存在的重要临床问题为中心。为此，临床医师应该抓住患者的关键临床问题，而这些问题又关系到患者的安危。因此，循证医学的第一要素是找准患者存在的、而临床医师必须回答的关键临床问题。

突发公共卫生事件如 SARS、甲型 H1N1 流感、三聚氰胺奶粉中毒等，刚发生时，对其发生原因以及相关因素都不甚了解，要做出正确的决策困难重重。此时，如能应用已掌握的公共卫生知识和临床经验，提出突发公共卫生事件的循证问题，找到证据，将为做好循证决策起到重要的指导作用。

二、找准临床问题应具备的条件

（一）丰富的基础知识和临床医学知识

人体疾病发生、发展都有其内在规律，不了解病因、发病机制和临床表现，不熟悉各种诊断试验和辅助检查的特性、适应证，不了解各种药物的药理作用、治疗机制及可能发生的不良反应，在临床上遇到一个具体的患者，就不可能提出恰当的问题。因此，具备系统扎实的医学知识是找准临床关键问题的必要基础。

（二）扎实的临床基本技能

临床基本技能包括如何接触患者，与患者的沟通技巧，采集病史、全面的体格检查和对诊断试验选择与鉴别能力。如何从复杂的临床表现中找出临床问题，体现了一个临床医师的临床基本技能。只有对患者进行认真询问病史，全面查体，详细了解入院时的情况（如疾病的严重度），掌握重要的阳性体征和阴性体征，以及相关的实验室和辅助检查结果，才可能找出患者迫切需要解决的临床问题。

（三）敏锐的临床思维和综合分析能力

应用已掌握的医学理论知识和临床经验，结合患者临床资料进行综合分析、逻辑推理，从错综复杂的线索中去伪存真、去粗取精，找出主要矛盾，并加以解决的临床思维和综合分析能力，也是找准临床问题，做出循证决策的必备条件。

（四）厚实的人文科学及社会、心理学知识

随着医学模式的改变，从单纯的生物医学模式转变为生物心理社会医学模式，如心血管科的"双心医学"。许多疾病的发生与心理、精神因素有关，但临床上表现为躯体化症状。也有一些疾病的发病虽然与此关系不大，如心肌梗死、脑卒中，但患者在患病后对疾病的认识和心态会影响其病情及预后。因此，了解患者对此病的想法、期望及忧虑，了解其性格特征、情感（核心症状）及睡眠情况，了解患者的社会经济状况及家庭负担等，有利于对疾病的诊治。因此，具备一定的人文科学、社会和心理学知识，才能与不同性格的患者顺利沟通交流，从而发现患者在心理上存在的问题，并帮助其解决。

（五）强烈的责任心

对患者有强烈的责任感，关心、同情患者的医师，会以患者为中心去考虑问题，也会在

与患者的交谈和观察中发现更多的临床问题,在临床决策时也应该请患者参与,进行共同决策。

上述五点是寻找和提出临床问题的重要必备条件,临床医师必须回归人文,回归"三基",任何一点不具备,均不利于找准患者的临床问题。

第二节　如何构建临床循证问题

一、临床问题的类型

由于循证医学实践者可以是医学生直至高年资临床医生,鉴于层次与阅历不一,在临床实践中即使面对同一患者,由于视角与水平不一,发现和提出的临床问题会大不一样,这些问题可大致概括为以下三个方面:

(一)一般性的问题

1. 涉及患者的一般知识性问题　如患者性别、年龄等。

2. 涉及所患疾病的基本问题　如某个具体的患者,存在什么临床问题,在什么地方、何种环境下发病,何时发病,如何发病,有关因素是什么等;此外,患者的主要临床表现又是什么。

(二)特殊性临床问题

这是临床医师对患者的诊治过程中,在充分掌握了患者临床病史、体征、辅助检查资料之后,通过临床综合分析,从专业角度所提出的问题。

1. 临床问题　这些问题不解决则必影响对患者的临床处理。例如一位扩张型心肌病心力衰竭患者,近期出现明显咳嗽、气促,对于这个患者,提出"心力衰竭有无合并肺部感染"就是一个十分重要的临床问题,不能确定其是否合并肺部感染,就无法对其进行正确的治疗。

2. 确定原因　如何进行相应干预,这往往涉及病因、危险因素的暴露干预、治疗、预后、患者依从性等。例如对一例上消化道出血患者进行治疗时,首先须对病因提出问题,患者有无溃疡病史、慢性肝病史,有无幽门螺杆菌感染,有无服用非甾体抗炎药或抗血小板药病史,有无服用激素药物史,有无其他应激状态等,这些都影响到治疗方案的选择。

3. 干预措施　干预措施也有许多种,每一种措施都有其利弊,这就存在如何比较抉择的问题。例如对急性 ST 段抬高心肌梗死患者是采取保守治疗还是早期再灌注治疗,如采取早期再灌注治疗是溶栓治疗还是急诊 PCI 手术,不仅要根据发病情况(发病时间、症状、血流动力学和心功能等)、患者的一般情况(年龄、基础疾病、肝肾功能等)、辅助检查(心电图、心肌坏死标记物、BNP 等)、诊治中心的能力,将各种措施的利与弊罗列出来进行比较,还要考虑到患者经济能力和意愿,与患者及家属沟通进行共同决策。

4. 干预结局　作为循证医学实践者追求最佳结局所感兴趣的问题。结局可以是症状体征改善,或者是生存率、死亡率和致残率,使用不同的结局指标,找出的问题也不尽相同。

总之,以上这四个环节是一个有机整体,作为循证医学实践者在发现临床问题时,一定要牢牢掌握。

(三)患者所关心的问题

应结合患者的具体情况提出问题。例如同一疾病不同年龄段的患者所关心的问题是不同的。一项 1012 名乳腺癌妇女的研究发现，不同年龄段妇女关心的治疗结局是不同的。70 岁以上的妇女最关心的是癌症治愈和转移的可能性；小于 50 岁的妇女关心的是治疗对其性功能的影响；有阳性家族史的妇女最关心的是该病是否有遗传性。因此应针对不同患者的不同情况提出临床需要解决的问题。

二、提出临床问题的形式和方法

（一）提出临床问题的形式

1. 一般性临床问题　一般性问题是与患者或患者所患疾病有关，即一般知识性问题，由以下两部分构成：

（1）由问题的词根加上动词构成：6W（Who、What、Where、When、How、Why）这些问题常常在患者入院时通过询问病史和体格检查即可得到。例如，每一项主诉都应包括症状发生的部位、严重度、数量（如出血量）及持续时间。了解患者的起病情况（急性还是慢性、持续性还是进展性）、在什么情况下发生、加重和缓解因素、相关的其他症状等；了解以往是否发生过与主诉相同的情况；曾经做过哪些检查；是否曾经有过治疗及如何治疗；了解对其预后有意义或对主诉疾病治疗有影响的过去史情况；这些相关疾病的治疗情况等。例如胸痛作为一个动词，根据 6W 原则，就必须弄清谁胸痛（患者的性别、年龄特征），胸痛的性质（刺痛、闷痛）、何时发生胸痛（胸痛的频率、持续时间）、何地发生胸痛及缓解方式、胸痛发作时伴随症状及胸痛的诱因及其病变是否稳定等。

（2）一种疾病或疾病的某一方面：例如"什么原因引起发热""急性胰腺炎通常在何时发生并发症"等。

2. 特殊性临床问题　在临床实践中，患者与医师均会在病因、诊断、治疗、预后、预防等各个方面提出许多需要解决的临床问题。例如患者常常会问医生"我患的是什么病"（诊断问题）、"我为什么会患这个病"（病因问题）、"这个病应该用什么方法进行治疗"（治疗问题）、"这个病对我健康有多大影响，会不会影响我的寿命（预后问题）"。医师在诊治不同疾病及同一疾病的不同患者时，提出的问题可能各不相同，但归纳起来包括以下几个方面：

（1）就诊问题及诊治后的新问题：医师可以对患者发生的每一项症状或体征提出问题。例如对于上消化道出血的患者，在求诊时血压下降伴失血性休克，此时急需解决的主要问题是止血、抗休克治疗，进一步做胃镜检查以弄清呕血原因。在出血停止后，患者又出现了意识障碍、偏瘫、病理征阳性，此时患者需要解决的紧要问题就是弄清是否出现了脑卒中，并对此采取措施。

（2）诊断问题：在诊断方面经常提出的问题是某个症状、体征或某项实验室和辅助检查对于该病的诊断效率，即提出有关诊断试验的敏感度、特异度和似然比等问题；某项检查对于鉴别诊断方面的意义。通过病史询问和体检，医生提出一个疑似诊断。为了证实该诊断，医师会进行一些辅助检查来鉴别诊断，此时针对诊断试验指标如敏感度、特异度、似然比等可提出问题，对其正确性、可靠性、可接受性、费用及安全性方面也可提出问题。例如，胸痛对于冠心病的诊断，其胸痛的特征，验前概率对诊断具有重要的意义，并从心电图、平板运动试验、超声心动图、冠状动脉 CTA 诊断试验中进一步找出最适用于该患者的检查方法。就冠状动脉 CTA 诊断试验而言，就可以提出许多临床问题，如"冠状动脉 CTA 对诊断冠心病的敏感度和特异度如何""冠状动脉 CTA 对此患者带来的风险有多大""冠状动脉 CTA 的诊断结果是否会影响医师对治疗方案的选择""有无其他可供选择的诊断措施"。此外，还可以提出问题即"能否通过冠状动脉 CTA 确定该病的严重程度，又用何种指标来随访患者治疗后的改善情况"等。

（3）治疗问题：如何选择利大于弊的治疗手段？如何从效果和成本的经济学角度选择治疗方案？特别是如何对目前的常规疗法提出质疑，提出的问题包括根据患者目前病情可以采用什么治疗方法，该治疗方法的有效性如何？有什么不良反应？还有什么替代治疗手段？哪一种方法更有效而花费最少？该治疗对患者的生存质量有何影响？治疗后对患者的预后影响如何？患者对治疗手段的依从性和可接受性如何？例如，对于急性 ST 段抬高心肌梗死患者采取早期再灌注治疗，如采用急诊 PCI 术。提出问题是"置入金属裸支架，还是药物涂层支架，何种为佳""术后如何进行抗栓治疗，抗栓治疗疗程多长，是否需要采用 PCI""PCI 术对患者肾功能的影响如何，如何避免造影剂肾病"。

（4）病因问题：包括：怎样识别疾病的原因及危险因素，其发病机制是什么？例如，对于急性心肌梗死患者提出病因问题包括：发病的原因是什么，有无遗传因素？发生急性心肌梗死的危险因素是什么，是否与吸烟或饮酒有关？

（5）预后问题：如何来估计临床病程以及预测可能发生的并发症和最后结局。针对不同的结局测定指标可以提出不同的预后问题。例如，对服用阿司匹林后出现上消化道出血的干预措施，对"再出血的发生率"和"患者的生存率"两种预后效果是否不同。

（二）提出临床问题的方法

当临床医师在解决临床问题时显得知识、能力不足时，此时应找准问题并记录下来，然后通过自己的临床思维，进行整理，将其排序，先抓住关键问题，并提出如何解决问题的策略，有的放矢地去查阅文献，然后进行文献评价，选择最佳证据，以解决患者的问题。在找临床问题的方法上，要掌握的是：①涉及的问题一定是与患者的诊治处理和对患者健康恢复最相关的；②涉及的问题一定是临床上最感兴趣的、最有用的；③涉及的问题一定是与实践循证医学提高医疗水平最为相关的；④涉及的问题往往也是实践循证医学中最为常见的；⑤涉及的问题范围不能太宽泛，一定是患者需要解决的最关键的重要问题，否则无法检索文献，最终无法归纳总结来回答此问题。由此可见，构建的临床问题必须包括对象（某种疾病、症状或患者）、需要比较的措施，这样查找出来的结果，才能对临床医师决策有所帮助。

（三）为临床科研提出问题

临床实践是临床科研选题的丰富源泉，日常医疗实践中，无时无刻不面临许多诊断、治疗、病因、预后等问题，不少诊断方法和治疗手段有待于进一步的科学评价。从临床需要出发提出问题，用可靠的方法进行研究，以得到可靠证据回答所提出的问题，解决临床问题，再用于指导他人的临床实践。

三、构建临床循证问题的模式

在构建一个具体的临床问题时，可采用常用的 PICO 模式。P 指特定的患病人群（population/participants），I 指干预（intervention/exposure），C 指对照组或另一种可用于比较的干预措施（comparator/control），O 为结局（outcome）。每个临床问题均应由 PICO 四部分构成。

例如，一男性患者，30 岁，因"胸痛 3 小时"入院。患者于 3 小时前，无明显诱因突然出现心前区闷痛，有紧缩感，疼痛难忍，呈持续性，伴有恶心、大汗淋漓及右手麻木、头晕，自服胃药（具体不详）无效，遂来医院急诊。既往有高脂血症病史 4 年，高血压病史 1 年，未规则服用降压药。无冠心病、糖尿病病史。吸烟 20 余年，2 包 / 天。PE：T 36.5℃，P 98 次 / 分，R 20 次 / 分，BP 176/116mmHg。神志清楚，急性痛苦面容，自主体位，全身皮肤黏膜未见黄染。颈软，颈静脉未见怒张，气管居中，肝颈静脉回流征阴性。胸廓正常，肺部呼吸运动正常，呼吸规则，两肺呼吸音清，未闻及干湿性啰音。心尖搏动位置正常，心浊音界正常，心率 98 次 / 分，律齐，未闻及额外心音及杂音，周围血管征阴性。双下肢无水肿。辅助检查：ECG：电轴左偏，ST II、III、F、$V_{4\sim6}$ 弓背向上抬高。CK（多次）：110U/L、1601U/L、1499U/L、1499U/L、1288U/L、869U/L；CK-MB（多次）：9.0U/L、43.0U/L、120U/L、94U/L、73U/L、50U/L；cTnI 3.35ng/ml。BNP < 5.0pg/ml。初步诊断：冠状动脉粥样硬化性心脏病，急性下壁、前侧壁 ST 段抬高型心肌梗死，心功能 I 级。根据该患者的病情和临床诊断，结合医师的专业知识和临床技能，提出以下两个问题：①该患者的治疗是采用溶栓治疗还是直接 PCI 术？②该患者是否需要使用利多卡因来预防室性心律失常？（表 2-1）。

表 2-1　按 PICO 模式构建的问题

患者特征	干预	比较	结局	问题类型	设计类型
急性心肌梗死	溶栓	直接 PCI	再梗死率及病死率	治疗	随机对照试验或系统评价
急性心肌梗死	利多卡因	安慰剂	病死率	治疗	随机对照试验或系统评价

总之，要提出一个好的临床问题，需要具备系统扎实的基础与临床专业知识和技能，深入临床实践，善于思考，跟踪本专业研究进展，在构建临床问题时应根据患者的具体病情及医师和患者共同关注的临床问题，然后结合本单位的资源、条件、可行性，以及临床应用价值等综合考虑，选择范围恰当的关键问题进行处理。

第三节　构建突发公共卫生事件的问题

一、突发公共卫生事件

近年来，各类突发公共卫生事件如 SARS、禽流感、埃博拉病毒感染和三聚氰胺奶粉事件的暴发，在给公众生命健康及社会稳定带来严重威胁的同时，也对我国的突发公共卫生事件应对体系提出了挑战。2003 年的"SARS 事件"让我国政府从中意识到了突发公共卫生应急管理的重要性；2009 年的"甲流事件"使政府在突发公共卫生应急管理方面的不足更加凸显。与临床实践以患者个体为中心不同，公共卫生领域的实践对象是人群，体现出群发性和整体联动性的特征。公共卫生问题可以分为一般公共卫生问题和突发公共卫生事件。所谓突发公共卫生事件，是指已经发生或可能发生的，对公众健康造成或可能造成重大损失的传染病疫情、不明原因的群体性疫情、重大食物中毒和职业中毒事件等危害公众健康的突发公共卫生事件。应急管理分为突发公共事件暴发前的预计、预防管理和突发公共事件暴发后的应急善后管理。做好我国突发公共卫生事件的应急管理工作,对于改善公共卫生状况、保障人民的生命和财产安全、维护社会稳定有着重要的意义。

二、突发公共卫生事件的问题类型

根据事件的成因和性质,突发公共卫生事件类型可分为:重大传染病疫情、群体性不明原因疾病、重大食物中毒和职业中毒、新发传染性疾病、群体性预防接种反应和群体性药物反应,重大环境污染事故、核事故和放射事故、生物、化学、核辐射恐怖事件、自然灾害导致的人员伤亡和疾病流行,以及其他影响公众健康的事件。根据政府的应对能力、突发事件的影响范围、紧急程度和损失后果等标准,将突发事件分为特别重大、重大、较大和一般四级;根据突发事件的周期,将其分为预警期、应急期、缓解期和重建期四个阶段。

在该领域主要围绕三个方面提出问题:一是"why"类问题,即确定公共卫生突发事件发生的问题,分析其可能的原因,并找到解决的办法;二是"what"类问题,即在实践之前需要知道卫生需求以及卫生资源的大小和分布,以制定相应政策进行干预;三是"how"类问题,即对正在进行的实践项目进行评价,围绕其卫生需求范围、目标人群、质量、成本以及效果或影响等,评估项目的进展以及判定是否需要进行必要的调整。如"甲型 H1N1 流感患者的致死率有多大?""致死的病因或危险因素是什么?""采用中医药对人群中防治甲型 H1N1 流感是否有效?"等。弄清这些问题对有效防治是很重要的。

三、突发公共卫生事件问题的提出及排序

(一)问题的提出

例如,2003 年造成 8422 人感染、919 人死亡的全球 SARS 疫情。2003 年 2 月,该病毒首先由广东省佛山市传至广州市,至 3 月中旬,传染人数不断增加,一场潜在的危机即将爆发。4 月初,SARS 迅速传播到全国各地,造成 349 人死亡。一时间,全国上下人心惶惶,政府、企业、工厂、学校每天都会消毒、熏香,每个人都在买口罩、量体温、喝中药。因此,面对 SARS 疫情时,根据传染病的传播规律,提出最关键的问题:①"SARS 的感染源是什么?"②"SARS 的传播途径是什么?"③"哪些人群是 SARS 的易感人群?"④"有无疫苗可以预防?"

(二)问题的排序

对于突发公共卫生事件中的许多问题,需要根据一定的原则或标准,将问题进行排序并从中遴选出最迫切、最可行的问题。下面的 7 条原则将有助于问题的排序:

1. 相关性 考虑到卫生资源、人力和物力等方面的条件限制,所提出的问题应该是一个需优先考虑和解决的问题。那些涉及范围广、影响面宽和影响程度大的问题,应优先考虑。

2. 避免重复 所提出的问题一定是新问题,要求在本领域或相关领域未被研究过。若已被研究,进一步了解问题是否解决,若能从已有信息中或从常识中找到答案,应该选择其他问题。

3. 可行性 即所提出的问题应是具体的、可回答的。同时可行性还要论证解决问题所需的人员、技术条件、经费等是否充分。

4. 政治上的可接受性 一般来说,所提出的问题最好能得到官方的关注和支持。这将增大问题解决的机会,避免和减少后期冲突的可能性。

5. 结果和建议的适用性 问题的解决不仅取决于官方的支持,还受资源是否可及和具

体实施者是否配合等因素的影响。

6. 需求信息的迫切性 在进行决策时,应了解这些问题解决的迫切性。对那些急需解决的问题应优先考虑。

7. 伦理学上的可接受性 提出问题、制订计划时应时刻遵循伦理学原则,避免对干预对象造成灾害。

以上这 7 条原则可以用表 2-2 中的等级评分来测量。

根据上述等级评分,按表 2-2 的格式分 7 条原则给每个问题打分,将所有问题按总分排序,然后选择需优先解决的问题。

表 2-2 优先排序的 7 条原则

排序原则	等级评分
相关性	1= 不相关;2= 相关;3= 高度相关
避免重复	1= 问题已有答案;2= 有些信息,但主要问题未解决;3= 未解决
可行性	1= 不可行;2= 可行;3= 非常可行
政治上的可接受性	1= 官方不接受;2= 有可能被采纳;3= 完全可能被接受
适用性	1= 不可能被接受;2= 有可能被接受;3= 完全可能被接受
迫切性	1= 不迫切;2= 一般;3= 非常迫切
伦理学上的可接受性	1= 较严重伦理学问题;2= 较小伦理学问题;3= 无伦理学问题

四、构建突发公共卫生事件问题的循证模式

构建一个具体的突发公共卫生事件问题,也可按照 PICO 原则,需要明确突发公共卫生事件问题的对象(population)、针对突发公共卫生事件问题实施的干预措施(intervention)、可以比较的另外一种干预措施(comparison)、干预措施实施的结果(outcome)。

1. 确定突发公共卫生事件问题的对象 公共卫生问题比较宽泛,不仅仅局限在有特殊疾病或者处于特殊状态的人群,也可以是相关政府部门、机构或者是卫生服务种类(如初级卫生保健服务、公共卫生服务)等。但突发公共卫生事件问题则较局限,研究者对研究对象须严格界定其范围,清晰定义其概念,使其在纳入和排除过程中具有可操作性。

2. 确定解决突发公共卫生事件问题的干预措施 对突发公共卫生事件的干预措施往往不具备 Cochrane 系统评价中对干预措施和对照组等提出的需要严格制定界限和标准的特点。因而,必须结合专业知识,对潜在的干预措施进行归类和具体化。

3. 确定可以比较的另外一种干预措施 针对具体突发公共卫生事件问题的干预措施有时很难完全受到人为的、标准化的控制,因此在选择可以比较的干预措施时需要考虑该措施实施的具体条件如社会文化经济因素等是否会影响措施实施的结果。

4. 确定干预措施实施的效果 突发公共卫生事件的干预效果可能与 Cochrane 系统综述不同,这些措施实施的结果不以统计意义作为衡量政策干预是否有效或者效果大小的标准,而是根据具体政策实施的结果和特定背景相结合进行描述。

五、突发公共卫生事件的应急管理

除了提出循证问题,进行循证决策外,政府还应成立公共卫生应急指挥管理系统,该系

统应该包括三个平台和两个保障体系。三个平台是基础信息平台、专业分析平台和综合决策平台；两个保障是政策、法规与管理体系保障和支撑技术与技术标准保障。基础信息平台是公共卫生应急指挥信息化工作的基础，包括基本软硬件平台的建设、通信和网络设施的建设、数据采集系统的建设、数据库的建设。专业分析平台由专业分析系统、疾病模型体系、应急预案系统、方法库和知识库组成，是公共卫生应急指挥决策支持系统的核心，是以基础信息平台为依托，采用系统科学方法、模拟技术手段，对各种疾病扩散进行模型化分析，包括专业模型库、方法库和知识库。综合决策平台是各类服务应用系统，由决策支持中心协调运行，卫生事件应急决策支持是公共卫生应急指挥信息系统服务功能最高层次的应用，是整个系统的中枢。它以各专业应用系统为主体，完成对突发公共卫生事件的监测、分析、研究、预测、决策、执行和反馈的全过程。决策支持主要包括医疗资源调度系统、应急处理指挥系统、疫区确定和隔离、流行病学监测以及围绕应急医疗管理工作的医疗设施建设管理系统、医疗政务信息系统、卫生信息公众服务系统、办公自动化系统等。综合决策支持是最高层次决策支持的体现，其主要功能是协调各专业应用系统的领域决策冲突，实现决策一致性。

（刘金来）

第三章

检索所需的文献证据

循证医学涉及的文献检索按检索目的可分为两类：①为循证临床实践而进行的检索，其目的是检索当前最佳文献证据以供临床决策；②为制作循证证据而进行的检索，其目的是全面检索现有原始文献，为撰写系统评价（系统综述）、meta 分析或卫生技术评估提供素材。这两类检索存在很大差异：首先，检索的目标数据库不同，前者主要是检索二次文献数据库，而后者主要是检索原始文献数据库；其次，检索策略的侧重点也不同，前者强调查准率，后者强调查全率。本章主要介绍循证临床实践时如何检索文献证据。需要强调的是，本章所介绍的数据库和检索方法并不适用于撰写系统评价（或其他二次研究）时进行文献检索。

第一节 检索的步骤和方法

一、循证医学检索的步骤

如图 3-1 所示，循证医学检索的步骤包括：①明确临床问题，并转化为便于检索的形式；②选择合适的数据库；③确定检索词；④编写检索策略；⑤初步检索；⑥根据检索结果调整检索策略；⑦输出检索结果。其中，选择数据库、确定检索词和编制检索策略是检索的核心环节。

二、循证医学检索的基本方法

（一）分析和转化临床问题

临床工作中面临各种各样的问题，这些问题并非都适合采用循证临床实践的方法通过检索文献证据获取答案。循证临床实践的方法主要适用于解决前景性问题（prospective questions），请参阅第二章。此外，患者或者家属提出的问题往往比较含糊，需要临床工作者基于自身的临床经验和背景知识将其转化为能够回答的临床问题，再根据 PICOS 原则分解为便于检索的形式，同时确定临床问题的类型（病因 / 不良反应、诊断、治疗、预后等）。

分析和转化临床问题是检索文献证据的第一步。其目的是明确检索的目标，也为确定检索词奠定基础。第二章已经详细阐述了临床问题的分类，如何提出临床问题并应用 PICOS 原则将其转化为便于检索的形式，在此不再赘述，仅举例说明分析和转化临床问题的必要性。

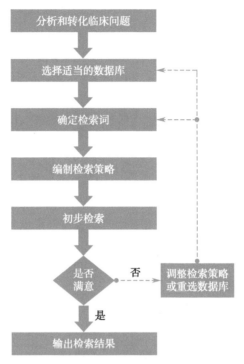

图 3-1 检索的步骤

例如：某 53 岁男性，有长期大量吸烟史及饮酒史，无运动习惯，近期体重明显增加。其父亲和哥哥均在 60 岁前患"2 型糖尿病"，母亲 50 岁患"高血压病"，65 岁时死于脑卒中。检查结果：体重指数 32kg/m², 空腹血糖 5.5mmol/L，餐后血糖 7.0mmol/L，血压 138/80mmHg。显然，该患者属于 2 型糖尿病高危人群，医生建议控制饮食和体育锻炼以降低发生糖尿病的风险。但患者表示体育锻炼没有时间，饮食控制无法实施，并向医生提出问题：吃药预防是不是更好？

针对这一病例，如果使用患者提出的问题，是难以检索文献证据的。此时，临床医师可以根据临床经验和背景知识，将患者提出的问题转化为可回答的临床问题：对于 2 型糖尿病高危人群，与饮食控制和运动比较，口服药物（二甲双胍或阿卡波糖）能否预防 2 型糖尿病发生？再根据 PICOS 原则，将问题分解为便于检索的形式：P：2 型糖尿病高危人群；I：二甲双胍或阿卡波糖；C：饮食控制或体育锻炼；O：预防糖尿病发生；S：干预性问题，对应的最佳证据类型为随机对照试验或者基于随机对照试验的系统评价。

（二）选择适当的数据库

为快速准确地解决临床问题，循证临床实践时检索文献证据主要从二次文献数据库获取。循证临床实践所涉及的数据库及如何选择适当的数据库详见本章第二节。

（三）确定检索词

检索词是检索的灵魂。检索词选择是否恰当，直接决定检索结果的准确性和全面性。通常以 PICOS 原则中 P、I、C、O 各项对应的重要特征词为检索词。也可先用 P 项和 I 项对应的重要特征词为检索词进行初步检索，若初步检索结果过多，再加用 C 项和 O 项中的重要特征词进一步限定检索结果。

确定检索词的过程中需要注意以下问题：

1. 检索词应该是临床常用的规范术语。值得注意的是，临床常用术语不一定是规范的。例如："慢性阻塞性肺病""慢阻肺"都是临床常用的术语，但规范的术语是"慢性阻塞性肺疾病"。又如："痔疮"是日常生活和临床都经常使用的词语，但规范的术语是"痔"。

2. 检索词应该是描述欲检索对象的特征性词汇。通常，冠词、介词和表状态的形容词（如：positive、negative 等）均为非特征词，不应作为检索词纳入检索策略。判断某词语是不是特征词还需要结合具体的临床背景。有些词语在某些临床情况下是特征词，在另一些情况下就不是特征词。例如：欲检索"弹力袜对于有久坐习惯的女性患者是否可以预防下肢深静脉血栓？"的相关证据，女性（females OR women）应该作为特征词纳入检索，因为女性发生下肢深静脉血栓的风险远高于男性。对于那些男女发病率和预后无差异的疾病，女性就不是特征词。又如：欲查找"Ph 染色体阳性的成人急性淋巴细胞白血病"相关证据，"成人（adults）"这个词语就是特征词，因为成人急性淋巴性白血病和儿童淋巴细胞白血病的治疗措施和预后都存在明显差异，而有些疾病成人和儿童的临床表现、治疗和预后差别不大，此时"adults"就不再是特征词。

3. 全面考虑检索词的同义词、近义词、不同拼写方式、时态、单复数、词性变化及缩写。当前优秀的循证医学数据库均为英文数据库，因此检索词需要翻译成英文。在使用英文检索词时应该注意包含词语的全称、简称、缩写、同义词、近义词、时态、词性变化和不同拼写方式。例如：检索"贫血"时要同时检索 anemia 和 anaemia. 又如：检索"慢性阻塞性肺疾病"至少应同时检索"chronic obstructive pulmonary disease""chronic obstructive lung disease"和"COPD"。

4. 若初步检索未找到目标文献证据，常需要根据检索结果调整检索词。以前述病例为例，P 项为 2 型糖尿病高危人群（population at high risk for type 2 diabetes），其中除去介词外，population、high risk、type 2 都不是特征词，因此 P 项对应的检索词应该是 diabetes；I 项为二甲双胍或阿卡波糖（metformin, acarbose），这两个词都可以作为检索词；C 项为饮食控制或体育锻炼（diet control、exercise），这两者还可以统称为生活方式干预（life-style intervention），其中 control 和 intervention 都不是特征词，因此 C 项对应的检索词应该是：diet、exercise 和 life-style；O 项为预防糖尿病发生（prevention of diabetes），其中 diabetes 已经出现在 P 项中，因此 O 项的检索词应为 prevention，考虑到词性变化还可以是 prevent。

（四）编制检索策略

将确定好的检索词采用逻辑运算符、词组检索、字段检索、截词检索等方式组合起来，同时确定检索数据库、需检索文献的发表时间及文献类型即形成相应的检索策略。循证临床实践检索文献证据以自由词检索为主，编制的检索策略通常也比较简单，因为大多数循证医学数据库并不支持复杂的检索策略，也不支持主题词检索。上述检索方法在具体检索式里以不同的检索运算符表示。需要强调的是，同一种检索方法在不同数据库使用的检索运算符不同，读者若不熟悉某个数据库，建议在开始检索前详细阅读数据库的检索说明。

因篇幅所限，此处仅简要介绍常用检索方法：

1. 布尔逻辑运算符 布尔逻辑运算符（AND、OR、NOT）在不同的数据库采用的具体符号可能不同：① AND：即"逻辑与"，检索式 A AND B 表示同时满足 A、B 两个条件才符合检索要求。有些数据库还使用 * 或 & 表示。② OR：即"逻辑或"，检索式 A OR B 表示只需

要满足 A、B 任一条件即符合检索要求。有些数据库还使用 + 或 | 表示。③ NOT：即"逻辑非"，检索式 A NOT B 表示检索满足 A 条件但不含 B 条件的记录。有些数据库还使用 - 或 ! 表示。使用 NOT 容易导致漏检，建议谨慎使用。AND、OR、NOT 同时出现在检索式中时，计算机执行的顺序依次为：NOT＞AND＞OR。

在进行检索时，通常将 P、I、C、O 各项分别包含的检索词用 OR 连接，再将 P、I、C、O 各项之间用 AND，即形成最简单的检索式。以前述病例为例，运用布尔逻辑运算符建立检索式为：diabetes AND（metformin OR acarbose）AND（diet OR exercise OR life-style）AND prevention。

2. 优先检索　在上面的检索式中，我们使用了圆括号，用于实现对某些检索词的优先检索。与数学运算式相同，圆括号里面的检索策略将优先执行。圆括号可以套叠使用，此时内层圆括号里的运算先执行。

3. 词组检索　检索词有时是由多个单词构成的词组，此时将待检词组用双引号（或单引号）括起来，即进行了词组检索，也称"短语检索"或"字符串检索"。词组检索将整个词组作为独立检索单元，进行严格匹配，可以显著提高查准率，是循证临床实践时一种常用的检索方法。例如：检索"acute renal failure"，只有当这三个单词按照先后顺序紧密排列在一起的文献才符合检索要求。值得注意的是，某些数据库（如：OVID 数据库）默认对连续输入的词汇进行词组检索，此时就不必录入双引号（或单引号）。

4. 字段检索　数据库中每一列即为一个"字段"，每个字段只收录某种特定类型的信息。例如：作者字段只收录作者的名称，而摘要字段只收录文章的摘要。字段检索是在指定的一个或多个字段进行检索的方法。使用字段检索可以提高查准率，但并非所有数据库都支持字段检索。循证临床实践检索文献证据时，通常将检索词限制在"题目"和"摘要"字段进行检索。

实现字段检索的方法通常有两种：一种是在检索界面的字段选择框（多数数据库为下拉式菜单）选中所需字段，并在对应的检索框输入检索式，这种方法适用于对数据库语法不太熟悉的初学者；另一种则是在检索词后面添加字段名（或其缩写），检索词和字段名（或其缩写）之间需要用特定的符号间隔，而不同的数据库所采用的间隔符号通常是不相同的，使用时需要格外谨慎。例如：PubMed 数据库采用"检索词[字段名]"格式或"检索词[字段名缩写]"格式表示字段检索（如：anemia[Title/Abstract]或 anemia[tiab]，表示在题目和摘要字段检索贫血）。

5. 截词检索　利用截词符替代检索词的一部分而进行的检索称为截词检索。常用的截词符包括：*、$、? 、# 等，其中 * 最为常用。不同的数据库使用的截词符不尽相同，具体请阅读各个数据库的检索说明。截词检索可以有效避免逐词键入不同时态或词性单词的麻烦，也可以避免漏检，提高查全率。然而，使用截词检索同时也显著增加检索结果，不利于快速定位目标文献。因此，在循证临床实践检索证据时，初步检索往往不使用截词符。若初步检索结果未找到相关证据，再考虑使用截词符扩大检索范围。

根据截断位置不同，截词检索可以分为 3 类：①后截词：截词符在检索词末尾，用于检索词根相同的一组词，如：检索 hyperten*，则 hypertension、hypertensive 都符合检索要求；②前截词：截词符在检索词的最前端，用于检索词尾相同的一组词，如：*mycin；③中截词：截词符出现在检索词的中间，如：wo*n。其中，后截词是最常用的截词检索方法。此外，按照截词符代表的字符数量，截词检索还可以分为：①无限截词检索：截词符可以代表 0～n 个字符，通常用 * 和 $ 表示。如：harm*，可以代表 harmful、harmless、harm 等；②有限截词检索：截词符可以代表 0～1 个字符，通常用？表示，此时也称为通配符。如：wom？n 既可以表示 women 也可以表示 woman。

若考虑词性、单复数、近义词、时态等因素，饮食控制（diet control）也常写作 dietary modification，体育锻炼（exercise）也常写作 physical activity，则上述病例的检索式可修改为：diabet* AND（metformin* OR acarbose*）AND（diet* OR exercis* OR life-style* OR "physical activity"）AND prevent*。但此时得到的无关检索结果可能增加。

当前不少数据库为了方便解决临床问题，减轻用户编制检索策略的负担，都提供了按 PICO 布局的检索界面，用户只需在检索框内输入 PICO 对应的检索词即可得到检索结果（图 3-2）。

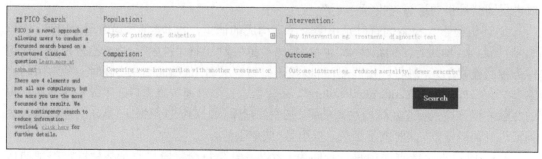

图 3-2　TRIP 数据库的 PICO 检索界面

（五）调整数据库、关键词和检索策略

初步检索结果往往差强人意，因此，常需要根据检索结果重新选择数据库或关键词，或者对检索策略进行相应调整。有时这个步骤可能需要重复多次，才能获得满意的检索结果。调整方法可分为两类：

1. 扩大检索范围　若未能找到需要的结果，则需要扩大检索范围，其方法包括：①重新选择其他数据库、选择多个数据库或者跨库检索平台；②考虑检索词的同义词或近义词，以及不同的拼写方式、时态、语态、词性、缩写等，并用 OR 相连；③重新构建检索式：减少 AND 组配对数，使用截词符，或增加检索字段。

2. 缩小检索范围　若得到的检索结果过多，则需要缩小检索范围，其方法包括：①重新选择数据库：选择内容更精的"Summaries"类型数据库（参阅本章第二节）可以显著减少检索结果；②增加检索词（加入 PICO 中的 C 项和 O 项对应的特征词），并用 AND 与原检索式相连；③重新构建检索式：使用词组检索，或使用字段检索，并将字段限制在题目和摘要；④缩小文献出版日期的限制，只检索最新的证据。

第二节　循证医学涉及的证据资源

一、循证医学证据资源的分类

2001 年，Brain Haynes 等学者最早提出循证医学资源分类的"4S"金字塔模型，将循证医学资源分为 4 类；随着循证医学资源的不断丰富，该模型 2006 年升级为"5S"金字塔模型,到 2009 年又升级为最新的"6S"模型。根据"6S"金字塔模型,可以将循证医学证据资源分为 6 类。"6S"金字塔模型是按证据查找、评价和利用的便捷性、相关性和有效性排列的,层级越往上,对解决临床问题的时效性和可行性越强,但当前可获得的内容相应越少。如图 3-3 所示,每一个"S"代表一类循证医学检索资源。对循证临床实践而言,最优选的检索资源应该是"System(计算机辅助决策系统)",其次是"Summaries(循证证据整合库)",若从上述两类资源不能检索到相关证据,再依次考虑"Synopses of syntheses(系统评价的精要数据库)""Syntheses(系统评价数据库)""Synopses of studies(原始研究的精要数据库)",最后考虑检索"Studies(原始研究数据库)"。

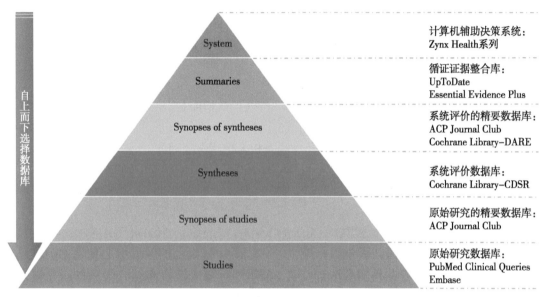

图 3-3　循证证据资源的"6S"分类模型

"System(计算机辅助决策系统)"深度整合患者的个体信息与研究证据,将电子病历中患者的临床特征与当前可获得的循证证据自动链接,并临床诊疗过程中自动提醒医护人员相应的信息。计算机辅助决策系统是循证临床决策的理想工具,但目前还处于探索阶段,Zynx Health 系列产品(ZynxCare、ZynxEvidence、ZynxOrder、ZynxAnalytics、ZynxAmbulatory)是其中的佼佼者。国内目前还没有相应的产品。

"Summaries(循证证据整合库)"是不同临床主题的证据总结。这类数据库通常也是按照 PICO 原则(参见第二章)分解临床问题,由检索专家完成相关文献的检索,方法学专家完成文献质量的评价,然后由临床专家撰写并给出分级推荐意见。因此,这类数据库检索到的证据通常可以直接应用于临床,读者不必再自行检索、筛选和阅读大量的原始文献,不必评估研究的质量和可靠性,极大地节约了临床医生的时间。"Summaries(循证证据整合库)"也称为"新型循证医学数据库",是循证医学与临床紧密结合的产物。近年来已经有越来越多的此类产品问世,如:UpToDate、DynaMed、ACP Smart Medicine 等。这一类型的数据库是进行循证临床实践应该优先选用的数据库。这类数据库的主要缺陷在于费用昂贵,其中绝大多数都需要付费使用,且内容比原始文献数据库少。有学者认为,循证临床指南数据库也属于这类证据资源。

"Synopses of syntheses（系统评价的精要数据库）""Syntheses（系统评价数据库）"和"Synopses of studies（原始研究的精要数据库）"常合称为"传统循证医学数据库"，如：Cochrane library、*ACP Journal Club* 等。这些数据库也可以提供高质量的循证证据，但与"新型循证医学数据库"比较，这些数据库的内容显得零散，且通常并未给出分级的推荐意见，读者需要循证医学的背景知识，才能正确解读检索结果。

上述 5 类数据库均属于"二次文献数据库"，若通过上述数据库均无法获取相关证据，再考虑检索"Studies（原始研究数据库）"，如：MEDLINE、EMBASE、CINAHL 等。但是，检索这类数据库读者需要自行筛选和阅读原始研究、评估研究质量和可靠性，才能最终决定是否用于临床。因而在进行循证临床实践时，只有当上述 5 类数据库均无法获取或未能检索到目标证据时，才考虑检索原始研究数据库。事实上，MEDLINE 和 EMBASE 等数据库除了可以检索原始研究外，也可以检索系统评价、meta 分析、系统评价精要等循证医学的相关内容。若无法获取上述"传统循证医学数据库"，也可通过 PubMed 免费检索相关内容。

除了上述 6 类循证医学资源外，还有一些综合性数据库（或检索平台）可以同时提供原始研究、系统评价、循证临床指南等内容，并且检索结果更加精准，如：ACCESSSS、TRIP、SUMSearch、Clinical Key 等，在临床工作中也可以考虑优先选用。

二、常用循证医学证据资源介绍

（一）循证证据整合库

1. UpToDate　UpToDate 数据库（http://www.uptodate.com/contents/search）是全球应用最广泛和知名度最高的循证医学数据库之一，美国 90% 以上的医学中心使用 UpToDate 数据库。由 5700 多名世界知名医师作者、编辑和审稿人检索和综合最新的医疗信息，并将其转化为具权威性的循证建议。目前 UpToDate 数据库内容覆盖 21 个专科，拥有超过 10 000 个临床专题；还提供 5000 多种药物的相关信息，并可检索药物相互作用；并有超过 1000 个患者教育主题和 140 多种临床计算器可供使用。UpToDate 数据库采用国际流行的 GRADE 分级法，将证据级别分为高质量证据（Grade A）、中等质量证据（Grade B）和低质量证据（Grade C），同时给出了两级推荐意见：强推荐（Grade 1）和弱推荐（Grade 2）。

UpToDate 数据库的一大优势在于目前已经支持中文检索界面（图 3-4）。此外，该数据库的部分内容已经有中文版本提供，并在不断完善和更新。UpToDate 数据库支持字段检索，但目前的检索字段较简单，仅有"所有专题""成人""儿童""患者"及"图表"5 个字段。其中"患者"字段并非指检索词对应的患者，而是指将检索内容限制于患者教育的相关信息。用户还可以通过主题浏览的方式查看 UpToDate 的全部内容。

PCUs 是 UpToDate 数据库的特色内容，其中汇总了 UpToDate 数据库每次更新时可能改变临床决策的最新证据（图 3-4）。对于某些热点的健康问题，UpToDate 数据库还提供免费的全文下载。此外，UpToDate 的患者教育内容别具特色，图文并茂，分为"基础患者教育信息"（The Basics）和"更专业的患者教育信息"（Beyond the Basics），可供临床医师酌情选用（图 3-5）。UpToDate 数据库需付费使用，个人用户约 499 美元每年，可申请免费试用 1 个月。

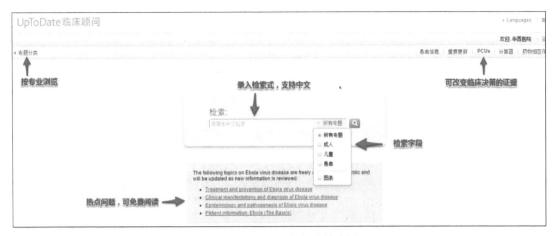

图 3-4　UpToDate 数据库检索界面

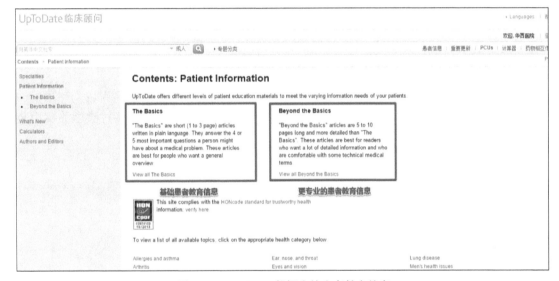

图 3-5　UpToDate 数据库的患者教育信息

2. DynaMed　创立于 20 世纪 90 年代的 DynaMed 数据库（http://dynaMed.ebscohost.com）是全球内容最全面、使用最广泛和知名度最高的循证医学数据库之一，2005 年被著名出版集团 EBSCO 收购（图 3-6）。目前 DynaMed 数据库提供了 3200 多个临床主题的证据汇总，可在全文中检索相关内容，也可按题目或者临床学科浏览内容。DynaMed 数据库的内容都经过了严格的 7 步流程评价，并根据纳入研究的内部真实性与外部真实性，将证据质量分为 3 级。一级证据：最有效的且以患者为中心的研究结论；二级证据：运用科学的研究方法但未满足一级证据要求；三级证据：不是以患者为中心的非科学研究结论，如病例系列、病例报告、专家观点等。DynaMed 数据库还给出了 ABC 三级推荐意见，A 级推荐意见：一致且高质量的证据；B 级推荐意见：不一致或有限的证据；C 级推荐意见：缺乏直接的证据。

DynaMed 数据库的独特优势在于：内容每天更新，新的研究证据一经发表就会在第一时间被整合到数据库中。国外有研究对比了 DynaMed、UpToDate 等 8 个循证医学数据库，DynaMed 是平均更新速度最快的数据库（平均 19 天，其他数据库为 199～499 天）。

DynaMed 为付费数据库,个人用户根据职业不同,每年费用为 99.95～395 美元。个人可申请免费试用 1 个月。

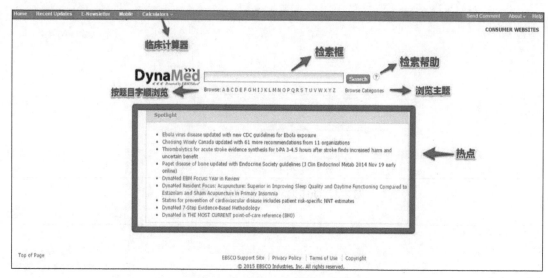

图 3-6 DynaMed 数据库检索界面

DynaMed 数据库支持按题目字顺浏览或临床专业浏览的方式查找内容,也支持简单的检索功能,具体检索技巧见本章第三节。此外,DynaMed 数据库还提供多种类型的实用临床计算器供用户使用(图 3-7)。

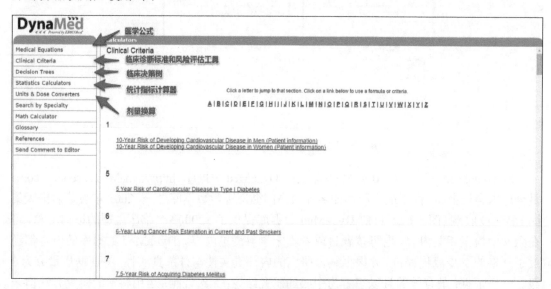

图 3-7 DynaMed 数据库的临床计算器

3. Clinical Evidence Clinical Evidence 数据库(http://clinicalevidence.bmj.com)是由《英国医学会杂志》(*BMJ*)出版集团于 1999 年正式推出的循证临床实践证据资源。Clinical Evidence 是第一个有中文版的国外循证医学数据库,同时也是第一个将数据库核心内容编辑成图书在全球发行的数据库。Clinical Evidence 目前有 700 多个临床主题汇总。图 3-8 是 Clinical Evidence 的检索界面,支持布尔逻辑运算符、截词符和优先检索等常见的检索方式,但不支持字段检索。检索框下方的图标分别对应循证医学培训、循证临床实践培训和循证医学的相关工具。用户还可以通过按专业浏览的方式查找相关文献证据（图3-9）。除整合的循证证据外，Clinical Evidence 还提供系统评价、相关引文、循证指南和患者教育信息供用户使用。

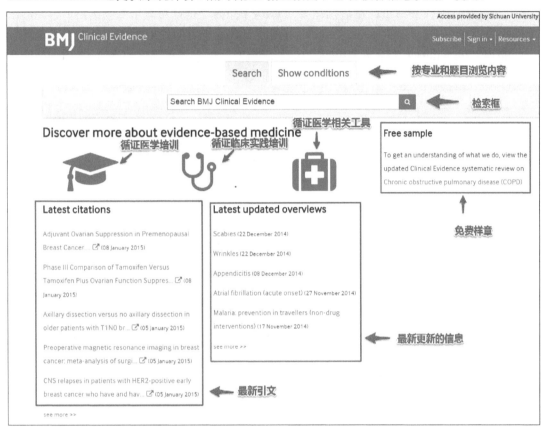

图 3-8　Clinical Evidence 数据库的检索界面

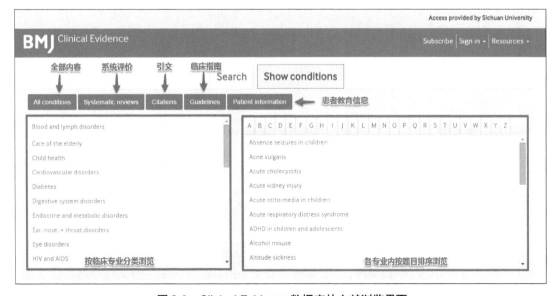

图 3-9　Clinical Evidence 数据库的文献浏览界面

　　Clinical Evidence 的循证证据编排简洁,其提供的干预性证据极具特色(图3-10)。界面左侧为导航栏,包含10方面内容,其中"疗效(Efficacy)"提出了临床最常见的问题,并针对每个问题以表格形式按照"有益""可能有益""需权衡利弊""疗效未知""可能有害"分为5类,分别罗列相关证据,并给出证据级别;"要点(Key points)"是针对每个专题给出内容高度浓缩的概要;"GRADE表(GRADE Table)"罗列了每条证据对应的GRADE分级以及分级依据;"指南(Guidelines)"提供了相关的循证临床指南。用户还可以通过图3-10的功能区实现下载或打印正文的PDF文档,添加笔记等功能。

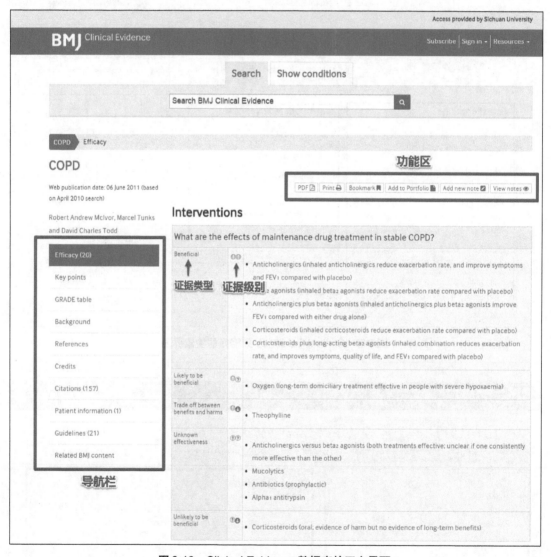

图 3-10　Clinical Evidence 数据库的正文界面

　　4. Best Practice　Best Practice 数据库(http://bestpractice.bmj.com)是 BMJ 出版集团2009年新推出的循证医学数据库,不仅完全整合了 Clinical Evidence 数据库中的循证证据,还增添了由全球知名权威学者和临床专家执笔撰写,以个体疾病为单位,涵盖基础、预防、诊断、治疗和随访等各个关键环节的循证医学内容,并收录了 660 多个临床主题、700 余种治疗方法以及 3000 多项诊断性检测和 4000 多篇诊断及治疗指南。Best Practice 数据库提供了中文检索界面,但检索词和内容都是英文的(图 3-11),用户可以在检索框内录入关键词进行检索,也可按疾病浏览内容。

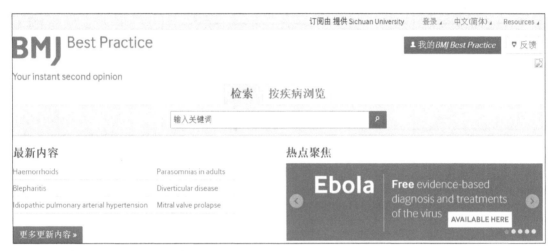

图 3-11　Best Practice 数据库的检索界面

　　Best Practice 数据库的正文界面直观方便(图 3-12),界面上方以导航栏的形式给出了每个疾病对应的"精粹""基础知识""预防""诊断""治疗""随访""资源"等几部分的信息。而每部分信息又包含若干子项目。其中,"治疗"项目下属的"证据"板块对应的就是 Clinical Evidence 数据库的内容。因此,若用户检索了 Best Practice 数据库,就没有必要再检索 Clinical Evidence 数据库。通过导航栏下方的功能区,用户还可以将当前内容加入 BMJ 学习文档,也可以添加书签或备注,还可以打印和分享当前内容。

　　Best Practice 数据库正文的治疗部分也颇具特色,以表格的形式,首先列出证据适用的人群,然后列出治疗措施的类别(一线治疗措施、补充治疗措施和可选择的治疗措施),对于后两种措施,还分别详细列出了各自适用的具体人群。最后以表格的形式列出具体治疗措施,点击相应的措施还可以查看证据的详情。

　　Best Practice 数据库的检索功能较弱,仅支持布尔逻辑运算符和词组检索,不支持截词检索、优先检索和字段检索。由于该数据库内容都是按照疾病编排,用户也可以采用简便的方法,即只需要检索疾病名称,然后点击感兴趣的部分即可浏览相关内容。Best Practice 数据库需付费使用,个人用户费用为 132 美元 / 年。

　　5. ACP Smart Medicine　ACP Smart Medicine 数据库(http://smartmedicine.acponline.org/),旧称 ACP PIER,是由美国医师协会(ACP)出版的循证医学数据库(图 3-13)。ACP Smart Medicine 分为"疾病(Diseases)""筛查和预防(Screening/prevention)""补充和替代医疗(CAM)""伦理和法律(Ethnical/legal)"和"临床操作(Procedures)"5 大板块。其中"疾病"板块是其核心内容,目前提供了数百种疾病的最新临床诊疗证据,这些证据都经过了严格的同行评议。对于每一种疾病均按照"要点""预防""筛查""诊断""咨询""治疗""患者教育""随访""表格""图片""参考文献""核心词汇表""编辑提示""指南和系统评价""患者资源"

的结构编排，内容丰富，查询方便，是优秀的循证医学数据库。如图 3-13 所示，ACP Smart Medicine 支持检索功能，也可按临床专业浏览内容，还为临床医生提供了相应的继续教育内容（CME）。ACP Smart Medicine 对于 ACP 会员免费，非 ACP 会员可申请免费试用 1 个月。

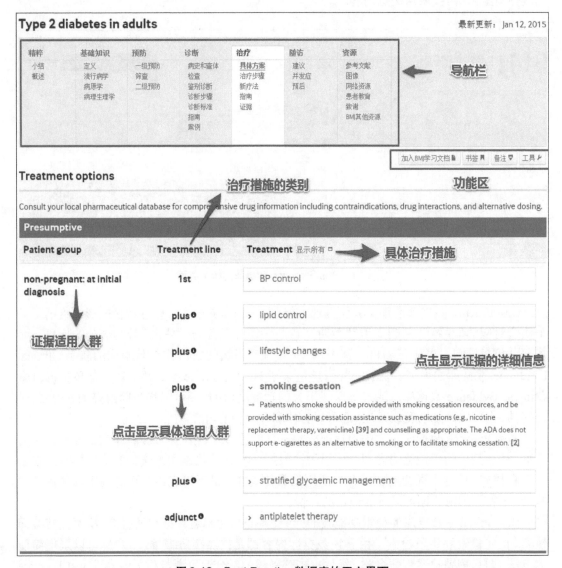

图 3-12　Best Practice 数据库的正文界面

6. First Consult　First Consult 数据库是由爱思唯尔出版集团制作的新型循证医学数据库，目前包括 1500 多个临床主题。用户可以通过 Clinical Key 医学信息平台（http://www.clinicalkey.com）检索 First Consult 数据库（图 3-14）。该数据库完全基于循证医学理念，全面检索相关文献数据库后，再对文献证据进行严格评价，最后整合而成。遗憾的是，First Consult 数据库目前还没有报告证据级别或推荐意见分级。目前 First Consult 数据库已经完全整合到 Clinical Key 医学信息平台，关于 First Consult 数据库的检索技巧参见本章第三节 Clinical Key 医学信息平台的相关内容。

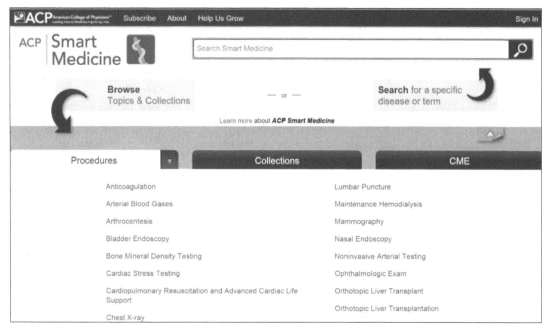

图 3-13　ACP Smart Medicine 数据库的检索界面

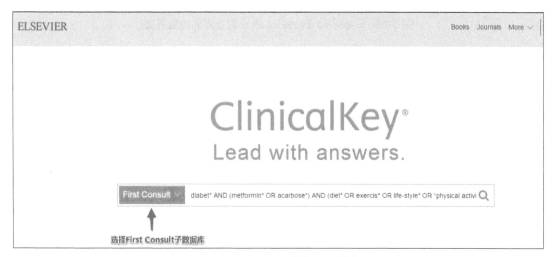

选择 First Consult 子数据库

图 3-14　First Consult 数据库的检索界面

　　7. Essential Evidence Plus　　Essential Evidence Plus 数据库（EE+，http://www.essentialevidenceplus.com/）是 Wiley InterScience 公司出版的新型循证医学数据库。EE+ 数据库包含若干子数据库，如：Essential Evidence Topics（EE+ 最主要的数据库）、Cochrane 系统评价数据库、POEMs 研究概要、循证临床指南数据库（EBMG）、EBMG 证据概要、临床决策工具库、临床计算器等内容（图 3-15）。其中 POEMs（Patient-oriented Evidence That Matters）文献是指针对患者的证据，观察的是终点指标（如发病率、死亡率、致残率、生活质量等）。POEMs 文献是基于人体研究，回答患者临床问题，对于指导临床实践意义重大，是用于临床决策依据的最佳证据。EE+ 数据库的检索技巧见本章第三节。EE+ 是付费数据库，个人用户费用为 85 美元/年，可申请免费试用 1 个月。

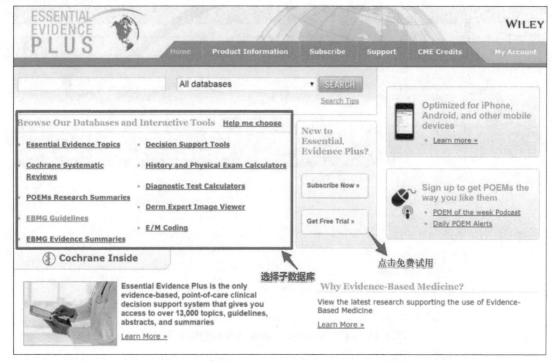

图 3-15　Essential Evidence Plus 数据库的检索界面

8. Medscape Reference　Medscape Reference 数据库（http://reference.medscape.com/）是由 Medscape 网站推出的临床信息参考数据库。有学者将它归于循证证据整合库的范畴，但该数据库的内容是否经过同行评议？是否全面检索原始文献数据库？是否有严格的质量评价体系？这些问题均不清楚。此外，Medscape Reference 数据库的内容也没有提供相关信息的证据级别或推荐意见等级。因此，笔者认为该数据库是否属于循证证据整合库还值得商榷，不推荐将该数据库作为循证临床实践时查询文献证据的首选。但由于该数据库是免费的，而且提供药物相互作用查询，临床操作视频、医学图片、解剖学图片、临床计算器和其他有用的医学信息（图 3-16），也可供临床医生参考。

9. MicroMedex　MicroMedex 数据库（http://micromedex.com/）是由美国 TRUVEN Health Analysis 公司出版的整合循证证据的临床医药数据库（图 3-17），其内容是由医药学专家针对全世界 2000 余种医药学期刊文献进行分类、收集、筛选后，按照临床应用的需求，编写为基于文献证据的综述文献，提供给专业人士使用。通过 MicroMedex 数据库可以轻松取得药物、疾病、毒物、检测与另类辅助医学等完整信息。与前面介绍的数据库不同，MicroMedex 数据库主要提供药物相关的循证信息，包括以下子数据库：药物安全知识库、健康与疾病管理知识库、毒物知识库、患者教育知识库、辅助与替代医学知识库。MicroMedex 数据库为付费数据库，个人用户购买全库需要 890 美元 / 年。

10. PEPID　PEPID 数据库（http://www.pepid.com）整合了循证文献证据和药物资料电子资源（图 3-18）。主要包括：急诊医学、家庭医学、临床护理、肿瘤临床护理、危重症临床护理、药典、临床计算器等子数据库。尤其适合于急诊医师、家庭医师、护理人员和药师使用。PEPID 数据库需付费，个人用户每个子数据库需付费 299.95 美元 / 年，可申请试用 14 天。

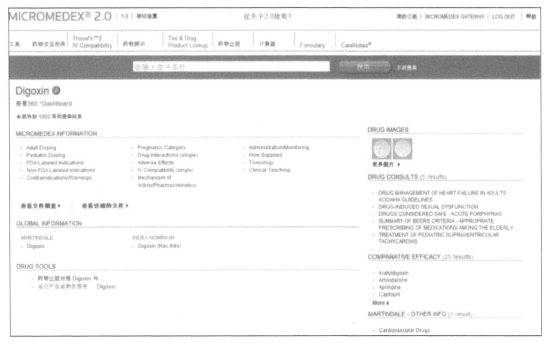

图 3-16 Medscape Reference 数据库的检索界面

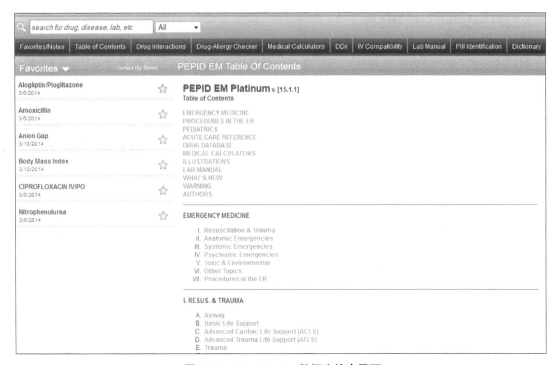

图 3-17 MicroMedex 数据库检索界面

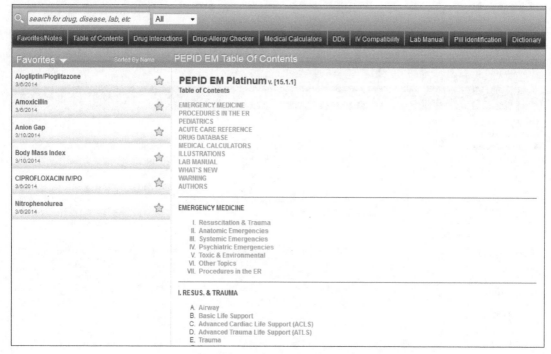

图 3-18　PEPID 数据库中急诊医学子数据库检索界面

（二）系统评价的精要数据库

1. Cochrane Library-DARE　Cochrane Library 数据库是著名循证医学组织 Cochrane 协作网的主要产品，由 Wiley InterScience 公司发行。Cochrane Library 包括 Cochrane 系统评价数据库（Cochrane Database of Systematic Reviews，CDSR）、疗效评价文摘库（Database of Abstracts of Reviews of Effects，DARE）、卫生技术评估数据库（Health Technology Assessment Database，HTA）、英国国家保健服务部卫生经济学评价数据库（NHS Economic Evaluation Database，NHSEED）、临床试验数据库（Cochrane Center Register of Controlled Trials，CENTRAL）、系统评价方法学数据库（Cochrane Methodology Register，CMR）。

其中 DARE 数据库收录了 CDSR 以外的系统评价，内容来源于英国国家保健服务部（NHS）评价与传播中心（Centre for Reviews and Dissemination，CRD）。该中心研究人员对已发表的非 Cochrane 系统评价进行收集、整理，对其方法学质量等内容进行评价，并按该中心规定的格式制作出信息的结构式文档，包括系统评价的文献题录、作者目的、干预措施类型、研究设计、检索策略、结果评价、作者结论以及该中心的研究人员对该系统评价的结论等内容（图 3-19）。

使用 DARE 数据库的常用方式有两种：①通过 Cochrane Library 的官方网站（http://www.thecochranelibrary.com），进入高级检索界面（advance search），通过"检索限制（Search Limits）"功能选择 DARE 子数据库（图 3-20），用户通过这种方式可以免费检索；②通过 OVID 检索平台（http://www.ovidsp.com），选择 DARE 子数据库（图 3-21）。但使用 OVID 检索平台需要付费。

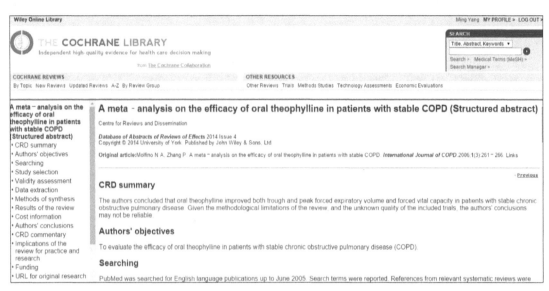

图 3-19　Cochrane Library-DARE 数据库的内容

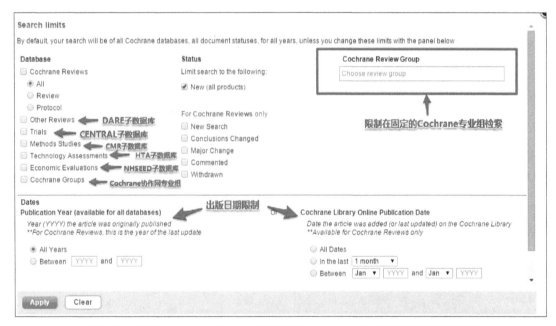

图 3-20　通过 Cochrane Library 数据库的 Search Limits 功能选择各子数据库

在 Cochrane Library 主页点击"Advance search"进入高级检索界面(图 3-22),Cochrane Library 检索功能强大,支持各种常用的检索功能,可以任意增减检索字段。点击"Add to Search Manager"可将当前检索式添加到检索管理界面,以便进行逻辑组配等更复杂的操作。Cochrane Library 还支持主题词检索功能,点击"Medical Terms(MeSH)"即可。点击"Search Limits"可进一步限制子数据库,检索日期以及 Cochrane 专业组等内容,以优化检索结果。因篇幅所限,不能详细介绍,建议读者初次使用 Cochrane Library 时,点击"Search Help",详细阅读检索帮助文档。

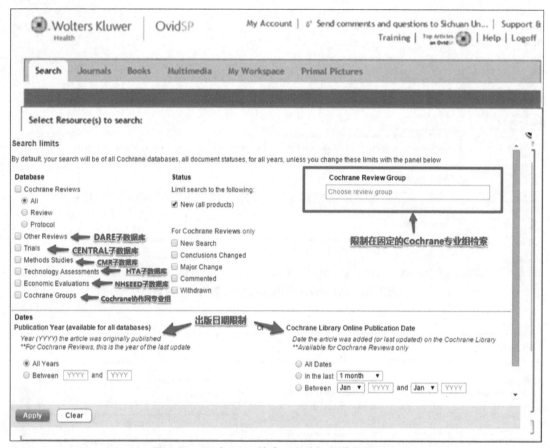

图 3-21　通过 OVID 检索平台选择各种子数据库

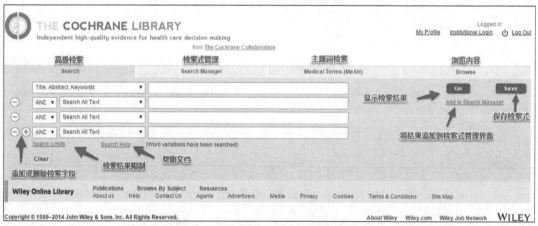

图 3-22　Cochrane Library 的检索界面

2. Cochrane Summaries　Cochrane Summaries 数据库是 Cochrane 协作网的另一产品，主要汇总了 Cochrane 系统评价的精要信息，为临床决策提供可信赖的证据。该数据库还提供中文检索界面以及部分中文内容（图 3-23）。但中文内容目前还很少，因此仍建议用户使用英文进行检索。Cochrane Summaries 的检索功能较为简单，支持词组检索、布尔逻辑运算符和截词检索，但不支持字段检索功能。

3. NHS Centre for Reviews and Dissemination（CRD）　前面已经介绍，Cochrane

Library-DARE 数据库的内容来源于英国国家保健服务部（NHS）评价与传播中心（Centre for Reviews and Dissemination，CRD）。用户除通过前述两种途径检索 DARE 数据库外，也可直接检索 NHS-CRD 网站获取相同的内容（图 3-24）。通过该网站还可以检索 Cochrane 系统评价、NHSEED 以及 HTA 数据库（前文已经介绍）。NHS-CRD 网站支持字段检索、布尔逻辑运算符、截词检索、词组检索等常用检索功能。

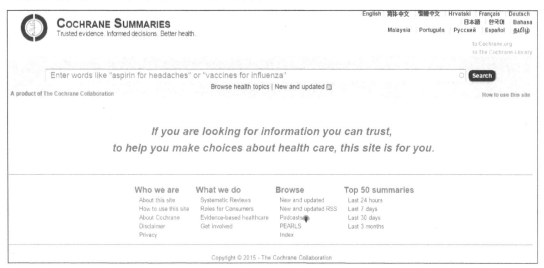

图 3-23　Cochrane Summaries 数据库的检索界面

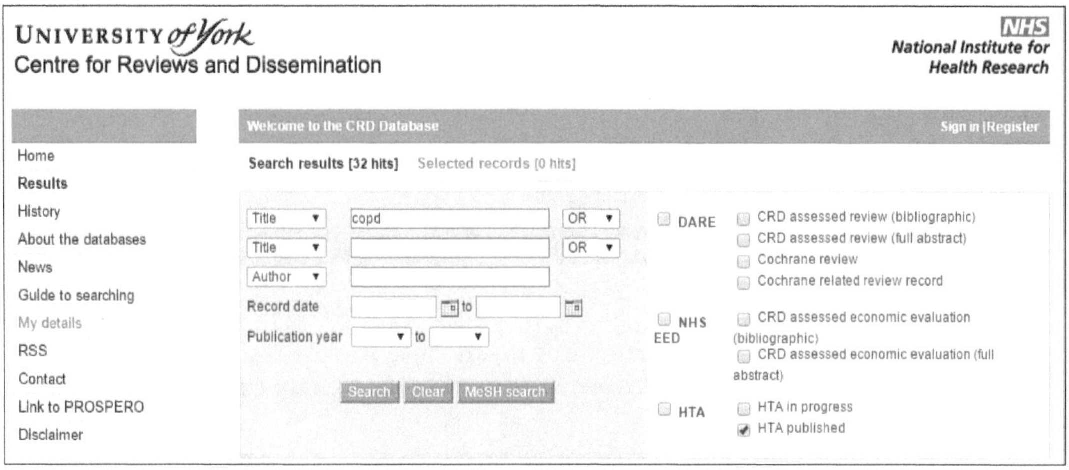

图 3-24　NHS-CRD 数据库检索界面

4. ACP Journal Club　《美国医师学会杂志俱乐部》（*ACP Journal Club*）杂志是由美国医师学会于 1991 年创立的期刊。该杂志追踪内科医学的重要进展，定期搜索 130 多种核心医学杂志，筛选出方法学完善、临床相关性强的临床研究或系统评价，并为精选出来的论文撰写精辟的结构性文摘和精当的临床价值点评。*ACP Journal Club* 既包含有系统评价的精要内容，也包含有单个临床研究的精要内容。ACP Journal Club 网站（https://acpjc.acponline.org/gsa-search/）收录了《美国内科医师学会杂志俱乐部》电子版（图 3-25），用户可以免费检索，但只有注册用户（ACP 会员）才能获取全文。此外，用户也可通过 OVID 检索平台的检索 EBM Reviews-ACP Journal Club 子数据库（图 3-21）。

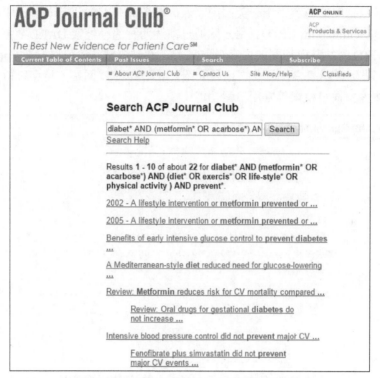

图 3-25 ACP Journal Club 网站检索结果

5. Health Evidence　Health Evidence 数据库(http://www.healthevidence.org)是加拿大McMaster 大学(循证医学发源地)建立和注册的数据库,主要为公共卫生领域的卫生决策提供循证概要。该数据库可免费注册使用。Health Evidence 的检索界面如图 3-26 所示。点击高级检索(Advanced Search)还可以实现字段检索和逻辑组配等功能,并可按日期、人群、临床专业,出版类型等内容对检索结果进行精练。

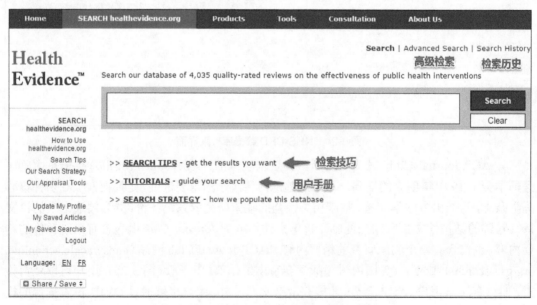

图 3-26 Health Evidence 数据库的检索界面

6. Evidence-based 系列杂志　Evidence-based 系列杂志既发表系统评价的精要，也发表单个原始研究的精要。用户可以通过各杂志的网站检索相关内容（表 3-1），也可通过 MEDLINE 或 EMBASE 数据库检索这些杂志的题录。

表 3-1　Evidence-based 系列杂志的网址

杂志名称	网址
Evidence-Based Medicine	http://ebm.bmj.com/
Evidence-Based Obstetrics and Gynecology	http://www.sciencedirect.com/science/journal/1361259X？oldURL=y
Evidence-Based Mental Health	http://ebmh.bmj.com/
Evidence-Based Healthcare and Public Health	http://www.sciencedirect.com/science/journal/17442249？oldURL=y
Evidence-Based Nursing	http://ebn.bmj.com/

（三）系统评价数据库

1. Cochrane Library-CDSR　前面已经介绍，Cochrane Library 包括多个子数据库，其中 Cochrane 系统评价数据库（Cochrane Database of Systematic Review，CDSR）是 Cochrane Library 的核心内容。已有多项研究证实，Cochrane 系统评价是当前质量最高的系统评价，方法学严谨，纳入原始研究全面。CDSR 包含两部分内容：系统评价全文库（Reviews）和研究方案库（Protocols），循证临床实践主要检索全文库。CDSR 主要收录干预性研究的系统评价，近年来也逐渐开始收录诊断性研究和方法学研究的系统评价。

检索 CDSR 数据库的常用方式有两种：①通过 Cochrane Library 的官方网站（http://www.thecochranelibrary.com），进入高级检索界面（advance search），通过"检索限制（Search Limits）"功能选择 CDSR 子数据库（见图 3-20），用户通过这种方式可以免费检索；②通过 OVID 检索平台（http://www.ovidsp.com），选择 CDSR 子数据库（见图 3-21）。此外，还可以通过其他多种途径检索 CDSR，例如：前文介绍的 EE+ 数据库。

CDSR 的具体检索方法与前述的 DEAR 数据库类似，此处不再赘述。

2. EPC Evidence Reports　EPC Evidence Reports 是美国医疗保健研究与质量局（AHRQ）下属循证实践中心（EPC）提供的一系列高质量的系统评价。用户可以通过该组织网站（http://www.ahrq.gov/research/findings/evidence-based-reports/index.html）按临床专业或字母顺序浏览内容，目前还没有提供检索功能（图 3-27）。

除了上面介绍的专用数据库外，还可以通过其他多种数据库检索系统评价。例如：通过 PubMed 检索平台，在检索结果界面将"Article Type"限制为"systematic review"，即可筛选出系统评价的相关内容（图 3-28）。

（四）原始研究的精要数据库

1. ACP Journal Club　前文已经介绍，ACP Journal Club 除包含有系统评价的精要内容外，还包含有单个临床研究的精要内容。通过阅读 ACP Journal Club 的内容，用户不必再阅读和评价原始文献的全文，即可获取该文献最重要的精华内容，从而极大地节约临床医生的时间。ACP Journal Club 的检索途径见前文，此处不再赘述。

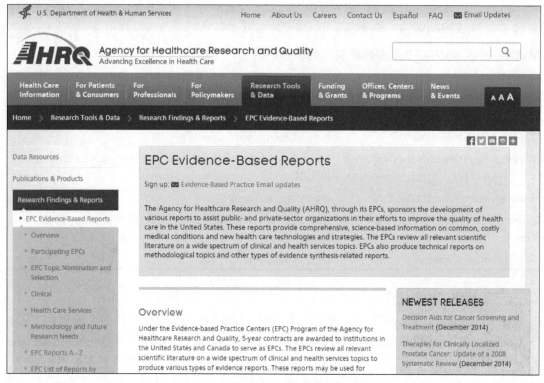

图 3-27　EPC Evidence Reports 网站

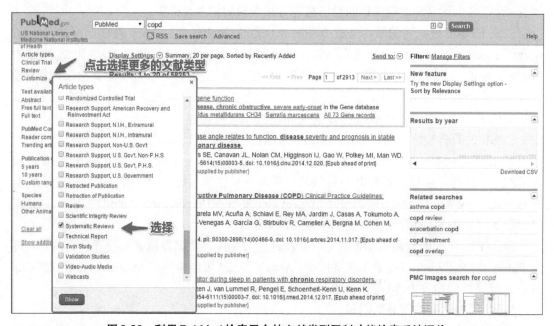

图 3-28　利用 PubMed 检索平台的文献类型限制功能检索系统评价

　　2. Evidence-based 系列期刊　Evidence-based 系列杂志是获取原始研究精要的主要来源，各杂志名称及网址见表 3-1。

(五) 原始研究数据库

如果上述数据库都无法解决我们面临的临床问题，则需要检索原始研究数据库寻找相应的文献证据。常用的医学相关的原始研究数据库包括：MEDLINE、Embase、CINAHL、CENTRAL 等，通过这些数据库都可以检索相关的原始研究信息。但检索到的原始研究不能直接用于临床，还需要对文献的真实性、可靠性和重要性进行评价，具体内容请查阅各相关章节。值得注意的是，若直接检索这些原始研究数据库，常得到许多与临床相关性不强的结果，筛选过程费时费力。因此，许多原始数据库都设计了用于筛选临床相关研究的检索筛选器（Search filter），以提高查准率。还有些数据库（或检索平台）专门提供了与临床相关性更强的子数据库（如：PubMed Clinical Queries）或者提供了 PICO 检索界面（如：OVID 检索平台），这些方法的本质也是将用户录入的检索式与特定的检索筛选器配合进行检索。在进行循证临床实践时，用户可以优先选择这些子数据库（或检索平台），以提高查准率。因篇幅所限，此处仅举例介绍两种常用的临床数据库。

1. PubMed Clinical Queries　PubMed 检索平台是最常用的免费医学文献检索平台。PubMed 检索平台包括 MEDLINE 数据库，此外，还包括 PubMed-in Process、PubMed-as Supplied by Publisher、OLDMEDLINE、PubMed not MEDLINE 等数据库。进行循证临床实践时，不建议使用 PubMed 检索平台的全库，这样会检索出大量与临床不相关的文献。推荐使用 PubMed Clinical Queries 数据库（即 PubMed 的临床问题数据库），检索结果以临床试验为主，可以极大地提高检索效率。

用户可以通过 PubMed 主页点击 "Clinical Queries"（图 3-29）进入 PubMed Clinical Queries 数据库，也可直接访问网址（http://www.ncbi.nlm.nih.gov/pubmed/clinical）。PubMed Clinical Queries 数据库可以同时检索三部分内容：①临床研究（Clinical Study Categories）；②系统评价（Systematic Reviews）；③基因数据库（Medical Genetics）。循证临床实践的文献检索主要用到前两个数据库（图 3-30）。对于临床研究而言，PubMed Clinical Queries 数据库还可以限制研究类型（Category）为病因、诊断、干预或预后；以及限制检索范围（Scope）为窄（narrow）或宽（broad）。通常将检索范围先限制为"窄"，若不能检索到目标文献，再将检索范围改为"宽"。

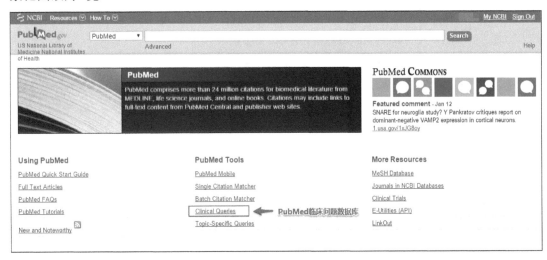

图 3-29　PubMed 主页

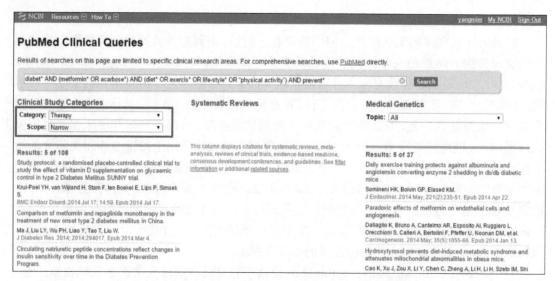

图 3-30　PubMed Clinical Queries 数据库的检索界面

2. OVID Clinical Queries　OVID 检索平台也推出了针对临床问题的检索服务，用户可以通过 OVID 检索平台的 PICO 检索界面（图 3-31，http://access.ovid.com/training/pico/english/pico_widget.htm）检索 MEDLINE、Embase 和 PsycINFO 三个子数据库，以便得到与临床高度相关的检索结果。

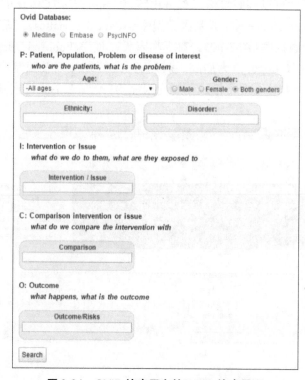

图 3-31　OVID 检索平台的 PICO 检索界面

（六）综合型医学信息平台

1. ACCESSSS　ACCESSSS 检索平台（http://plus.mcmaster.ca/ACCESSSS/Search.aspx）是加拿大 McMaster 大学建立的循证医学综合信息检索平台（图 3-32）。该检索平台严格按照"6S"金字塔原则，可以同时检索"Summaries（循证证据整合库）""Synopses of syntheses（系统评价的精要数据库）""Syntheses（系统评价数据库）""Synopses of studies（原始研究的精要数据库）""Studies（原始研究数据库）"5 类资源的多种数据库，并按该分类在同一界面显示结果，使用非常方便，可以作为循证临床实践的首选检索平台（图 3-33）。ACCESSSS 检索平台的"Summaries（循证证据整合库）"包括 UpToDate、DynaMed、ACP Smart Medicine，但要获取这些数据库的全文仍需拥有相应数据库的权限。ACCESSSS 检索平台是免费的，用户注册后即可使用。

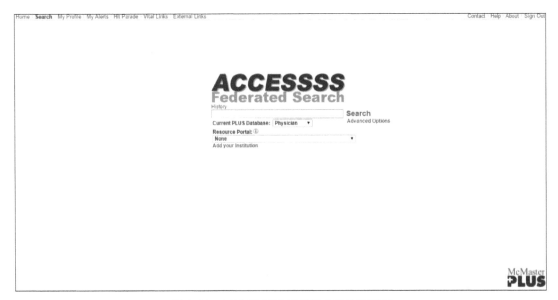

图 3-32　ACCESSSS 检索平台的检索界面

2. TRIP　始建于 1997 年的 TRIP 网站（http://www.tripdatabase.com）是整合了多种医学资源的免费检索平台。目前该检索平台整合的医学资源多达 80 多种，包括：循证概要（evidence-based synopses）、临床问题（clinical questions）、系统评价（systematic reviews）、临床指南（guidelines）、医学电子图书（electronic textbooks）、临床计算器（clinical calculators）、医学图片（medical images）、患者教育（patient information leaflets）、MEDLINE 等内容。从 2013 年开始，TRIP 网站还整合了 DynaMed 数据库的内容，但获取 DynaMed 数据库的全文仍需具有相应的权限。

TRIP 数据库检索功能强大，提供简单检索模式、高级检索模式（图 3-34）、PICO 检索模式和快速检索模式。并可通过检索历史对不同检索式进行逻辑组配。TRIP 为免费数据库，用户注册以后可以获得保存检索策略等更多个性化的功能。由于 TRIP 数据库资源丰富，检索功能全面，检索结果按照循证证据的等级罗列，可作为循证临床实践的首选数据库之一。

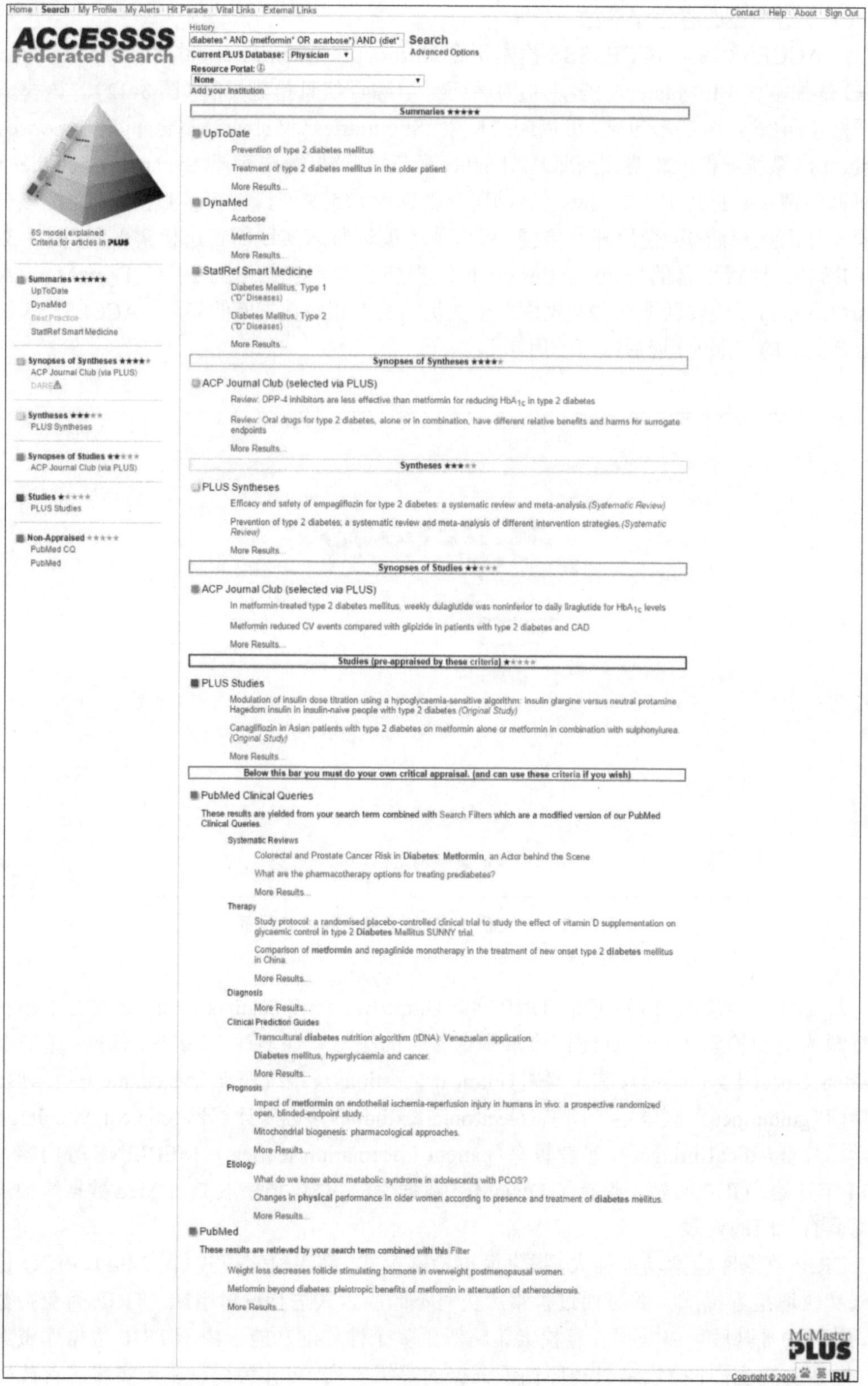

Home | **Search** | My Profile | My Alerts | Hit Parade | Vital Links | External Links　　　　Contact | Help | About | Sign Out

ACCESSSS
Federated Search

History
diabetes* AND (metformin* OR acarbose*) AND (diet*　**Search**
Current PLUS Database: Physician ▼　　Advanced Options
Resource Portal: ⓘ
None　▼
Add your Institution

8S model explained
Criteria for articles in **PLUS**

Summaries ★★★★★
UpToDate
DynaMed
Best Practice
StatRef Smart Medicine

Synopses of Syntheses ★★★★☆
ACP Journal Club (via PLUS)
DARE ⚠

Syntheses ★★★☆☆
PLUS Syntheses

Synopses of Studies ★★☆☆☆
ACP Journal Club (via PLUS)

Studies ★☆☆☆☆
PLUS Studies

Non-Appraised ☆☆☆☆☆
PubMed CQ
PubMed

Summaries ★★★★★

▣ UpToDate
　Prevention of type 2 diabetes mellitus
　Treatment of type 2 diabetes mellitus in the older patient
　More Results...

▣ DynaMed
　Acarbose
　Metformin
　More Results...

▣ StatRef Smart Medicine
　Diabetes Mellitus, Type 1
　("D" Diseases)
　Diabetes Mellitus, Type 2
　("D" Diseases)
　More Results...

Synopses of Syntheses ★★★★☆

▣ ACP Journal Club (selected via PLUS)
　Review: DPP-4 inhibitors are less effective than metformin for reducing HbA$_{1c}$ in type 2 diabetes
　Review: Oral drugs for type 2 diabetes, alone or in combination, have different relative benefits and harms for surrogate endpoints
　More Results...

Syntheses ★★★☆☆

▢ PLUS Syntheses
　Efficacy and safety of empagliflozin for type 2 diabetes: a systematic review and meta-analysis. (Systematic Review)
　Prevention of type 2 diabetes: a systematic review and meta-analysis of different intervention strategies. (Systematic Review)
　More Results...

Synopses of Studies ★★☆☆☆

▣ ACP Journal Club (selected via PLUS)
　In metformin-treated type 2 diabetes mellitus, weekly dulaglutide was noninferior to daily liraglutide for HbA$_{1c}$ levels
　Metformin reduced CV events compared with glipizide in patients with type 2 diabetes and CAD
　More Results...

Studies (pre-appraised by these criteria) ★☆☆☆☆

▣ PLUS Studies
　Modulation of insulin dose titration using a hypoglycaemia-sensitive algorithm: insulin glargine versus neutral protamine Hagedorn insulin in insulin-naive people with type 2 diabetes (Original Study)
　Canagliflozin in Asian patients with type 2 diabetes on metformin alone or metformin in combination with sulphonylurea. (Original Study)
　More Results...

Below this bar you must do your own critical appraisal. (and can use these criteria if you wish)

▣ PubMed Clinical Queries
These results are yielded from your search term combined with Search Filters which are a modified version of our PubMed Clinical Queries.

Systematic Reviews
　Colorectal and Prostate Cancer Risk in Diabetes: Metformin, an Actor behind the Scene
　What are the pharmacotherapy options for treating prediabetes?
　More Results...

Therapy
　Study protocol: a randomised placebo-controlled clinical trial to study the effect of vitamin D supplementation on glycemic control in type 2 Diabetes Mellitus SUNNY trial.
　Comparison of metformin and repaglinide monotherapy in the treatment of new onset type 2 diabetes mellitus in China.
　More Results...

Diagnosis
　More Results...

Clinical Prediction Guides
　Transcultural diabetes nutrition algorithm (tDNA): Venezuelan application.
　Diabetes mellitus, hyperglycaemia and cancer.
　More Results...

Prognosis
　Impact of metformin on endothelial ischemia-reperfusion injury in humans in vivo: a prospective randomized open, blinded-endpoint study.
　Mitochondrial biogenesis: pharmacological approaches.
　More Results...

Etiology
　What do we know about metabolic syndrome in adolescents with PCOS?
　Changes in physical performance in older women according to presence and treatment of diabetes mellitus.
　More Results...

▣ PubMed
These results are retrieved by your search term combined with this Filter
　Weight loss decreases follicle stimulating hormone in overweight postmenopausal women.
　Metformin beyond diabetes: pleiotropic benefits of metformin in attenuation of atherosclerosis.
　More Results...

McMaster **PLUS** 益 英 IRU

图 3-33　ACCESSSS 数据库的检索结果

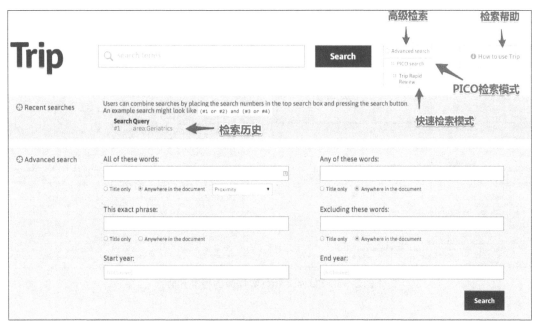

图 3-34　TRIP 数据库的高级检索界面

3．Epistemonikos　Epistemonikos 网站（http://www.epistemonikos.org）是一个新的医学信息检索平台。该网站整合了多种来源的循证医学证据，包括循证概要、系统评价、系统评价概要和原始研究。

该网站的特色在于不仅按上述 4 种分类给出相关证据，而且用图表的形式给出证据之间的相互关系。Epistemonikos 网站可以免费注册，并支持使用包括中文在内的 9 种语言检索（图 3-35）。

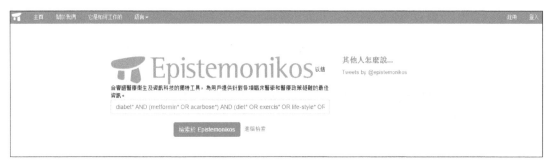

图 3-35　Epistemonikos 的检索界面

4．SUMSearch　SUMSearch 数据库（http://sumsearch.org/）是由美国 Texas 大学医学中心建立的非赢利网站。通过 SUMSearch 可以同时检索 MEDLINE、美国国立临床诊疗指南数据库（National Guideline Clearinghouse，NGC）和 Cochrane-DARE 数据库。SUMSearch 数据库支持优先检索、布尔逻辑运算符、词组检索等常用的检索方法，还支持主题词检索，但不支持字段检索。此外，用户可以限制研究类型（干预性研究或诊断性试验）、年龄（成人或儿童）等内容（图 3-36）。

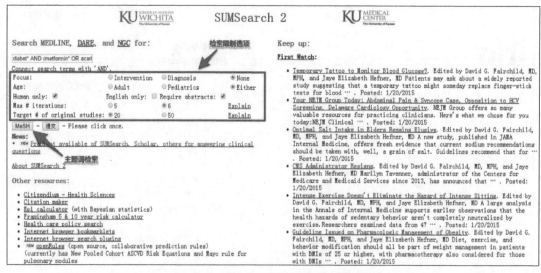

图 3-36　SUMSearch 数据库的检索界面

5. OVIDMD　OVIDMD 检索平台（http://www.ovidmd.com）是由 Wolters Kluwer Health 出版集团下属 OVID 公司出版的临床数据库（图 3-37）。通过 OVIDMD 可以同时检索 Ovid MEDLINE、Current Opinion 系列期刊、循证临床指南和 UpToDate 数据库，但获取 UpToDate 数据库全文需拥有相应权限。OVIDMD 的检索结果均为临床相关内容，通过该平台还可以使用医学计算器和图片数据库。OVIDMD 检索平台需要付费使用。

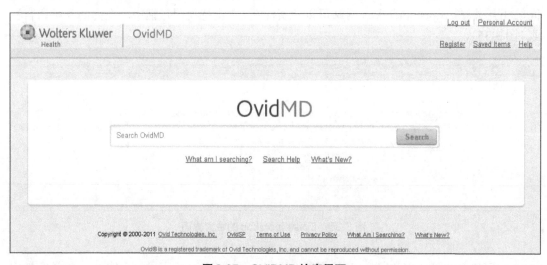

图 3-37　OVIDMD 检索界面

6. Clinical Key　Clinical Key（http://www.clinicalkey.com）是由全球最大的医学出版商爱思唯尔公司于 2012 年在原 MD Consult 数据库基础上建立的跨数据库医学信息平台（图 3-38）。该平台整合了爱思唯尔原有的七个以上数据库及第三方资源，成为涵盖所有医学专科的全球最大的医学信息资源库。Clinical Key 的内容除了前面介绍的循证医学数据库 First Consult 外，还包括 MEDLINE、全文期刊、电子图书、床旁治疗、操作视频、医学视频、影像图片、药物专论、诊疗指南、临床试验、患者教育等其他 12 个子数据库。其中全文期刊库收录了 530 多种医学期刊；电子图书库收录了 1100 多种医学图书，包括《西氏内科学》、《尼尔森儿科学》等；操作视频数据库提供了 300 多个临床操作视频，并配有文字、图解等诠释操作流程和关键点；医学视频数据库包含 16 000 多个涵盖内、外、妇、儿各医学专科及教学、实验视频；影像图片数据库包含 200 多万张医学影像、照片、图片、图表等；药物专论数据库包含有 2900 多个以药物为主题的专论；临床试验数据库收录 140 000 多个来源于美国国立卫生研究院（NIH）在全球范围内注册的临床试验；诊疗指南数据库提供 5000 多个来源于欧美专业学会的权威诊疗指南；患者教育数据库提供了 9000 多份患者教育讲义。

Clinical Key 的检索界面简洁（图 3-38），点击检索框左侧的下拉菜单，可以选择检索字段。Clinical Key 的字段检索功能实际执行的是选择子数据库功能，用户可以选择 MEDLINE、First Consult、Books、Guidelines 等子数据库。点击界面上面的超链接，用户还可以浏览各主要子数据库的相关内容。Clinical Key 的具体检索技巧见本章第三节。

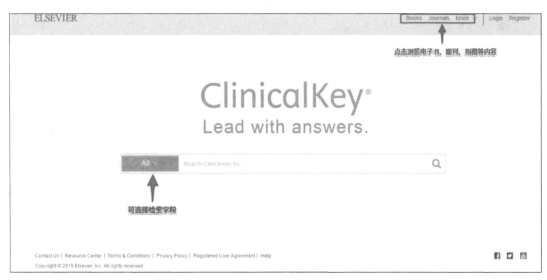

图 3-38　Clinical Key 的检索界面

（七）循证临床指南数据库

临床指南可以分为两种：一种是应用循证医学的方法，在广泛检索文献证据的基础上，对现有证据进行高度整合制作而成的，称为循证临床指南，循证临床指南的证据级别较高，有学者认为循证临床指南属于"循证证据整合库"的范畴；另一种是基于专家的意见或临床经验而编写的指南（也称为"共识"），这类指南的证据级别则较低。上述综合型医学信息平台中 TRIP、SUMSearch、OVIDMD、Clinical Key 均提供循证临床指南下载。此外，通过 MEDLINE、Embase 等原始文献数据库也可以检索临床指南（但可能并非循证临床指南，需注意鉴别）。除上述资源外，还可以通过一些著名的循证临床指南网站进行检索。

1. NGC　美国国立临床诊疗指南数据库（National Guideline Clearinghouse，NGC）是美国的一个提供循证临床实践指南和相关证据的免费数据库（http://www.guideline.gov），目前收录了来自全世界 300 多个机构发布的 2500 余篇指南。NGC 是目前最大的循证临床指南数据库，但并不直接提供指南原文，而是编辑人员对原指南分析归纳后的指南概要。对于一些常见疾病 NGC 该提供多个指南的整合概要（Guideline Syntheses）。此外，NGC 还提供指南比较功能，用户选择需要比较的指南后点击"比较指南（Compare Guidelines）"，即可从标题、发表日期、来源、目标用户、指南目标、主要推荐意见等各方面对选中的指南进行比较。由于 NGC 的这些特色，可作为检索循证临床指南的首选网站（图 3-39）。

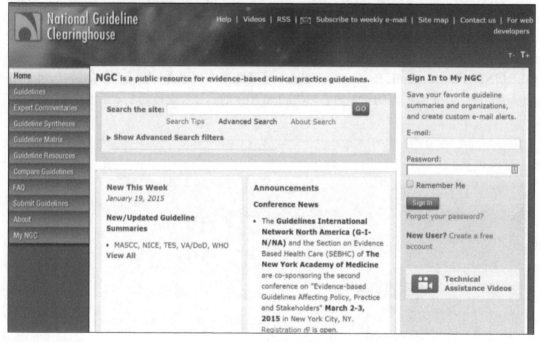

图 3-39　NGC 的检索界面

NGC 为用户提供普通检索和高级检索模式。通过高级检索模式可以从年龄范围、评估质量的方法和证据强度、临床分类、指南分类、目标用户、发布机构、发布日期等条件进行限制。用户还可以通过主题、发布机构、指南索引等方式浏览指南。

2. NICE　英国国家健康与临床优化研究所（National Institute for Health and Clinical Excellence，NICE）是国际著名的循证指南制作组织，隶属于英国卫生部。通过该组织网站（http://www.nice.org.uk/guidance/published？type=Guidelines）可以检索相关的临床指南，并提供全文下载（图 3-40）。

3. SIGN　苏格兰校际指南网络（Scottish Intercollegiate Guidelines Network，SIGN）也是国际著名的循证指南制作组织。该组织网站（http://www.sign.ac.uk/guidelines）提供循证临床指南的全文下载，提供简单的检索服务，也可通过专业或字母顺序浏览查找指南（图 3-41）。

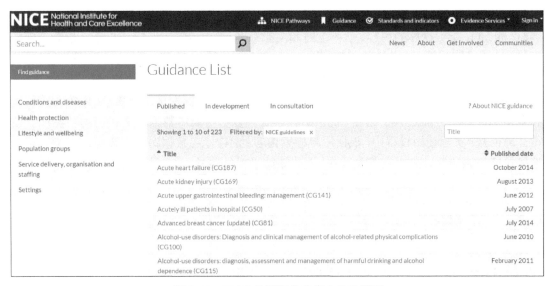

图 3-40 NICE 的循证临床指南检索界面

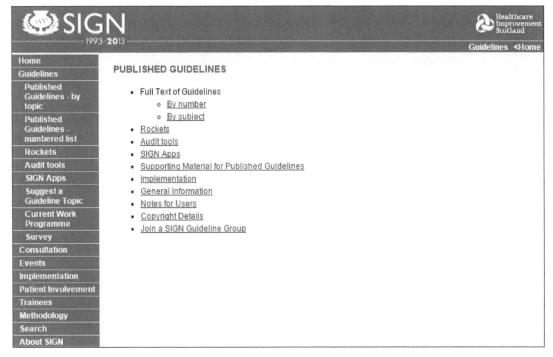

图 3-41 SIGN 网站

三、如何选择循证医学证据资源

首先可根据前面提到的"6S"金字塔模型,按照从高到低的原则选择数据库。优先选择"Summaries(循证证据整合库)"类型的数据库,若不能获取,在由高到低依次选择其他非Summaries 类型的数据库。如条件允许,也可以优先选择综合型医学信息平台,尤其是包含有"循证证据整合库"的综合型医学信息平台,如:ACCESSSS、Clinical Key 和 TRIP。

此外，每一类证据资源还分别包含很多数据库，此时可按照"4C"原则进行选择：①内容（Content）：指数据库的内容、学科范畴和文献质量；②覆盖范围（Coverage），指数据库的规模、设计时间范围、地理范围、机构来源、收录文献量等；③更新（Currency），指数据库更新的及时性、更新频率和周期等；④成本（Cost），即数据库的使用费用或检索费用。

Prorok 等学者对"循证证据整合库"类型的 10 种常用数据库从文献质量、内容覆盖范围和更新速度 3 个方面进行了比较（表 3-2）。读者可以参考表中数据选择相应的数据库。值得注意的是，实际使用过程中，根据用户检索内容的不同，各数据库的内容覆盖范围和更新速度可能与该研究结果存在较大差异，因此该结果仅供参考。

表3-2　常用的循证证据整合库比较*

数据库名称	内容质量排序	覆盖范围排序	更新速度排序	费用（美元/年）
ACP Smart Medicine	7	9	4	265
Best Practice	7	4	3	132
Clinical Evidence	1	10	8	172
DynaMed	2	3	1	395
Essential Evidence Plus	2	7	7	85
First Consult	2	5	9	499～1248
MicroMedex	2	8	2	890
Medscape Reference	9	2	6	免费
PEPID	10	6	无信息	299.95
UpToDate	2	1	5	499

*表中主要数据来源于：Prorok JC, Iserman EC, Wilczynski NL, et al. The quality, breadth, and timeliness of content updating vary substantially for 10 online medical texts: an analytic survey. J Clin Epidemiol, 2012, 65: 1289-1295."费用"指个人用户购买费用，数据来源于相关数据库网站

此外，为提高效率，选择数据库还应注意避免重复检索。例如：若检索了 OVID EBM Reviews 系列数据库就没必要再检索 *ACP Journal Club*，因为前者已经包含了后者。同理，若检索了 Best Practice 就不必再检索 Clinical Evidence。

第三节　循证医学证据资源检索举例

本节以本章第一节中列出的临床病案为例，采用以下检索式：diabet* AND（metformin* OR acarbose*）AND（diet* OR exercis* OR life-style* OR "physical activity"）AND prevent*，检索部分常用的循证医学数据库，以期为读者提供循证临床实践文献检索的直观印象。

一、UpToDate

采用以上检索式在"成人"字段检索 UpToDate 数据库，结果如图 3-42 所示。通过浏览各专题的题目，可以轻松找到目标文献。点击文献的题目，系统会弹出相应的专题提纲，供用户进一步判断该文献是否符合检索目标，并快速定位目标段落。本例中，通过阅读检索结果的题目，我们发现第一篇文献"2 型糖尿病的预防"即可能包含目标信息，阅读相应的"专题提纲"找到我们关注的干预措施。UptoDate 数据库的中文版还处于开发阶段，从

图 3-42 中我们可以发现,只有第一篇文献提供了中文全文,其余文献仍为英文,可能正在翻译更新的过程中。

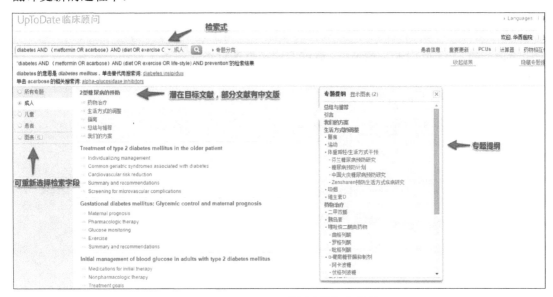

图 3-42　UpToDate 数据库的检索结果

UpToDate 数据库的正文编排为常规描述式(图 3-43),可通过左侧的"专题提纲"快速导航,还提供正文内搜索的功能以便快速定位目标证据。本例中,我们通过阅读"2 型糖尿病的预防"专题可以获知,当前证据表明二甲双胍可能有效降低高危人群发生 2 型糖尿病的风险,但效果可能比膳食和锻炼干预差。而阿卡波糖也许能有效地预防糖耐量异常个体发生糖尿病,没有阿卡波糖与膳食和锻炼干预比较的数据。该文献还指出,美国糖尿病协会(American Diabetes Association,ADA)的指南也建议发生糖尿病高风险人群使用二甲双胍进行糖尿病预防。遗憾的是,这篇专题文献并未给出相应的证据分级和推荐意见分级。该专题更新时间为 2014 年 12 月。

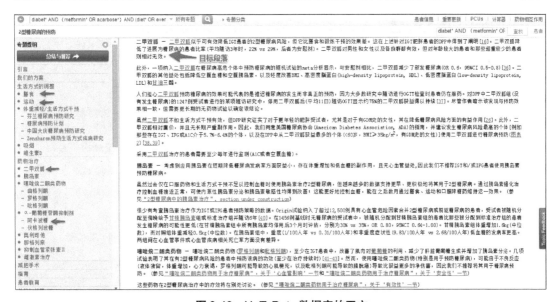

图 3-43　UpToDate 数据库的正文

二、DynaMed

DynaMed 数据库不支持字段检索，默认在题目和全文内检索键入内容。此外，用户可以通过按题目顺序或学科浏览的方式查阅文献。采用上述检索式，检索结果如图 3-44 所示。共检索到 133 篇相关文献证据，通过阅读文献题目可以快速定位潜在的目标文献，点击相应的题目，在页面右侧出现该文献的结构式目录，用户通过阅读该目录可以快速找到目标段落，而不必从头阅读整篇文献。

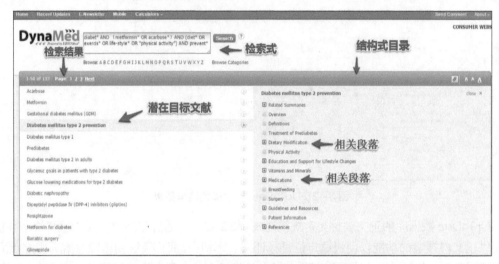

图 3-44　DynaMed 数据库的检索结果界面

DynaMed 数据库的文献内容编排比 UptoDate 数据库更为简洁（图 3-45）。界面左侧为结构式目录，中间为文献正文，正文中以黑体字列出推荐意见和级别，其后以条目的方式列出支持该推荐意见的循证医学证据。正文支持全文检索功能，便于快速定位目标证据。界面右侧的快捷方式可以设置当有证据更新时自动提醒用户，也可打印当前文献或者通过 E-mail 的方式发送当前文档。

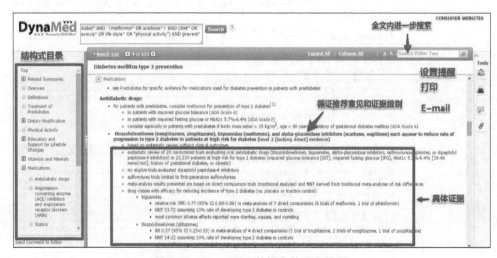

图 3-45　DynaMed 数据库的正文界面

通过 DynaMed 数据库检索上述病例，我们可以找到较低级别的证据（三级证据）提示二甲双胍和阿卡波糖都可以降低高危人群发生 2 型糖尿病的风险。但没有证据直接比较药物治疗与生活方式干预对于预防 2 型糖尿病的效果。证据更新时间为 2014 年 9 月。

三、Essential Evidence Plus

Essential Evidence Plus（EE+）数据库虽然支持字段检索，但只能通过字段选择各子数据库，并未提供"题目""摘要""关键词"等常见的字段。但 EE+ 数据库支持布尔逻辑运算符、优先检索、截词检索、词组检索等功能。采用上述检索式检索 EE+ 数据库，结果如图 3-46 所示。得到循证整合意见 11 篇，相关指南 24 篇，临床证据 9 篇。首先选择循证整合意见，通过阅读标题，找到潜在目标文献。EE+ 数据库的正文界面如图 3-47 所示。标题下方列出了全文的要点总结，并列出每条证据相应的证据级别。然后用标签栏分别列出背景、病因、诊断、预后、干预等证据类型，点击即可进入相应部分查看证据。界面右侧还列出了相关的临床计算器。

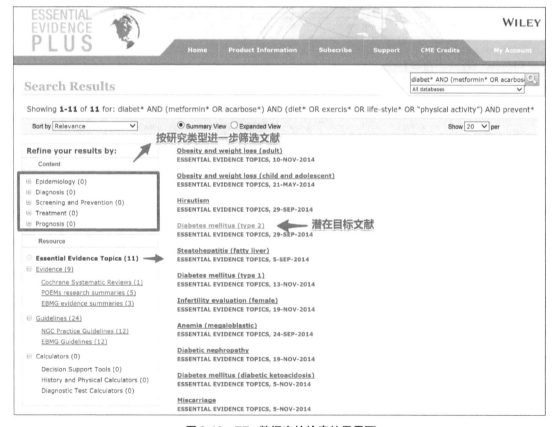

图 3-46　EE+ 数据库的检索结果界面

EE+ 数据库的相关证据显示，有 A 级证据支持饮食控制可以降低高危患者发生糖尿病的风险，B 级证据支持二甲双胍可以降低糖耐量异常患者发生糖尿病的风险，C 级证据显示阿卡波糖可以降低高危患者发生糖尿病的风险，但没有直接比较这几种干预措施的效果。证据更新时间为 2014 年 9 月。

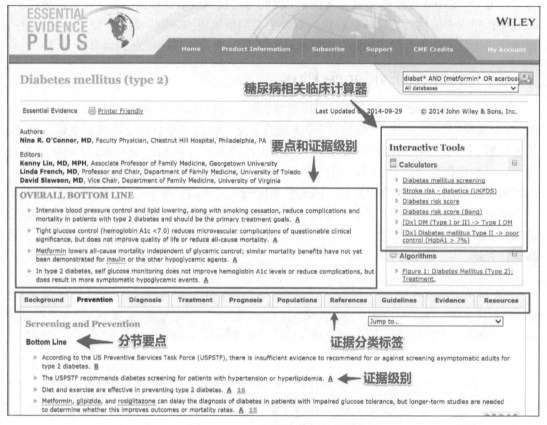

图 3-47　EE+数据库的正文界面

四、Clinical Key

由于 Clinical Key 是整合多个数据库的医学信息平台,包括 MEDLINE、First Consult、临床指南、电子图书等诸多内容,检索结果通常较多。在进行循证临床实践检索文献证据时,根据"6S"原则,用户可以优先查看 First Consult 数据库的检索结果,若找不到目标信息,再考虑临床指南或 MEDLINE 数据库内的原始研究。图 3-48 为 Clinical Key 的检索结果界面,在检索框的下方,可以按照"子数据库(Source Type)""研究类型(Study Type)""临床专业(Specialties)""日期(Date)"进一步筛选检索结果。在界面的右侧点击相应的图标还可以保存和打印检索结果,或通过电子邮件发送检索结果。

本例中,运用上述检索式共检索到 2000 条结果,但 First Consult 数据库仅有 9 条记录。优先浏览 First Consult 数据库,发现其中成人 2 型糖尿病专题可能符合检索目的(图 3-49)。First Consult 子数据库的正文编排简洁,左侧为正文提纲,右侧是以层级列表的形式提供证据,遗憾的是并未提供证据级别或推荐意见级别。浏览左侧提纲,可以找到成人 2 型糖尿病一级预防的证据。通过阅读相关证据,发现饮食、锻炼、二甲双胍和阿卡波糖均可降低高危人群发生 2 型糖尿病的风险,但没有这些干预措施之间直接比较的结果。证据更新时间为 2013 年 11 月。

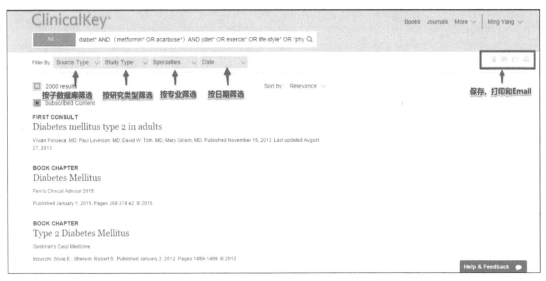

图 3-48 Clinical Key 的检索结果界面

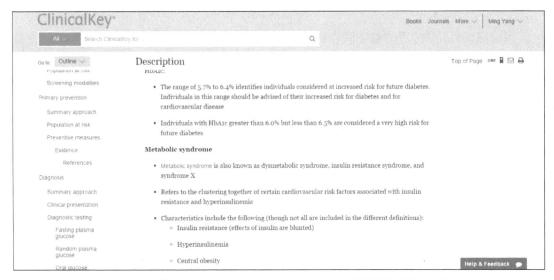

图 3-49 Clinical Key 信息平台中 First Consult 子数据库的正文界面

五、ACP Smart Medicine

采用上述检索式检索 ACP Smart Medicine 数据库,共检索到 8 篇相关文献,通过浏览题目锁定目标文献(图 3-50)。ACP Smart Medicine 的正文布局简洁,以条目的方式罗列证据及相应的证据级别,点击每条证据前方的"+"即可展开查看相应的详细证据。界面右侧还提供了相应的继续教育项目以供学习。ACP Smart Medicine 的 A 级证据建议对于糖尿病前期或者糖尿病高危人群通过改善生活方式预防糖尿病,B 级证据建议高危人群使用二甲双胍预防 2 型糖尿病发生。证据更新时间为 2014 年 10 月。

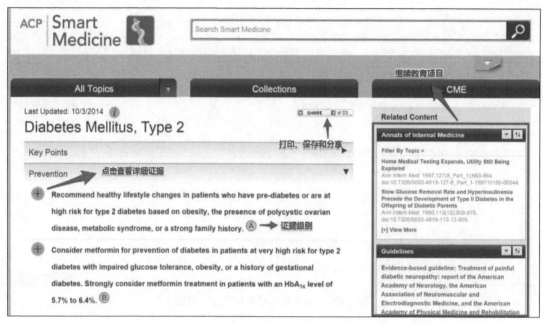

图 3-50　ACP Smart Medicine 的正文界面

　　因篇幅所限,对常用的循证医学数据库不能逐一列举。通过以上检索,我们可以发现检索各种循证证据整合库获取文献证据方便快捷,有利于繁忙的临床医生及时解决临床问题。检索不同的循证证据整合库都可以获取相关文献证据,但这些证据之间可能存在差异。此外,不同数据库的证据更新时间也不同,在使用文献证据时应予关注。

（杨　茗）

第四章

循证医学文献质量的分析与评价

【案例】53 岁女性,绝经半年,因潮热、失眠、阴道干涩就诊。医生为其进行相关检查后,诊断为围绝经期综合征,建议进行激素治疗。患者对于绝经后激素治疗是否会增加乳腺癌发生的几率存在疑虑,她下载了几篇医学文献,其中一些研究指出激素治疗不会增加乳腺癌的患病风险,而另一些研究的结论却与之相反。患者带着这些资料再次咨询医生,她希望医生帮助她作出判断,选择一种风险小获益大的治疗方案。若你作为该患者的主诊医生,你该如何对这些结论不一的研究文献进行评价并向患者作出解释,选择一种更适合她的治疗方案?

如以上案例所示,临床医生在临床实践中经常会遇到各种问题,患者对自己疾病的关心和认识程度提高,治疗需求进一步增加,对医生提出了更高的要求,而临床医生在医学院校学到的知识和已有的临床经验并不足以回答和解决所有的临床问题;同时,随着医学研究的发展,新的研究结果甚至可能会否定临床医生对某个临床问题的共识。因此,当临床医生在工作中遇到自己难以解决的临床问题时,除了向同行咨询请教之外,更多的则需要通过检索和阅读相关的医学文献,进行质量的分析与评价,择优指导循证医学实践,从而获取最佳答案。

第一节　分析与评价循证医学文献的重要性

一、医学文献的特殊性

医学文献的数量十分庞大,全球范围内的生物医学期刊已有数万种,每年发表的文献可达数百万篇;另外,还有大量未公开发表的文献以及灰色文献等。同时,医学文献发表的形式多种多样,语种多,更新快,并且可能存在重复发表、滞后发表等问题。因此,要在浩瀚的医学文献海洋里寻找到能够指导适合每一个具体患者临床实践的相关研究证据十分不易。另一方面,虽然每年有数百万篇医学文献得以发表,但文献质量往往参差不齐。有些文献可能在研究设计、试验实施、数据分析或文章撰写等方面存在较大缺陷,未经严格的同行评审即发表;也可能因为一些商业目的,使部分质量差的文献得以发表;甚至可能出现文献抄袭、造假等问题。因此,即使找到相关证据,这些已查找到的医学文献其结论是否真实可靠,能否直接应用于临床,是需要进行严格的分析与评价的。

二、评价医学文献的重要性

临床医生工作繁忙,工作性质决定了他们不可能有过多的时间对某一专题的相关文献——详细阅读;面对数量繁多、质量良莠不齐的医学文献,临床医生亟需掌握相关的文献评价方法和技巧,从而迅速准确地找出质量高、有重要临床价值的文献,来指导临床实践。

多数情况下,临床医生还面临着医学文献中研究的对象与临床实际需处理的患者,可能来源于不同的国家和地区,可能在种族、性别、年龄、疾病的病程、严重程度、并发症等方面有所差别。因此,即使文献研究设计严格,实施周全,数据分析合理,其结论也并不一定适用于每一个医生在临床实际工作中遇到的每一个患者。因此,临床医生必须在对文献进行严格的质量评价基础上,还要联系实际,分析其是否适用于自己的患者,才能将其用于指导临床实践。

第二节　循证医学文献的主要类型及证据质量

一、循证医学文献的主要类型

要想对医学文献进行分析和评价,首先必须对医学文献的类型有所了解。目前,根据医学文献中报道的临床研究证据,主要分为两种类型(图4-1):①原始研究证据,即原始论著,包括试(实)验性研究(experimental studies)和观察性研究(observational studies);②二次研究证据,即对原始研究证据进行综合分析、加工提炼后,整理概括编写而成的综述性文献,包括系统评价、综述、临床实践指南、临床决策分析、经济学分析等。循证医学文献的评价既包括对原始研究证据的评价,也包括对二次研究证据的评价。

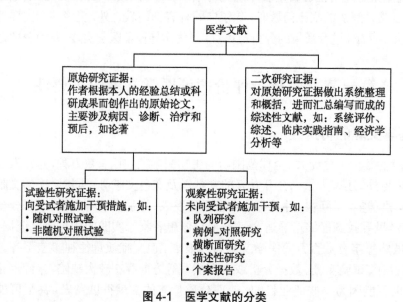

图 4-1　医学文献的分类

二、循证医学证据质量分级

对于临床医生来说,高质量的临床研究证据是进行循证医学实践的有力工具,是解决临床问题的关键。那么,这些证据从何而来? 哪些临床研究证据质量更高、结果更可靠?

　　根据临床研究证据的来源、科学性和可靠程度，可将其分为 5 个等级，其中以高质量的原始临床研究证据，以及基于高质量的原始临床研究证据进行整理后所获得的二次研究证据（如系统评价）为最高级别证据（1 级证据），而专家意见或基础研究的证据级别最低（5 级证据）。临床研究证据的推荐使用级别分为 4 个级别，1 级证据的推荐级别为 A，2 级、3 级证据的推荐级别为 B，4 级证据的推荐级别为 C，5 级证据的推荐级别为 D（表 4-1）。

表 4-1　临床研究证据的分级

推荐级别	证据分级	临床研究证据
A	1a	随机对照试验及其系统评价
	1b	置信区间窄的单个随机对照试验
	1c	观察结果为"全或无"临床研究
B	2a	基于队列研究的系统评价
	2b	单个队列研究，低质量的随机对照试验
	2c	预后研究
	3a	基于病例 - 对照研究的系统评价
	3b	单个病例 - 对照研究
C	4	病例分析，低质量的病例 - 对照研究
D	5	专家意见，基础研究

第三节　如何评价循证医学文献

一、循证医学文献评价的范围

　　要对医学文献的质量进行评价，首先必须明确评价目的，评价目的直接决定了评价的重点和范围。临床医生需要利用医学文献中的研究证据来进行临床实践，那么必须对医学文献的质量进行评价，包括文献报告质量和文献方法学质量。

　　文献报告质量是指文献报告内容的全面性和完整性，其报告方法是否符合相应文献类型报告的规范；文献方法学质量是指文献中所涉及研究的科学性，在研究过程中是否很好地控制了混杂和偏倚等，这是文献评价的核心部分。

二、循证医学文献评价的内容

　　要判断一篇医学文献是否有临床价值，需要从 3 个方面着手来考虑：①该研究结果是否真实可靠？即临床研究证据的真实性；②该研究结论是否具有临床意义和实用价值？即临床研究证据的重要性；③该研究结论是否可推广，其适用性如何？即临床研究证据的适用性。

三、循证医学文献评价的原则

　　根据文献类型不同，如有关疾病病因、诊断、治疗、预后、系统评价、临床指南和卫生决策分析等，其研究设计不同，论证强度不同，具体的评价工具也不同，但一般的评价原则如下。

（一）真实性评价原则

真实性评价是循证医学文献评价的核心，真实性得到了保证，才有资格谈论其他方面的价值。真实性评价需要考虑多方面的问题，如：研究设计是否合理，是否设置对照及对照设置是否合适，样本量如何，纳入/排除标准是否可靠，是否采用盲法，是否进行随机隐藏，组间的基线情况是否相似；患者的依从性如何，是否有偏倚因素存在，是否采取了相应的预防和处理措施；数据收集是否全面，资料录入是否完整；统计分析是否正确，是否将所有的研究对象都纳入了分析，是否采用了恰当的统计方法，统计软件使用是否准确；结论是否可靠，研究结果是否支持作者的结论等。例如，针对定量研究文献，JAMA 发表的评价手册中提出了 5 项指导性评价原则：①研究对象是否与研究问题有关？②研究对象的选择是否有充足的理由？③数据资料的收集方法是否与研究目的和场所匹配？④数据资料的收集是否完整充分，是否足以描述观察事件？⑤资料的分析是否合适，发现的结果是否被充分证实？这 5 项原则基本概括了一般定量研究文献的评价内容，有一定的参考意义。

（二）重要性评价原则

医学文献研究证据的重要性是指研究结果本身是否有临床价值，其评价常常借助于一些客观指标，包括定性和定量的指标，不同的研究类型其指标也不同。例如，病因学研究可采用发病率（incidence）、归因危险度（attributable risk，AR）、相对危险度（relative risk，RR）等来判断可疑病因与不良结局之间的因果相关性及相关强度和价值；诊断性研究可采用敏感度（sensitivity，Sen）、特异度（specificity，Spe）、阳性和阴性预测值（positive/negative predictive value）、似然比（likelihood ratio，LR）及受试者工作特征曲线（receiver operator characteristic curve，ROC 曲线）等指标来判断某种试验性诊断是否有临床价值；而治疗性研究则通常采用相对危险降低率（relative risk reduction，RRR）、绝对危险降低率（absolute risk reduction，ARR）及需治疗多少病例数才获得一例好结果（number needed to treat，NNT）等量化指标的数据来判断某种治疗措施的有效性及临床价值，其重要性需依据所研究的疾病具体情况和专业的现实水平以评价。重要性应包括统计学意义和临床意义，两者结合起来作出评价，则更为全面。统计学意义由检验假设的 P 值小于预先设定的检验水准表示；因此，当研究结果既有统计学意义，又有临床意义时，可以肯定其重要性；若仅有临床意义而无统计学意义，不能盲目否定其临床价值，应计算Ⅱ型错误率或检验效能加以核实；当研究结果既无统计学意义，又无临床意义时，则此类文献则无重要性可言了。

此外，临床意义的判断还需进行卫生经济学的评价，只有那些高效低成本的研究成果才具有更大的临床价值。

（三）适用性评价原则

循证医学文献质量评价的目的，在于寻找真实可靠的，而且有着重要临床价值的临床研究证据用于临床实践，而这些证据是否真正可以在临床工作中进行推广应用，是否可用于自己的医疗机构和患者，则需要评价其临床适用性。由于临床研究结果可能来源于不同的地区和国家，涉及的研究对象可能在种族、自然及社会环境、经济水平、医疗卫生条件等方面与拟进行实践的地区和国家不同，甚至疾病的严重程度、病程等方面也有不同。因此，评价文献研究结果的适用性,需要具体问题具体分析,要考虑自己的病例与文献中的研究对象是否有相似之处,要结合不同的国情、种族和病患特点,以及考虑到具体患者对疾病不同结局的价值取向,仔细权衡利弊,切忌盲目照搬研究结论。

第四节　各类医学文献的评价方法

不同的研究设计,其评价原则和方法均不同,目前已有一些现成的评价标准可供参考。下面将常见的临床研究证据的评价原则简要列出。

一、原始研究证据

原始研究证据的评价工具较多。试验性研究证据的报告质量评价可采用 CONSORT (consolidated standards of reporting trials),方法学质量评价可选择 Cochrane 手册中的偏倚风险评价工具、Jadad 评分量表等;观察性研究证据的报告质量评价可采用 STROBE (strengthening the reporting of observational studies in epidemiology),方法学质量评价可选择 CASP 工具(critical appraisal skills programme)、纽卡斯尔 - 渥太华量表(the Newcastle-Ottawa scale)等。

常见的原始研究证据包括病因、诊断、治疗和预后,国际临床流行病学相关的评价原则见表 4-2~表 4-5。

表 4-2　评价病因学 / 不良反应研究证据的基本原则

研究结果的真实性

　研究对象是否明确?除暴露的危险因素或干预措施外,其他重要特征在组间是否可比

　测量各组暴露因素 / 干预措施和临床结局的方法是否一致(结果测量是否客观或采用盲法)

　研究对象是否完成了随访期限,随访时间是否足够长

　研究结果是否符合病因的条件

　　结果时相关系是否明确

　　剂量 - 效应关系是否存在

　　危险因素的消长与疾病或不良反应的消长是否一致

　　不同研究的结果是否一致

　　危险因素与疾病或不良反应的关系是否符合生物学规律

研究结果的临床重要性

　暴露因素与结果之间的联系强度如何

　危险度的精确度如何

研究结果是否能改变你的患者的治疗

　你的患者与研究中的研究对象是否存在较大的差异,导致研究结果不能应用

　你的患者发生不良反应的危险性如何?从治疗中获得的利益如何

　你的患者对治疗措施的期望和选择如何?价值观如何

　是否有备选的治疗措施

表 4-3　评价诊断性研究证据的基本原则

研究结果的真实性

　　是否将诊断性试验与金标准进行独立、盲法比较

　　研究对象是否包括了各种类型病例

　　诊断试验的结果是否影响金标准的应用

　　诊断试验的真实性是否在另一组独立的研究对象中得到证实

研究结果的重要性

　　是否计算了似然比或提供了相关数据

研究结果的适用性

　　该诊断试验在你的医院是否可用？患者是否能支付？准确度和精确度如何

　　根据个人经验、患病率、临床实践的数据资料或其他临床研究，是否能判断你的患者的验前概率

　　　　研究证据中的研究对象是否与你的患者情况类似

　　　　此研究证据是否可能改变你的患者患某种疾病的可能性

　　根据研究证据提供的试验结果所计算的验后概率是否能够改变你的治疗方案并对患者有益

　　　　根据试验结果是否能有助于判断下一步的诊断、治疗决策

　　　　你的患者是否愿意进行该诊断试验检查

表 4-4　评价治疗性研究证据的基本原则

研究结果的真实性

　　研究对象是否随机分配？是否隐藏了随机分配方案

　　研究对象随访时间是否足够长？所有纳入的研究对象是否均进行了随访

　　是否根据随机分组的情况对所有患者进行结果分析（是否采用意向分析法分析结果）

　　是否对患者和医生采用盲法

　　除试验方案不同外，各组患者接受的其他治疗方法是否相同

　　组间基线是否可比

研究结果的重要性

　　干预措施的效应如何

　　效应值的精确性如何

研究结果的适用性

　　你的患者是否与研究证据中的研究对象差异较大，导致结果不能适用于你的患者

　　该治疗方案在你的医院能否实施

　　你的患者从治疗中获得的利弊如何

　　你的患者对治疗结果和提供的治疗方案的意愿/价值观如何

表4-5　评价预后研究证据的基本原则

研究结果的真实性

　　研究对象的代表性如何？是否为疾病的早期或同一时期

　　研究对象的随访时间是否足够长？是否随访了所有纳入的研究对象

　　是否采用客观的标准和盲法判断结果

　　如果发现亚组间的预后不同，是否校正了重要的预后因素

研究结果的重要性

　　研究结果是否随时间改变

　　对预后估计的精确性如何

研究结果的适用性

　　研究证据中的研究对象是否与你的患者相似

　　研究结果是否能改变对患者的治疗决策

二、二次研究证据

二次研究证据是临床医生快速获得有效信息的最佳途径。就系统评价而言，其评价工具较多，方法学质量评价工具有 OQAQ（Oxman-Guyatt overview quality assessment questionnaire，OQAQ）、AMSTAR（assess methodological quality of systematic reviews，AMSTAR）等，报告质量评价工具有 QUOROM（quality of reporting of meta-analyses，QUOROM）及其升级版 PRISMA（preferred reporting items for systematic reviews and meta-analyses，PRISMA）等。

常见的二次研究证据主要包括系统评价、临床实践指南、临床决策分析和卫生经济学分析，相应的评价原则见表4-6～表4-9。

表4-6　评价治疗性研究证据系统评价或 meta 分析的基本原则

研究结果的真实性

　　是否根据随机对照试验进行的系统评价

　　在系统评价的"方法学"部分，是否描述了

　　　　检索和纳入所有相关研究的方法

　　　　评价单个研究证据的方法

　　不同研究的结果是否一致

　　统计分析中使用的数据资料是单个患者的资料还是单个研究的综合资料

研究结果的重要性

　　治疗效果的强度大小如何

　　治疗效果的精确性如何

研究结果的适用性

　　你的患者是否与系统评价中的研究对象差异较大，导致结果不可用

　　系统评价中的干预措施在你的医院是否可行

　　你的患者从治疗中获得的利弊如何

　　对于治疗的疗效和不良反应，你的患者的价值观和选择如何

表4-7　评价临床决策分析的研究证据的基本原则

结果的真实性

　　是否考虑到所有重要的治疗方案（包括不给干预措施）和可能的结果

　　有关各种治疗方案可能产生的结局的概率是否真实、可靠

　　有关各种治疗方案可能产生的结局的效用值是否真实、可靠

　　是否验证了结论的论证强度

结果的重要性

　　该临床决策分析是否能决出一最佳的治疗方案

　　适当改变各种结局的概率或效用值，是否会改变临床决策分析的结论

结果的适用性

　　该临床决策分析中各种结局的概率是否可应用于你的患者

　　你的患者的效用值是否稳定、可用

表4-8　评价卫生经济学分析研究证据的基本原则

结果的真实性

　　该研究证据涉及的经济学问题

　　　　是否比较了所有的备选方案（干预措施）

　　　　是否指定从什么角度来估计成本和效果

　　该经济学分析引用的各种备选方案效果的资料是否真实

　　该经济学分析是否确定了所有的成本和效果，并选择了可靠和准确的估计方法

　　针对提出的临床问题，选择的经济学分析类型是否恰当

　　是否验证了该经济学分析结果的论证强度

结果的重要性

　　该经济学分析所产生的成本或每健康单位所获得的成本是否有临床意义

　　合理改变成本和效果的估计，是否会改变经济学分析的结果

结果的适用性

　　该经济学分析的成本估计是否可应用于你的医院

　　该经济学分析中提到的治疗方案在你的医院是否有效

表4-9　评价临床实践指南的基本原则

指南的真实性

　　指南的制定者是否对过去12个月的文献资料进行了综合性、可重复的查阅

　　指南的每条推荐意见是否标明了引用证据的级别强度和引文信息

指南的适用性（该指南是否能够应用于你的患者/临床实践/你的医院/你所在的社区？）

　　疾病的负担（在你社区的发病或患病情况，或者你患者的验前概率，或期望事件发生率）是否太低，而不能应用

　　你的患者或社区对指南提供的干预措施或干预措施结局的信任度与指南是否不相符

　　实施此指南的机会成本是否需要考虑你的精力或你社区的资源情况

　　是否实施此指南的阻碍（包括地理、组织、传统、权威及法律或行为）太多，不值得努力克服

三、评价案例

下面拟用上述文献质量评价方法来评价"文首案例"中患者所查找到的一篇文献：Breast cancer and hormone-replacement therapy in the Million Women Study（Lancet，2003，362: 419-427）

此为病因学研究证据，适用于病因学研究证据评价原则（见表4-2）。

1. 真实性评价

（1）研究对象是否明确：本研究采用论证强度较高的队列研究方案，研究对象为1 084 110名年龄50～64岁的英国女性。

（2）除暴露的危险因素外，其他重要特征在组间是否可比：根据是否使用激素治疗分为正在使用激素治疗组、既往使用激素治疗组和从未使用激素治疗组三组。尽管无法严格控制组间差异，但暴露组与非暴露组均来自同一队列，因此组间应该是有可比性的。

（3）测量各组暴露因素和临床结局的方法是否一致（结果测量是否客观或采用盲法）：本研究数据来源于 The National Health Service Breast Screening Programme（NHSBSP），根据调查问卷中激素使用情况将研究对象分为正在使用激素治疗组，既往使用激素治疗组和从未使用激素治疗组。乳腺癌的诊断则根据国际疾病分类代码进行。因此，本研究中各组对于暴露因素和临床结局的测量方法应该是客观一致的，采用了标准化的方法，不存在盲法的问题。

（4）研究对象是否完成了随访期限，随访时间是否足够长：从本文的研究结果来看，所有1 084 110名研究对象均完成了随访。本研究对乳腺癌的发病率进行了为期2.6年的随访，对乳腺癌致死率进行了为期4.1年的随访。

（5）研究结果时相关系是否明确：本研究是前瞻性队列研究，文中明确表明对激素使用情况的调查问卷在乳腺检查之前的2～6周返回，由激素使用情况将研究对象分为正在使用激素治疗组，既往使用激素治疗组和从未使用激素治疗组，之后随访观察一段时间，从而比较乳腺癌的发病率和致死率。因此，时相关系明确。

（6）剂量 - 效应关系是否存在：本研究对正在使用激素治疗组中激素治疗持续时间不同的研究对象其乳腺癌的发病率进行了比较，经分析存在剂量 - 效应梯度关系，并发现使用时间越长，乳腺癌发病风险越高。以单用雌激素治疗为例，使用时间<1年者 RR=0.81，使用时间1～4年者 RR=1.25，使用时间5～9年者 RR=1.32，使用时间≥10年者 RR=1.37。

（7）危险因素的消长与疾病或不良反应的消长是否一致：关于激素治疗是否与乳腺癌的发生存在消长关系，文中提到，正在使用激素治疗者乳腺癌的发病风险（RR=1.66）高于既往使用激素治疗但现已停药者（RR=1.01），且停药时间越长，乳腺癌发病风险有下降趋势，停药<5年者 RR=1.04，停药5～9年者 RR=1.01，停药≥10年者 RR=0.90。因此，是否使用激素治疗与乳腺癌发病率的消长是一致的。

（8）不同研究的结果是否一致：本研究结果显示，正在使用激素治疗组其乳腺癌发病风险增加0.66倍（RR=1.66，95%CI: 1.58～1.75），与 Hunt（1987）、Mills（1989）、Kaufman（1991）等研究结果一致，但与 Palmer（1991）、Stanford（1995）、WHI（2004）等结果不一致。因此，

还需对相似研究进行系统评价,通过扩大样本含量减少随机误差所致差异,并探讨多个研究结果间的异质性,从而进行定量综合分析。

(9)危险因素与疾病或不良反应的关系是否符合生物学规律:文中未提及。

2. 重要性评价

(1)暴露因素与结果之间的联系强度如何:与从未使用激素治疗组相比,正在使用激素治疗组的乳腺癌发病风险 $RR=1.66$,其中单用雌激素治疗 $RR=1.30$,雌孕激素联合治疗 $RR=2.00$,替勃龙 $RR=1.45$,其他类型激素治疗 $RR=1.44$。激素不同,对乳腺癌发病风险的影响强度是有差异的,其中采用雌孕激素联合治疗的女性其乳腺癌发病风险最高。

(2)危险度的精确度如何:上述 RR 对应的 95% 置信区间分别为(1.58~1.75),(1.22~1.38),(1.91~2.09),(1.25~1.67),(1.17~1.76),不包含 1,均有统计学意义,并且置信区间均较窄,说明研究结果的精度较高。

3. 适用性评价

(1)你的患者与研究中的研究对象是否存在较大的差异,导致研究结果不能应用:由文中的研究对象基线情况描述可知,本研究的研究对象是 50~64 岁的围绝经期女性,因此,该研究结果应该适用于该患者(53 岁女性)。

(2)你的患者发生疾病/不良反应的危险性如何,从治疗中获得的利益如何:根据该患者的情况,因其子宫存在,且年龄偏大,无定期撤血的需求,为降低子宫内膜病变的风险,医生选择雌孕激素联合治疗的可能性大。那么该患者属于正在使用激素治疗组中雌孕激素连续联合治疗亚组。若治疗时间<5 年,该研究结果显示 NNH(number needed to harm,需要暴露的人数)=1/(243/23708-2894/392757)=347.07,即:每 347.07 个女性使用雌孕激素连续联合治疗<5 年才增加 1 例乳腺癌的发病;若治疗时间≥5 年,该研究结果显示 NNH=1/(388/25286-2894/392757)=125.38,即:每 125.38 个女性使用雌孕激素连续联合治疗≥5 年会增加 1 例乳腺癌的发病。该研究结果提示雌孕激素连续联合治疗时间≥5 年会增加乳腺癌发病风险。但激素治疗可改善潮热、失眠、阴道干涩等症状,同时可预防骨质疏松,预防心血管疾病的发生。因此,该患者在选择治疗前应知晓该治疗的利弊。

(3)你的患者对治疗措施的期望和选择如何,价值观如何:该患者希望改善绝经后潮热、失眠、阴道干涩等症状,但对治疗不良结局的担心超过对疗效的期待。因此,应当告知患者激素治疗的具体利弊,了解患者在接受激素治疗改善症状的同时,是否能够接受可能出现的不良反应甚至其他致病风险,让患者结合自己的情况进行选择。

(4)是否有备选的治疗措施:除了激素治疗外,中药、中成药和植物类药物治疗可能有改善潮热、失眠症状的功效,阴道局部雌激素治疗可改善阴道干涩症状,这些备选治疗方案尚无增加乳腺癌发病风险的证据。医生应将这些备选治疗措施一并告知患者,供其参考选择。

小　结

现代信息技术发展迅猛,临床医生在临床工作中必须跟随时代的发展,掌握医学文献的评价方法和原则，逐步更新自身知识结构，拓展视野，才能高效地利用浩瀚的医学文献资源，实现临床实践与国际接轨，做到终生自我学习，永葆一流的临床技能与水平。

（许良智）

第五章

卫生经济学在临床科研中的应用与评价

第一节 概 述

一、卫生经济学产生背景及发展历程

自从人类出现就有了医疗卫生活动,医疗卫生事业的发展与社会经济发展密不可分。进入 20 世纪中叶以来,医疗卫生事业在国民经济中的地位举足轻重。特别是在 20 世纪后期,由于医疗卫生保健体系变革、人口激增、疾病谱的改变等,直接推动了卫生总费用的急剧增长。如 20 世纪 90 年代美国用于医疗卫生及保健服务上的支出占美国 GDP 的 14%～15%,预计到 2018 年,该比例将达到 1/5。这其中,不合理医疗服务、过度医疗服务现象普遍,是造成卫生总费用急剧上升的主因。

鉴于医疗卫生服务领域存在卫生服务资源的稀缺性,而就医需求与愿望的无边际性,因此就产生了如何配置和使用资源以取得更高经济效率的问题——经济学问题。最早卫生经济学的研究文献,首推 Arrow 等在 1963 年发表经典论文"不确定性与卫生保健的福利经济学"。经过几十年的不断发展,卫生经济学理论体系与方法日臻成熟,Kielhorn A 在 *The Health Economics Handbook* 一书中给出了卫生经济学的定义,即"Health economics is a discipline that analyses the economic aspects of the healthcare industry, using methods and theories from economics (microeconomic theory, regulatory policy, economic political theory) and medicine (epidemiology and specialized disciplines)"。所谓的卫生经济学(health economics),就是综合应用经济学与医学中的理论和方法阐明和解决卫生及卫生服务中的现象及问题,是经济学在医疗卫生服务领域中的具体应用。旨在解决卫生资源的筹措、配置和利用,探讨医疗卫生服务的需求、定价与供给中的经济学问题以及制定卫生经济的政策与策略等。而其中,临床经济学(clinical economics)又成为卫生经济学的一个重要分支,是在卫生经济学相关理论和方法指导下,对临床使用的药物、诊治方案、仪器设备等干预措施进行经济学评价和分析,为临床决策和政策决策提供证据,进而明确最佳诊断、治疗、预防方案(安全、有效、经济),改善预后,乃至提高卫生资源的配置和利用效率等。

二、卫生经济学在临床科研中的运用与价值

与其他国家一样,近几十年来,我国的医疗卫生服务体系也发生着深刻的变革。首先是人口绝对数量的不断增长以及人口老龄化问题日趋严重,医疗卫生服务资源的有限性与

卫生服务需求无限性的矛盾日益凸显，对医疗卫生服务提出了更多的需求；其次是疾病谱的改变，慢性非传染性疾病占据主导地位，疾病负担加剧、卫生总费用不断攀升（表5-1）；三是高新技术/方法、昂贵设备/高价药品层出不穷，患者从被动接受者向主动的消费者转变等，使医疗卫生总费用上升幅度远超医疗卫生服务预算的增幅。我国作为人口众多、医疗卫生资源相对匮乏的大国，如何最大限度地充分利用各类资源、提高医疗卫生服务效率，进行卫生经济学的研究和应用则显得尤为重要。

表 5-1　我国 1980—2011 年卫生总费用及占 GDP 比例

	卫生总费用（亿元）	人均卫生总费用（元）	卫生总费用占 GDP 比例（%）
1980	143.23	14.5	3.15
1990	747.39	65.4	4.00
1995	2155.13	177.9	3.54
2000	4586.63	361.9	4.62
2005	8659.91	662.3	4.68
2010	19 980.39	1490.1	4.98
2011	24 268.78	1801.2	5.15

引自中国卫生统计年鉴（2012 年）

　　运用卫生经济学评价可以解决许多临床研究与实践领域中的决策问题：如：①特定情况下的临床治疗方案选择。像肾功能衰竭的患者选择肾移植还是透析治疗；低位直肠癌患者的手术抉择，是低位括约肌保留切除术，还是选择传统经腹会阴切除术等。②最佳干预时机的选择。例如冠状动脉搭桥手术对象应选择中度心绞痛且伴有单支血管病变者，还是选择严重心绞痛伴有左主干支冠状动脉病变者。③选择提供医疗服务的最佳场所。例如糖尿病患者是选择医院、社区还是家中进行诊疗，门诊治疗还是住院治疗？

　　对上述医疗卫生服务措施的选择，应有令人信服的证据。临床经济学分析和评价就是从社会或其他特定的角度，比较不同医疗卫生措施的成本及临床效果（effects），形成经济学上的证据，以便进行循证决策。

第二节　临床经济学评价方法

　　经济学评价主要从经济学中的投入和产出进行分析。大体可分为两种类型：完整经济学评价以及不完整经济学评价。前者是同时从"投入"和"产出"两个方面进行综合分析，后者仅从"投入"或"产出"单个方面入手，进行分析。完整的临床经济学评价必须对两种或两种以上的干预措施同时分析其成本和临床效果，根据临床效果及其度量衡单位可分为：成本最小化分析、成本 - 效果分析、成本 - 效用分析和成本 - 效益分析。

一、成本和临床结果的测量与表达

（一）成本

　　经济学中的投入一般用成本表示，是指在从事某项生产、服务等过程中所消耗的物化劳动和活劳动的货币价值。医疗服务成本则是医院在提供医疗服务的过程中所发生的物化劳动和活劳动的货币价值总和。其中,活劳动是指医疗服务过程中消耗的医务人员的脑力和体力;物化劳动是指医疗服务过程中消耗一定的物质资料。因此,基于医院的医疗成本包括:

(1)直接医疗成本:是指因某医疗服务项目而直接发生的费用,与医疗服务直接相关。这种费用可根据凭证而直接计入某医疗服务项目中去。如住院费、药费、诊疗费、实验室化验费、大型仪器设备检查费、手术费、家庭病房费、康复费及假肢等费用。

(2)直接非医疗成本(direct nonmedical cost),指患者因病就诊或住院所产生的非医疗服务成本,如患者的伙食费、交通费、住宿费、家庭看护费、由于疾病所要添置的衣服费用、患者住院后家属探望的往返路费、外地患者家属的住宿费等。

(3)间接医疗成本:为社会成本,指因罹患疾病而丧失的资源。包括:①与病残率(morbidity)有关的成本。即由于病假和疾病引起工作能力减退及长期失去劳动力所造成的损失,如因病假损失的工资、奖金及丧失劳动生产力造成的误工产值。②与死亡率(mortality)有关的成本。由于病死所造成的损失,例如,规定 60 岁退休,患者因病于 50 岁死亡,早死损失的 10 年工资、奖金都应作为间接成本计算。间接成本的计算通常有一定难度,常用方法有人力资本法和意愿支付法。其中人力资本法是用工资率、失业率、期望寿命、退休年龄等计算由于病残或死亡引起的收入减少合计。

(二)临床效果

在完整的临床经济学评价中,临床效果的测定尤为关键。目前有关临床效果的表达方式有:效果(effectiveness)、效益(benefit)、效用(utility)等。其中,效果是指与健康相关的临床结果,一般用健康或医疗服务的指标表示,如生存率、诊断准确率、复发率、血压降低程度等。效益是对临床效果的货币化,即与干预相关的预期获益,用货币单位表示。效用则指的是患者对医疗卫生服务及健康获益的满足程度,即将患者当作一种消费者所获得主观心理感受。一般采用特殊的指标来评价,如质量调整寿命年(QALYs)。

二、临床经济学评价的类型

(一)最小成本分析

最小成本分析(cost minimization analysis,CMA)也可称为成本确定分析(cost identification analysis)。最小成本分析是假定两个或更多临床医疗服务干预方案的结果相同,通过分析和比较每个干预方案的成本来进行方案的选择,以成本最小为最佳方案。

该类型适用于多种医疗措施的治疗结果相同或相似的情况下,比较不同医疗措施所消耗的成本,以成本最低者作为首选。例如骨髓炎患者提前出院在门诊继续用抗生素治疗和常规住院治疗相比,前者花费 2271 美元,比常规住院 2781 美元的费用低,最小成本分析结果显示早期出院方案每例患者可节约 510 美元。由于该法只能比较同一种疾病且结果相同时的成本,故使用范围有限。

(二)成本 - 效果分析

成本 - 效果分析(cost-effectiveness analysis,CEA)是将成本和临床获益结合在一起考虑,主要是评价获得单位健康效益所消耗的医疗资源数量。表示为每一健康效果单元所耗费的成本(成本效果比)或每增加一个健康效果单元所消耗的增量成本(增量比)等。在比较两种不同的医疗措施时,因评价单位相同,可直接为临床决策者提供科学的依据。

成本 - 效果分析是完整经济评价方法中最为常用的一种，可用来防治方案的优选。例如一项成本 - 效果分析结果显示，对于终末期尿毒症患者，每延长一个寿命年的成本，连续腹膜透析成本为 33 400 美元，而血液透析的成本达到 48 700 美元。在效果相同（即延长一个寿命年）的情况下，连续腹膜透析成本低，成本 - 效果更佳，成为首选。

在成本 - 效果分析中，效果可以同时或分别使用中间替代测量指标（intermediate measures）和健康结局指标（health measures）。前者包括症状、危险因素或有关临床测定的结果，例如溃疡的愈合率、乙型肝炎病毒 E 抗原的阴转率、血压下降程度等。后者包括病残、死亡、寿命年延长等。例如在高血压的治疗项目中，血压下降百分率为中间替代测量指标，而减少脑卒中后死亡则是最终健康结局指标。成本效果比（cost/effectiveness，C/E）是成本 - 效果分析的一种结果表达方式，即每延长一个生命年、挽回 1 例死亡、诊断出一个新病例或提高一个健康结果单元所消耗的成本。当然 C/E 越小，则成本 - 效果越佳。通过比较两个或两个以上项目的 C/E 比，可以实现方案的优选。例如，比较纤维结肠镜和乙状结肠镜加钡剂灌肠两种措施对治疗下消化道出血及结肠癌的诊断价值。成本效果分析结果显示：治愈一例下消化道出血的成本，前者为 2319 美元，后者为 2895 美元；诊断 1 例结肠癌成本，分别为 2694 美元和 2896 美元。结果还显示纤维结肠镜诊断的敏感度（80%）、特异度（95%）均高于后者（分别为 57% 和 80%），最后选定纤维结肠镜。

（三）成本 - 效用分析

成本 - 效用分析（cost-utility analysis，CUA）实际上是 CEA 的一种特殊类型。特别是在比较两个完全不同的卫生项目、效果指标又各异时，如肾移植治疗慢性肾功衰与抗高血压预防脑卒中，因两种干预措施、干预对象不同，而且产生的临床结局也不同，此时，难以进行 CEA。倘若将其分母单位都统一为质量调整寿命年（quality adjusted life years，QALYs），利用成本 - 效用分析就可以直接比较两者的优劣。如有研究结果显示肾移植项目每获得一个 QALY 花费的成本为 4710 英镑，而抗高血压预防脑卒中为 940 英镑/QALY，显然后者更佳。表 5-2 显示了不同疾病的成本 - 效用分析结果。

表 5-2　成本 - 效用分析

项目	成本 /QALY（英镑）
胆固醇测定和节食疗法（40～69 岁）	220
脑外伤神经外科治疗	240
劝导戒烟	270
蛛网膜下腔出血神经外科手术	490
预防脑卒中的抗高血压治疗（45～64 岁）	940
安装起搏器	1100
髋关节置换术	1180
主动脉狭窄换瓣术	1140
冠状动脉搭桥（左主干病变严重心绞痛）	2090
肾移植	4710
乳腺癌普查	5780
心脏移植	7840
胆固醇监测和治疗（25～30 岁）	14 150

续表

项目	成本/QALY（英镑）
家庭血液透析	17 260
冠状动脉搭桥（单支病变、中度心绞痛）	18 830
连续腹膜透析	19 870
医院血液透析	21 970
用促红素治疗血液透析患者贫血（假设可降低死亡率10%）	54 380
恶性颅内肿瘤神经外科手术	107 780
用促红素治疗血液透析患者的贫血（假设不增加存活率）	126 290

引自 Mason J, Drummond M, Torrance G. 1993

CUA 分析中效用值的测定最为关键，表 5-3 显示了不同健康状况下的效用值。效用常用的测量方法有直接法和间接法，其中直接法又可分为时间交换法、标准概率法和等级尺度法；间接法主要通过量表获得效用值。

表 5-3　不同健康状况的效用值

健康状况	效用值
健康	1.00
高血压治疗（副作用）	0.95～0.99
肾移植	0.84
中度心绞痛	0.70
家庭透析	0.54～0.64
严重心绞痛	0.50
抑郁	0.45
死亡	0.00
失去知觉	<0.00

引自 Feeney & Torrance, 1989

1. 时间交换法（time trade-off）　直接对不同的健康状态作等量估计，即让患者在"接受某一特殊措施后，可维持好的健康状态，但活的时间却要短些"与"不接受这一特殊治疗可维持目前的状态，但活的时间要长些"之间作出自己的选择。例如告诉心绞痛患者，若不治疗可带病存活 25 年，另假设有一种治疗方案可使心绞痛完全缓解，但寿命可能要缩短，问他愿意无病生存多少年（X）、他才选择这一治疗时，这就需要患者来定。倘若患者愿意健康存活 15 年才选择这一治疗，那么无心绞痛生存 15 年就相当于伴有心绞痛生存 25 年的效用，此时心绞痛的效用值为 15/25=0.6。也可表达为 0.6×25=15（年），即 X 年的健康存活 = 效用×带病存活的年限。

2. 标准概率法（standard probability method）　又称标准博弈法（standard gamble），是一种风险选择法（最坏和最好的结果）。即在可选择的范围内作出判断。例如某一疾病可以手术治疗，但要承担手术失败的风险，手术（A）的最坏结果是死亡，最好的结果是术后可以无病生存 25 年（风险选择），其概率均为 50%；另一方面也可采用姑息治疗（B），而不承担手术的风险，但处在带病状态，效果也比手术的最佳效果差。因此，可以在手术和姑息疗法间作一选择。当依次问患者姑息疗法可生存 5 年、6 年、7 年时，选择 A 还是 B，生存 5 年时，患者选 A，生存 6 年时，仍选 A。但到生存 7 年时，患者改选 B，也就是说患者宁愿不手术以带病状态生存 7 年，也不愿冒 50% 死亡、50% 可能治愈生存 25 年的风险，此时的效用值为 7/25=0.28。

3. 等级尺度法（rating scale）　是在 1969 年由美国经济学家 Robert Stobaugh 提出的，目前已成为国际上最流行的一种分析方法。先画一条线，再划分为 10 等份，线两端写上描述性短语，如 0 为死亡，1 为健康。后将疾病状态清楚地描述给患者后，要求患者在线段上某一点划一条横／竖线以表明自己目前的健康状态，画线处即为其目前的效用值。

4. 量表测量法（measurement scale）　即通过专门的量表获得效用值。量表分通用量表和专用量表。通用量表适用于健康人群和患有疾病的人群，测量的内容涉及人的健康状况、功能情况、残疾和焦虑等。这类量表很多，如：疾病影响指数（sickness impact profile，SIP）、Nottingham 健康指数（Nottingham health profile，NHP）、SF-36（short-form 36）、EQ-5D 等。专用量表则将着眼点放在特定疾病相关特征或特殊人群方面，例如针对某一特定的疾病（如关节炎、癌症）、特定的人群（如儿童）、特定的功能领域（如抑郁、性功能、失眠），或由某一潜在的疾病而导致的健康问题而研发。许多疾病都有各自疾病别量表，比如癌症（欧洲癌症研究与治疗组的 QLQ-C30 量表）、心血管疾病（西雅图心绞痛量表）、脑卒中病情严重程度评估量表（美国国立卫生院脑卒中量表，NIHSS）等。

（四）成本 - 效益分析

成本 - 效益分析（cost-benefit analysis，CBA）是用相同的货币单位来分析比较成本与健康获益之间的关系，成本和健康效果都用货币单位表示。成本 - 效益分析方法包括：①净现值法（net present value，NPV），即效益现值减去成本现值的差值：当 >0 时，可取。②效益成本比法（benefit cost ratio，BCR），即效益与成本的比值，当 >1 时，可取。如一项风疹疫苗预防项目提示如用于 12 岁以上女性，其效益／成本比为 25∶1，而用于 2 岁以下的男女儿童，则效益／成本比为 8∶1，显然前者优于后者。

将临床效果转换为效益有三种方法：人力资本法、支付意愿法、显示偏好法等。其中，在人力资本法中个体被当作有价值的商品资本来对待，对未来产出有潜在的贡献。健康获益就是健康改善之后个体能够返回工作岗位从而在将来对社会的生产价值。生产价值可以用未来的收入潜力来代替。而支付意愿法是建立在健康效用理论基础上的、一种测量健康改善所带来价值的方法。人的健康状况和收入密切相关，两者构成了人的生命效益，包括未来的劳动力收入、非劳动力收入（包括资本收入、房产收入等）、非市场活动和空闲以及疼痛和悲伤等体验。

（五）临床经济学评价类型间的比较

三种常用临床经济分析方法的比较见表 5-4。

表 5-4 三种临床经济分析方法的比较

	CEA	CUA	CBA
比较方式	C/E	C/U	B−C 或（B/C）
成本单位	货币单位（元）	货币单位（元）	货币单位（元）
结果单位	健康效果自然单位	QALYS	货币单位（元）
可比较的措施数量	2 个或 2 个以上	2 个或 2 个以上	1 个或 1 个以上
可测定的目标	1 次测定 1 个	1 个以上	1 个以上
需测定的健康结果	效果测定	效用测定	健康效应转为货币
测定方法	随不同结果单位而定	标准概率法 时间交换法 等级尺度法 量表	人力资本法 支付意愿法 显示偏好法
可比性	随结果测定而变化	理论上可比	理论上可比

第三节　临床经济学评价的基本步骤

一、确定要分析的项目及要比较的方案

1. 确定研究问题时，不仅要阐明研究的方法，还要描述研究对象的人口学特征。例如一项不同抗幽门螺杆菌（Hp）方案治疗十二指肠溃疡的经济学评价研究中，应首先描述患者的基本特征，如年龄、性别、病程、溃疡大小、溃疡数目等。

2. 应写明欲比较方案的选择理由和依据。例如在上述研究中，拟比较质子泵抑制剂加阿莫西林与 H_2 受体拮抗剂加两个抗生素两种方案，应说明为什么选择这两种方案进行比较，其合理性和依据如何。

3. 详细描述所选的具体治疗方案及其在各种治疗方案中所处的地位。例如描述这两个方案中各自药物的具体剂量、用法和疗程，还应进行文献复习，比较其在众多候选治疗方案中的地位，以及是否为临床一线方案等。

二、确定经济学评价的角度

明确表明立足点（角度）是临床经济学评价的基础，这决定了在评价中有关成本和结果的定义、范围与内涵。选取何种评价角度主要取决于评价的目的，不同的评价目的、其评价角度不同。评价可从患者、医疗服务提供者、医疗费用支付方（如保险）或社会等角度进行。

三、确定经济学评价的方法

评价方法包括 CMA、CEA、CUA 和 CBA，根据研究问题及研究目的，选择适宜的评价方法，并说明选用该评价方法的理由。

四、确定资料获取的研究方法

可选以下任一种或方法组合，如前瞻性随机对照研究、系统评价、观察性资料等，陈述

理由。一般是在随机对照临床研究的基础上进行 CEA 或 CUA。

五、增值分析

卫生经济学评价时，除了比较成本/效果（效用、效益）比外，还应报告增值分析（incremental analysis）结果，即在额外措施造成成本增加的同时，健康效果（效用、效益）相应增加的额度是多少。具体可表示为一个项目比另一个项目多付的费用，与其对应的效果（效用、效益）增幅之比，称为增值比（$\Delta C/\Delta E$、$\Delta C/\Delta U$、$\Delta C/\Delta B$）。

六、确定结果测定的方法

如 CUA 分析时，应报告质量调整寿命年（QALY）和效用值的具体测定方法，是用标准概率法、时间交换法还是等级尺度法，并阐明这些方法的具体步骤。

七、成本的确定

所有相关的成本都应确定、收集并报告。成本的测量应尽量反映机会成本的概念，包括人头费、管理费等。成本主要包括直接成本和间接成本。

八、对发生在将来的结果和成本作贴现计算

当某一医疗措施的实施需数年完成时，为了准确估计成本和效果，应扣除因物价上涨带来的影响，对发生在将来的成本和效果（效益或效用）进行贴现（discounting）处理，换算为当前的价值。计算公式：$P = \sum_{n=1}^{t} Fn(1+r)^{-n}$

P：成本或效果现在值，Fn：成本或效果在 n 年时的值，r：年贴现率，t：项目完成的预期年限。贴现率一般取 3%～5%。

九、敏感性分析

在得到上述经济学评价结果后，进一步做敏感性分析（sensitivity analysis）。即当其中几个主要的变量如价格、成本、贴现率、结果的判断标准发生变化，或者采用不同经济学分析方法时对评价结果的影响程度，称为敏感性分析。倘若稍微改变一下变量参数，其经济评价的结论就发生改变，则表明结果的可靠性较差。

由于对将来发生的某些情况如工资、失业率、期望寿命、治疗费、年贴现率等不能肯定，因此应将敏感性分析作为经济学评价中一项必要步骤。研究中所有不肯定的结果都应报告，建议使用关键参数的置信区间等概念。

十、确定分析项目推广及应用的价值

在上述分析的基础上，得出结论，还要进行文献复习，与其他研究结果进行横向比较，特别注意方法学上的区别。例如对间接成本的处理以及不同的人群的差别，这对确定研究结果的推广应用价值非常重要。

第四节　临床经济学评价研究文献的评价

对临床经济学评价研究结果，建议使用下述的十条标准评价其真实性、重要性和适用性。

1. 研究是否回答了关于经济学评价的问题　即是否同时比较了两种或两种以上不同措施的成本和结果（效果、效用或效益），采用的是何种临床经济学评价方法。同时，是否阐明评价角度，是从患者角度、社会角度、医疗服务提供者，如医院角度，还是支付方角度，如医疗保险公司等。

2. 对所要比较的方案是否作了详细的描述　方案的描述内容应包括实施方案的时间、地点、对象、方法和分组情况等。

3. 有无健康结果测定的有效证据、结果的测定是否真实可靠　可靠性最强的证据大多来自临床随机对照研究，其次是非随机同期对照的研究。历史对照研究结果的可靠性较差。如果是队列研究应该有相同的起点，还应考虑各项评价结局指标是否客观，各项指标的估算与预测是否科学等。

4. 是否对每一组重要的成本和结果都作了确定　结果的测定是中间替代指标还是健康结局指标。成本是否包括直接医疗成本、直接非医疗成本及间接成本等。

5. 成本与结果的测定单位是否恰当　各测定单位是如何确定的，有无科学性。

6. 成本结果估计的可信性　如效用值是如何确定的，测定方法的可信度如何，是否作了信度与效度分析。计算成本的数据来源是否可靠和合理。

7. 对发生在将来的成本和结果是否作了时间校正，贴现率是多少，是如何确定的，贴现后经济学评价结果如何。

8. 有无进行增值分析。

9. 是否作了敏感性分析　是否列出敏感性分析的各项参数及其变化范围，经济学分析结果是否发生改变，敏感性分析的结论是什么。

10. 研究报告中的结果和讨论是否包括了读者所关心的问题，是否作了伦理学上的讨论。本点涉及研究结果的推广应用价值，在决策时应兼顾伦理学问题，特别是涉及一些与生命有关的问题，如当费用降低时，效果也随着变差（寿命的缩短或死亡率的增加），此时是否要继续采用该项方案。

（康德英　王吉耀）

第六章

循证医学实践的决策分析

循证医学强调任何临床诊疗决策的制订仅仅依靠临床经验是不够的，还应当结合当前最佳的科学研究成果（证据），并充分考虑患者意愿和具体的医疗环境、技术条件等，只有几项有机结合后形成的诊疗决策，才真正为循证临床决策。但如何将循证决策的理念融入具体的临床实践，确保决策过程的科学性和合理性，还需要借助科学的思维和手段，其中，决策分析就是分析比较不同候选决策方案相对价值的一种量化方法，在循证医学实践中发挥了重要的作用，尤其当面对的临床问题比较复杂或者不确定时更为有用。

第一节　决策分析概述

一、决策及其分类

决策（decision making）是从多个备选解决方案中选择一个"最优的"或"最有利的"或"最满意的"或"最合理的"行动方案的过程，其本质是利用知识预测行动的可能后果。决策可分为经验决策和科学决策，前者基于个人或群体的经验和直觉判断做出决策，相对主观；后者则强调在科学理论和学术知识的指导下，借助科学的方法或技术手段，从众多备选方案中优选最佳方案的过程。显然，循证医学实践尽管不排斥经验决策，但更倡导科学决策。

按照决策问题具备的条件和决策结果的不确定程度可将决策分为以下三种类型：

1. 确定型决策　是指供决策者选择的各种备选方案所需的条件都已明确并能准确知晓决策的必然结果。

2. 风险型决策　是指对决策者期望达到的目标，存在着两个或两个以上、不确定的自然状态，但每种自然状态发生的可能性可以预先估计或利用文献资料得到，实施这类决策时要承担一定的风险。

3. 不确定型决策　是指决策者对各种可能出现的结果的概率均无法知晓，只能凭决策者的主观意向进行决策。

二、决策分析及其在循证临床实践中的应用

决策分析就是定量比较各种备选决策方案可能产生的后果和效应，从而使决策过程更为科学、合理、透明。决策分析是由决策主体、决策目标和一系列备选方案等三个基本要素组成。在临床诊疗决策制定的过程中，决策主体可以是患者，也可以是医生，但循证医学提

倡医患双方共同决策的模式；决策主体对于决策问题所希望实现的决策目标，可以是单个目标，也可以是多个目标；而备选方案则要求基于现有知识做到尽可能全覆盖而没有遗漏。

早在 1959 年，Ledley 与 Lusted 等就提出可将决策分析应用于医学领域，到 1967 年，第一篇应用决策分析的学术论文发表，当时研究的内容是应用决策分析解决是否应对患有口腔癌而无明显颈部淋巴结转移的患者施行颈部根治术的问题。近些年来，决策分析在医学领域的应用越来越广泛，不仅用于患者的个体化治疗决策，在群体层面上的医疗政策决策也有所应用，被认为是一种最大限度地减少临床实践差错和决策失误的科学方法，也是实践循证医学不可或缺的工具之一。

因此，临床决策分析（clinical decision analysis，CDA）就是采用定量分析方法在充分评价不同备选方案的风险和获益之后，选取最佳方案以减少临床不确定性、实现有限资源取得最大效益的一种思维方式，包括诊断决策、治疗（康复）决策等。决策分析可以站在患者的角度，抉择出对患者更有利的诊断试验或者治疗措施；也可从费用支付者角度如保险公司等，分析比较多个诊治方案的费用及成本效果；还可以从指南制定者角度进行决策分析，如是否在指南中推荐某项治疗措施；甚至可以从社会的角度考虑如何让有限的资源发挥最大的社会效益等。为使决策分析结果更显公正，目前决策分析研究文献大多从第三方角度出发，同时要求收集所有重要的临床收益和风险资料。特别是必须具备可供选择的备选方案，且这些备选方案的选择不是盲目的，要有真实可靠的证据支持，方案本身同时应兼顾临床重要性及适用性。

三、临床决策分析的基本流程与方法

临床决策分析包括五个步骤：①定义问题；②构建决策模型；③收集决策模型中的重要参数信息；④选择分析模型；⑤进行敏感性分析等。

其中，定义临床决策问题非常重要，应遵循以下原则：第一是真实性原则，即提出临床决策问题的依据必须是真实的且经过科学研究验证的；第二是遵循先进性原则，即决策的全过程必须充分利用先进技术手段，尽可能收集并严格评价国内外证据，使决策摆脱个体经验的局限性；第三是效益性原则，即决策过程遵循优胜劣汰的原则，选择更有效、更安全、更经济的方案，获得最大社会效益与经济效益者为首选；第四是临床重要性原则，即对有临床重要价值的问题进行决策分析，所选择的方案与其他备选方案相比，其差异也应具有临床重要意义。

在进行临床决策时，首先应寻找高质量的证据如系统综述（系统评价）、决策分析研究文献等作为决策的参考依据。其中系统综述由于收集了大量质量较高的临床研究报告，有严格的纳入/排除标准，并按严格规范的程序进行综合，对原始研究报告的方法学质量也进行了严格评价，因而证据论证强度较高。此外，进行决策分析时同样要考虑来源证据自身的局限性问题，例如来源证据若为功效性的随机对照试验（RCT）研究，其样本代表性问题就要影响决策。在决策分析研究中，对拟采用的文献证据同样需要严格评价，同时兼顾公众及患者对决策价值的判断，以及成本和效益因素等。

构建决策模型是决策分析的主要手段之一，借助模型分析可进行定量决策，探讨影响决策推荐意见的相关因素，尤其对复杂的临床问题能平衡比较方案中的各种收益与风险。可用于临床决策分析的模型有决策树模型、Markov 模型等。在急诊或"短平快"项目的决策分析中，以传统的决策树模型最为常见；而对于比较复杂的决策问题，如慢性病往往存在多种可能互相转换的疾病状态或结局，建议选用 Markov 模型。

在进行临床决策时，还要依据分析的具体内容和临床疾病的特征设定合理的时间框架或分析期限。如溃疡病治疗中对根除幽门螺杆菌处理方案的决策可以设为半年；预防食管静脉曲张破裂再出血，可设为 1～2 年；大肠癌筛查方案选择的分析期则需要设定为 5～10 年。目前针对慢性病的决策分析通常侧重于不同医疗措施对生存质量的影响，一般用质量调整寿命年表示其生存状态。

第二节　决策树分析

一、决策树分析

决策树分析(decision tree analysis)是通过侧卧的决策树图形展示临床重要事件的可能发展过程及结局，进而从各种备选方案的预期结果中进行择优决策。

决策树分析法通常有六个步骤。

第一步：明确决策问题，确定备选方案(decision alternatives)　对欲解决的问题有清楚的界定，应列出所有可能的备选方案，在决策树上用决策结(decision node，又称选择结，choice node)表示，通常标注为方框，每个备选方案用从方框向右引出的臂表示，最终决策结果的决策结总是置于决策树的最左端。

第二步：用树形图展示决策事件　决策树的画法是从左至右，可能发生的最终结局总是放在决策树最右端，用小三角形表示，称为结局结(final outcome node)，每一种结局都是一系列机会事件按时间顺序自然发展的结果，在决策树上这种事件如治疗的中间结果、检验结果和诊断等，用圆圈符号表示，称为机会结(chance node)。每一个机会事件的直接结局用与圆圈连结的臂表示，不同机会结从左至右的顺序是事件发生的时相关系的反映。一个机会结可以有多个直接结局，例如某种治疗措施有治愈、改善、无效及药物毒性使病情加重等四个结局，则该机会结会引出四个臂。从每个机会结引出的结局必须是独立、互不兼容的状态。

第三步：标明各种事件可能出现的概率　每一种事件出现的可能性用概率表示，一般应从质量可靠的文献中查找，并结合专家的临床经验及本单位情况进行推测。从每一个事件发生的各种后续事件的可能性服从概率论的加法定律，即每一个机会结发出的直接结局的各臂概率合计必须为1.0。

第四步：对最终结局赋值　可用效用值为最终结局赋值。效用值是对患者健康状态偏好程度的测量，通常应用 0～1 的数字表示，最好的健康状态为 1，死亡为 0。有时可以用质量调整寿命年表示。

第五步：计算每一种备选方案的期望值　计算备选方案期望值的方法是从"树尖"向"树根"、由右及左的方向进行计算，效用值与其发生概率的乘积即期望效用值，每个机会结的期望效用值为该机会结所有可能事件的期望效用值合计。在决策树中如果有次一级决策结时，与机会结期望效用值的计算方法不同，只能选择可提供最大期望效用值的决策臂，而忽略其他臂。最后，选择期望值最高的备选方案为决策方案。

第六步：对结论进行敏感性分析　鉴于临床实践中的事件发生概率值及健康状态的效用值等都可能在一定范围内变动，需要进行敏感性分析，测试决策分析结论的稳定性。即当概率及结局效用值等在一个合理的范围内变动时，决策分析的结论方向是否会发生改变。

二、决策树分析举例

例 6-1：一名 63 岁家庭主妇，原发性骨关节炎行全髋关节置换术后 8 年。术后可自由活动，没有疼痛症状。但近一年来负重行走时发现髋部疼痛，进行性加重。在室内可依靠拐杖短距离行走，乘坐轮椅前来就诊。该患者同时伴有 10 年心绞痛史，8 个月前曾患前壁心内膜下心肌梗死，尽管有所恢复，但长期有心绞痛存在，也限制其走动。对此例全髋关节置换术后人造假体松动进行决策树分析。

该病例的临床诊断为人工股骨头松动。倘若再次手术虽能获益但同时也有巨大风险，且不同手术方案的风险和获益各异。①仅需要更换人工髋臼的概率为 25%，取得较好的效果如自由行走的概率为 80%，较差的结果如仍需乘坐轮椅的概率为 20%。由于该患者罹患心血管疾病，在围术期死亡的概率为 5%。②仅需要更换人工股骨头的可能性为 65%，该手术成功率为 60%，失败率为 40%，围术期死亡率为 10%。③需要同时更换人工髋臼与人工股骨头的概率为 10%，该手术成功率为 45%，手术失败继续使用轮椅的概率 55%，围术期死亡率为 15%。④如果不进行手术，病情维持现状的可能性为 20%，病情加重需要永久性乘坐轮椅的可能性为 80%。

对此，医疗小组围绕"是否手术、何种方案为宜"展开了讨论，反对手术者主要担心围术期死亡，而且对是否邀请患者参加临床决策，也拿不定主意。最后决定采用决策树方法进行决策分析。经与患者讨论后确定的每种可能健康状态的效用值分别为：手术成功能自由行走为 1.0，死亡为 0，手术失败需乘坐轮椅为 0.25，病情保持不变为 0.40，病情加重为 0.20。

应用 Treeage 软件初步做出的决策树如图 6-1 所示。从右向左依次计算每一个机会结各分支事件概率值与该事件直接结局效用值的乘积，其合计为该机会结的预期效用值。

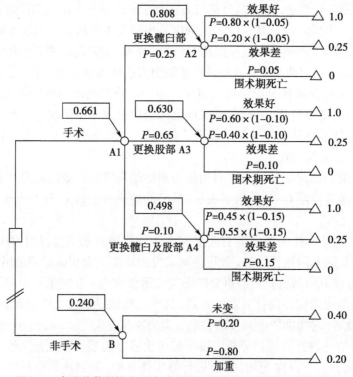

图 6-1 全髋关节置换术后人造股骨头假体松动的治疗决策分析

A2 结的预期效用值 =0.8×（1−0.05）×1.0+0.2×（1−0.05）×0.25+0.05×0=0.808

A3 结的预期效用值 =0.6×（1−0.10）×1.0+0.4×（1−0.10）×0.25+0.1×0=0.630

A4 结的预期效用值 =0.45×（1−0.15）×1.0+0.55×（1−0.15）×0.25+0.15×0=0.498

A1 结的预期效用值合计 =0.25×0.808+0.65×0.63+0.10×0.499=0.661

B 结的预期效用值合计 =0.20×0.40+0.80×0.20=0.240

A1 结的预期效用值合计明显高于 B 结的预期效用值合计，显然手术是最佳决策方案。

后来又根据某些医生提出的、新的事件概率值，以及经患者与家属讨论修改的健康状态效用估计值，进行敏感性分析，依然是手术治疗方案为优。最终与患者达成一致，手术取得预期效果。

第三节　Markov 决策分析模型

一、复杂决策问题

在现实世界的临床实践中，所遇到的临床决策问题可能要复杂得多。例如，可供选择的决策选项多，出现的结局也多，同时从干预到结局出现又会经历多种动态过程（状态），而这些过程义有可能受众多因素的影响，此时的决策分析就变得比较复杂了。像颈动脉硬化患者，选择手术治疗还是保守治疗，就是一个复杂的决策问题。手术有风险，即使手术存活的患者在接下来的生命历程中，有一部分不可避免地会发生脑卒中、死亡，随后存活的患者仍有可能再次发生脑卒中、死亡；对于临床观察的保守方案，存在类似的问题。不仅如此，有关事件发生概率也不是固定的，会随着年龄的改变而发生变化，如 50 岁年龄段人群与 60 岁年龄段人群的死亡率就不一样，那么如何解决此类决策问题呢，这就需要借助一种特殊的决策模型：Markov 模型。

二、Markov 决策分析模型

倘若决策分析中存在临床事件反复发生，或较多的临床事件与结局相互转化情况，上述决策树分析方法已无法处理，可选用 Markov 决策分析模型。

Markov 决策分析模型是将所研究的疾病按其对健康的影响程度划分为几个不同的健康状态，各状态在一定时间范围内以特定概率相互转换，每种状态有其相应的资源消耗和健康结果，通过循环运算估计疾病发展的结局或所需费用。

Markov 决策模型可以看作一种回归的决策树模型，用 Markov 模型分析慢性疾病中反复发作的临床事件，可使分析的问题更清晰明了。在多种可模拟慢性疾病过程的模型中，Markov 模型被认为是最合理且易于理解的方法。近年来更有将决策树分析与 Markov 模型相结合进行决策分析的案例，用决策树展示方案选择和相应的结果，同时用 Markov 模型展示一段时间内可能重复发生的各种结局。

使用 Markov 模型决策分析主要分为五大步骤：

1. 根据研究目的和疾病的自然转归设立 Markov 状态　先将所要分析的时期划分为多个等间距的时间周期，称为 Markov 循环周期。在每个循环周期中，患者可能从一个状态转移到另一个状态。例如某些疾病可能治愈或自愈，转回到健康状态；也可进一步发展到更严重的疾病状态,但有些严重的疾病状态如残疾不可能回到健康的状态,只能停留在残疾状态或转换到死亡。实际应用中可根据具体分析的疾病或干预措施设定不同的状态,图6-2为Markov模型决策分析的示意图,设立了三个Markov状态,分别为健康、患病和死亡;高血压降压治疗用以预防脑卒中,可设定高血压、脑卒中、残疾和死亡等4个状态;再如,预防肝硬化食管静脉曲张破裂出血,可以设定肝硬化、肝硬化静脉曲张初次出血、肝硬化静脉曲张再次出血、肝硬化其他并发症、死亡等5个状态。

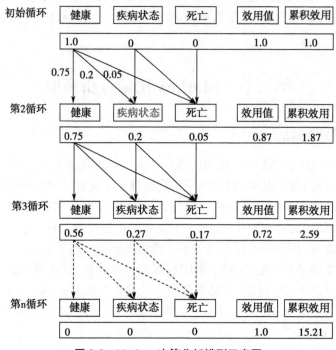

图6-2 Markov决策分析模型示意图

2. 确定循环周期以及每个周期中各状态间的转换概率 Markov循环周期的长短通常根据临床意义设定。例如功能性消化不良处理中,通常以1个月治疗周期作为一个循环周期;而肝硬化食管静脉曲张破裂出血,常用1年作为一个循环周期。

确定了Markov状态及循环周期后,结合有关的临床研究或流行病学调查结果,可估计出患者在各状态上停留的时间或转换到另一个状态的可能性(转移概率)。在循环开始时研究人群均为健康状态,所以在患病和死亡状态上初始概率为0。在第1个循环中,健康者患病的概率为0.2,发生死亡的概率为0.05,所以在第2个循环初期,三个状态的转移概率分别为0.75、0.2和0.05。以后每个循环中状态间的转移概率可以固定不变,也可因疾病病程的实际情况表现为不同的转移概率,如肝硬化首次出血后,再次出血的概率增加;同样,预防再次出血的疗效也不如预防首次出血那样好。

3. 确定各健康状态的效用值 可根据具体疾病对患者的影响,充分考虑生存质量和经济学评价指标制定。假定健康、患病和死亡的效用值分别为1、0.6和0,那么第2个循环初期的效用值则为0.75×1 + 0.2×0.6 + 0.05×0 = 0.87。

4. 通过循环运算估计整个分析期的效用 首先确定每个循环周期内各状态的分布概

率。再依据不同状态的概率和相应的效用值计算每次循环的效用值以及累积效用值。

5. 敏感性分析　和决策树分析一样，Markov 模型也应在主分析的基础上进行敏感性分析，以判断分析结果的稳定性以及影响分析结果的主要不确定因素。

例如乙肝和丙肝的转归复杂，部分患者可能发展到肝硬化或肝细胞肝癌，目前还没有一种药物能够有效地控制乙肝和丙肝的发展。干扰素虽被证明能清除肝炎病毒，但存在不良反应，治疗费用较贵，并且仅对接受治疗的一小部分慢性肝炎患者有效。干扰素治疗慢性乙肝和丙肝是否应推广应用，在哪些患者中应用较合适，能否减少肝癌的发生等一系列问题已成为人们关注的焦点。应用 Markov 模型进行决策分析可以提供决策依据。如 Wong 等利用 Markov 模型对用或不用干扰素治疗乙肝和丙肝患者的疾病转归进行模拟分析，结果表明用干扰素治疗 20 岁的乙肝和丙肝患者，平均可延长患者的期望寿命 4.8 年和 3.1 年；在患者的整个存活期中，平均每人减少治疗费用 6300 美元 / 人（乙肝）和 6900 美元 / 人（丙肝），认为从社会和远期效果考虑，干扰素治疗乙肝和丙肝是一种延长患者生命、减少治疗费用的方法。

由于 Markov 模型需要进行大量的计算，可以采用相关的决策分析软件如 Decision Marker 和 DATA（decision analysis by treeage），对复杂的决策模型分析进行计算。Markov 模型分析成功的关键在于分析所用参数的准确性和可及性，特别是转移概率的估计有赖于设计完善的临床流行病学研究和临床试验，倘若缺乏准确的转移概率估计，决策分析的可靠性就大打折扣。

三、基于 Markov 模型的决策分析案例

例 6-2：一 50 岁男性患者，体检发现左颈动脉硬化，但目前没有任何临床症状。现有证据表明，颈动脉硬化者发生脑卒中的风险加大。因此，对于该患者是否需要治疗，就面临一个决策问题，临床上可以有两种方案选择，一是暂时临床观察，二是行颈动脉内膜切除术。但出于临床实际的考虑，有如下事件可能发生，临床观察虽避免了手术相关的短期风险（围术期死亡，手术中发生脑卒中），从而维持无症状性颈动脉硬化状态（在一段特定时间内未发生脑卒中），但未来发生脑卒中的风险更高。如果选择进行手术，虽然有益于解决问题，减少发生脑卒中的可能性，但在围术期期间却有发生脑卒中和死亡的风险。

对此，可以采用 Markov 模型进行决策分析。图 6-3 显示了观察或手术治疗后患者出现的三种结局：维持无症状性颈动脉硬化状态，发生脑卒中和死亡。这是短期结局，那么随着时间的推移，无症状性颈动脉硬化状态的患者在接下来的时间里，会有一部分人死亡，一部分人生存，生存的人中间不可避免地会有人发生脑卒中，余下的人维持无症状性颈动脉硬化状态；生存但是伴有脑卒中的人，其结局也是随着时间的进程部分人会死亡而部分人仍生存，生存的人继续这种循环，直至所有人群都到达一种结局：死亡。

上例中存在三个 Markov 状态：无症状性颈动脉硬化（状态 1）、伴有脑卒中生存（状态 2）、死亡（状态 3）。其中状态 1 到状态 3 的病死率（5%）并不完全表示为颈动脉硬化这一疾病所致（要尽可能模拟实际情况，考虑有其他死亡原因）。它们之间的转换关系及转移概率见图 6-4 和表 6-1。

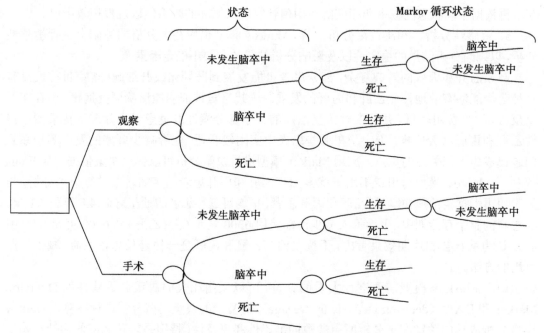

图 6-3 颈动脉硬化患者的 Markov 模型示意图（Markov 树）

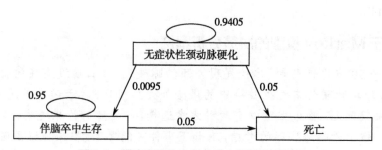

图 6-4 颈动脉硬化患者各状态间的转移关系

表 6-1 手术治疗后 3 种自然状态每年的转移概率

	无症状性颈动脉硬化	生存（伴脑卒中）	死亡
无症状性颈动脉硬化	0.9405	0.0095	0.05
生存（伴脑卒中）	0	0.95	0.05

假如将 Markov 循环周期设为 1 年，每一个周期的"无症状性颈动脉硬化状态"为 1 个 QALY，伴脑卒中生存则为 0.5 个 QALY，死亡则为 0。假设从手术开始当年起，根据相关文献数据估计选择手术治疗的相关数据为：维持无症状性颈动脉硬化状态占 97%，伴脑卒中生存的占 2%，死亡为 1%，此后人群在这 3 个状态的转移概率如表 6-1 所示。

由于该过程的计算比较烦琐，可借助相关软件进行，如 decision maker、treeage，比较简单的则运用 Excel 计算。以选择手术治疗为例，假设 10 万病例纳入分析，其最终结果是人均获得 16 个 QALYs（计算的结果见表 6-2）。用同样的方法可以计算选择"临床观察"方案的人均 QALYs，然后可以比较两个方案的 QALYs 大小，进行决策。

表 6-2　10 万例无症状性颈动脉硬化手术治疗的 Markov 模型分析

周期数	无症状性颈动脉硬化		生存（伴脑卒中）		死亡		总 QALYs	累计 QALYs
	例数	QALYs	例数	QALYs	例数	QALYs		
1	97 000		2000		1000			
2	91 228	91 228	2822	1411	5950	0	92 639	92 639
3	85 800	85 800	3548	1774	10 652	0	87 574	180 213
4	80 695	80 695	4186	2093	15 119	0	82 788	263 001
5	75 893	75 893	4744	2372	19 363	0	78 265	341 266
6	71 377	71 377	5228	2614	23 395	0	73 991	415 257
7	67 130	67 130	5645	2822.5	27 225	0	69 953	485 210
8	63 136	63 136	6001	3000.5	30 863	0	63 137	551 347
9	59 379	59 397	6301	3150.5	34 320	0	62 530	613 887
10	55 846	55 846	6550	3275	37 604	0	59 121	672 998
11	55 523	52 523	6754	3377	40 723	0	55 900	728 898
...	...	...	...	...	...	...	...	...
50	0	0	0	0	10 000	0	0	1 599 600
总计：								1 599 600
人均：								16.00

注：①无症状性颈动脉硬化状态效用值 =1，生存（伴脑卒中）效用值 =0.5，死亡效用值 =0；QALY：质量调整生存年；②本例数据引自文献：Decision analysis models: Opening the black box [J]. Surgery，2003，133（1）：1-4

第四节　临床决策分析的再评价

临床决策分析已得到广泛重视和应用，从文献中寻找与临床实践有关的决策信息已经成为可能。但是，在用于自己的临床实践之前，应当对这些信息进行严格的评价。需要依次回答以下三个问题：这个临床决策分析的结果是真实的吗？结果的重要性如何？这个结果适用于我诊治的患者吗？

一、真实性评价

第一个问题：临床决策分析推荐的方案是否真正优于另外的方案，其所使用的方法学正确吗？这个问题包含四个要点。

（1）决策分析是否包括了所有重要的决策方案及结局：应明确决策分析的主要目的，决策分析模型或方法是否能解决作者所提出的临床决策问题；进行比较的临床方案是否为临床常用一线方案。决策分析中至少应有两个方案互相比较，且对所比较各种临床策略进行详细的描述。阐述方案各自的优缺点，说明比较的理由，在决策方案中，应该包括所有有关的结局。对危及生命的疾病，预期寿命应作为主要的测量指标。而对非致死性疾病，可以用不适和残疾的时间来测量。应该考虑到患者实际上可能承受的所有风险以及可能的获益。对重要的影响决策的变量，应计算其决策阈值。

（2）事件发生概率的确定是否全面收集和整合了有关的证据：在进行决策分析时，可收集有关的文献、调查患者实际情况及请教专家等多种方式确定事件发生概率，在收集文献过程中要注意对文献的真实性进行严格评价，在此基础上，直接引用有关概率或者将有关信息转换为有关事件概率的量化估计值。应当报告文献来源及数据转换的方法。

（3）效用值是否来自可信赖的证据源：效用值是决策者对临床决策最终结局的量化测量值，通常是从0（最差的结局，如死亡）到1（最好的健康状态）。对于个体化临床决策，最好的效用值量化指标可能是患者自己对最终结局的量化估计；对于卫生政策决策，则结局的测量指标可来源于涉及同类疾病的人群研究，同类患者对生存质量价值的判断，以及健康人群的流行病学调查等。

（4）是否进行了敏感性分析：临床决策分析应当用敏感性分析对所引用资料的不确定性进行系统检查，对结论的稳定程度作出评价。一般要对所有重要的事件发生概率、效用值都进行敏感性分析。变量值的变动范围取决于所引用原始文献研究质量的高低，研究质量高则概率值变动范围小，反之变动范围较大。

二、重要性评价

第二个问题：决策分析结果重要吗？该问题包括三个要点。

（1）决策方案结果是否对患者具有临床重要性？如果不是，与传统的方案等效吗？决策分析是通过比较各方案可能获得的总的"期望效用"，得到的结果是不同方案间的平均差别，选择效用最大的方案作为推荐的最佳方案。对决策方案结果差异的重要性，尚无统一的认识。有人认为，在应用预期质量调整寿命年作为效用值指标时，相差2个月以上就有一定临床重要性，而相差数天可认为方案是等效的。在应用其他效用值时，应当结合临床情况进行不同决策方案间差异的重要性的评价。

（2）决策分析中应用的证据是否有足够的论证强度：决策分析结论的论证强度，很大程度上取决于所引用证据的论证强度。因此应当对所引用的文献进行方法学评价。以研究设计较完善、方法可靠、质量较高的研究结果作为估计值，在采用方法学质量较低的研究证据时，应当对其局限性进行分析，并应用敏感分析方法予以检验。

（3）证据的不确定性是否改变了决策分析的结果方向：如果决策分析的结果随着某个变量赋值的改变而变化，则决策分析对此变量敏感；如果决策分析结果的方向不随着变量赋值的改变而变化，则可认为决策分析结论稳定可靠。

三、适用性评价

第三个问题：这个结果适用于我诊治的患者吗？该问题包括两个要点。

（1）决策分析中事件概率的估计值符合个体患者的实际情况吗？在实际应用决策分析结论时，要看其患者特点是否与自己的临床实际一致。还要进一步检查决策分析引用的文献中，患者情况是否与自己的临床实际一致。如果决策基线分析中患者的情况与自己处治患者的情况不一致，还可检查其敏感性分析或亚组分析的结果，是否部分符合临床患者的特点。否则，应审慎对待决策分析中的结论。

（2）决策分析的效用值是否与实际患者对临床结局的评价一致：因为效用值与备选方案

的选择有密切的关系,必须考虑实际患者对临床结局的评价是否与决策分析中的一致。如果出入较大,可用实际患者的估计值重新做敏感性分析,看决策分析的结论是否发生改变。由于临床决策受很多因素的影响,当这些因素发生变化时,倘若决策分析的结论也随之改变,应慎重使用这些决策分析的结果。

（康德英 史宗道）

第七章

循证病因学实践案例

在临床医疗实践中，我们往往清楚：某一种病因可以引起几种不同的疾病，如乙型溶血性链球菌感染可致风湿热、急性肾小球肾炎、急性风湿性心脏炎等；也有着同一疾病则可与多种病因或危险因素有关，如慢性肝硬化、高血压、冠心病等；也还有同一临床表现或体征，却由不同病因所致，例如临床常见的黄疸等。因此，面对临床循证医疗实践的复杂情况，为了正确地诊治患者的疾病，弄清其致病的病因或相关的危险因素，具有根本性的重要意义。

循证医学临床实践，都是面对具体的患者，以往可能更关注群体患者"流行病学意义上的病因"，而我们面对具体患者时，为了患者得到有充分证据的正确诊治，并要探求其可能的病因，首先必须准确地收集患者的病史资料、重要的临床体征、相关的实验室及有关"有的放矢"的特殊检查资料，在充分占有科学、可靠的证据的基础上，应用现有的医学知识、临床技能进行分析和推理，以作出肯定或可能的病因的结论，有的病因通过上述过程很难找到，当不能肯定或不明其致病的病因或危险因素时，则应带着具体的不明病因问题，进行进一步的循证医学实践，以求进一步找到"隐含"的病因。

本章将以一个具体的病例，作为探讨病因的范例，进行"抛砖引玉"式的探讨，期望与读者能共讨互进。

第一节 临床病例

曹某某，男，60岁，主因"间断心悸，易饥饿、进食量增加30年，皮肤及巩膜黄染1个月，咳嗽、发热3天"入院。

现病史：患者于入院前30年无明显诱因出现心悸、易饥饿、进食量增加、手抖等症状，脾气暴躁，怕热、多汗，化验显示TT_3、TT_4升高及TSH下降，提示"甲状腺功能亢进"，间断（非正规）口服甲巯咪唑（他巴唑）治疗（最长坚持连续服用1年，最短20天～3个月，平均每年间断服用4次），症状减轻后自行停药，该病多次复发，未规律就诊及监测甲功。入院前1个月出现双下肢水肿，伴消瘦，皮肤及巩膜黄染，同时心悸明显，给予抗甲状腺药物、保肝、升白细胞及控制心衰等治疗，于病情好转后出院。入院前3天受凉后出现发热，咳嗽、咳痰，为白色黏痰，不易咳出，伴呼吸困难，不能平卧，遂重返该医院，给予强心、利尿、抗感染等治疗，患者病情未见明显好转，黄疸进一步加重，随即收住我科。患者自发病以来，饮食、睡眠差，二便正常，体重较前下降10kg。入院日期：2015 年 1 月 20 日。

既往史：患者否认高血压、糖尿病病史；甲亢性心脏病史 15 年，未予治疗。否认病毒性肝炎、结核史。

个人史：久居天津，无疫区居住史；吸烟 40 年（30 支 / 天），饮酒史 30 年（4d/w，250ml/d，酒精度 40%～50%，饮酒量约 360g/w），已戒酒半年。

婚育史：配偶死于脑出血。

家族史：否认家族性遗传性疾病史。

体格检查：T：37.5℃，P：117 次 / 分，R：20 次 / 分，BP：135/65mmHg。发育正常，神志清晰，肝病面容。皮肤巩膜黄染，无蜘蛛痣，无出血点及瘀斑。气管位置居中，甲状腺 I° 肿大。胸部对称，双肺大量湿性啰音。心前区无隆起，心界向左下扩大，心率 117 次 / 分，律齐，心音亢进，二尖瓣及三尖瓣可闻及响亮收缩期杂音；腹部膨隆，肝脾肋下未及，腹部叩诊鼓音，移动性浊音阳性，双下肢水肿 +++。

实验室检查：血常规：WBC $4.44×10^9$/L，RBC $2.65×10^{12}$/L，Hb 85g/L，PLT $58×10^9$，N%65.3%。Scr44μmol/L，K^+4.2μmol/L，TG1.23mmol/L，TC3.45mmol/L；BNP1270.0pg/ml；血浆凝血酶原时间 20.8s（9.4～15.4）；肝病自身抗体（抗核抗体、双链 DNA 抗体、线粒体抗体等）阴性；肝炎病毒筛查（乙肝病毒、丙肝病毒、梅毒及艾滋病病毒）筛查阴性。心电图检查（患者自觉心慌及胸闷时）示：心率 120 次 / 分，P 波消失，代之以大小、形态不一且不整齐的颤动波（f 波），提示：快速心房颤动。甲状腺功能检测结果见表 7-1，肝功能检测及心肌酶变化情况见表 7-2。

表 7-1　甲状腺功能检测结果

日期	TT$_3$ (nmol/L) (1.20～3.10)	TT$_4$ (nmol/L) (66.0～181.0)	FT$_3$ (pmol/L) (3.10～6.80)	FT$_4$ (pmol/L) (12.0～22.00)	TSH (mIU/L) (0.27～4.20)	TgAb (IU/ml) (<115.00)	TPOAb (IU/ml) (<34.00)
1.22	1.38	124.70	4.84	42.70	0.01	553.00	406.60
1.25			4.48	31.72	0.01		
2.10	2.10	120.89	4.00	22.39	0.20		

表 7-2　肝功能检测及心肌酶变化情况

生化＼日期	白蛋白 (g/L)	总胆红素 (μmol/L)	游离胆红素 (μmol/L)	结合胆红素 (μmol/L)	ALT (U/L)	ASTm (U/L)	ALP (U/L)	GGT (U/L)	CK (U/L)	CKMB (U/L)
1.20	30.0	115.9	25.8	85.9	26	35	155	137	111	33
1.22	25.8	112.8	24.9	87.9	39	32	115	94	578	103
1.23	23.0	101.8	14.9	86.9	33	81	94	86	218	61
1.27	25.4	86.3	9.6	76.7	19	13	89	67		
1.31	27.3	92.3	11.0	81.3	14	8	73	52		

注：白蛋白参考范围 65.0～85.0g/L，总胆红素参考范围 5.1～19.0μmol/L，游离胆红素参考范围 3.4～17.3μmol/L，结合胆红素参考范围 1.7～6.8μmol/L，ALT 参考范围 9～50U/L，ASTm 参考范围 <15U/L，ALP 参考范围 45～125U/L，GGT 参考范围 10～60U/L，CK38～178U/L，CKMB 参考范围 0～25U/L

影像学检查：心脏超声：右房、右室及左房扩大，二、三尖瓣中量反流，肺动脉高压，左室舒张功能减低，少量心包积液。腹部超声：肝实质回声稍增粗，肝硬化，大量腹水；胆总管轻度扩张。上腹部CT：肝硬化，脾大，大量腹水；肝内小囊肿；胆囊壁水肿；胆总管远端壁略增厚，伴肝外胆管轻度扩张，主胰管略增宽。磁共振胰胆管造影（MRCP）显示：胆囊底部信号不均，肝门胆管及胆总管轻度扩张，胆总管远端信号不均，胆囊及胆管系统泥沙样结石。

初步诊断：

1. 黄疸原因待查
2. 胆囊及胆总管结石
3. 酒精性肝硬化（Child C 级）
4. 脾功能亢进肺炎
5. 甲状腺功能亢进症
6. 甲亢性心脏病
7. 充血性心力衰竭
8. 心律失常——阵发性快速心房颤动

第二节　循证病因学实践

本病因学循证实践包括经典的循证医学"五部曲"，即提出问题、检索证据、评价证据、形成决策及经验总结五个步骤。

一、提出问题

我们此次的临床问题形成过程也包括五个步骤：

（一）第一步：病例特点总结

本病例特点如下：该患者目前存在的情况有：①甲状腺功能亢进症；②心力衰竭（二、三尖瓣中量反流）；③肝损害（肝淤血、酒精性肝硬化）；④黄疸；⑤肺炎；⑥胆总管远端泥沙样结石；⑦三系减少（血小板、红细胞、白细胞减少）；⑧低蛋白血症。患者入院后，经过扩张血管药物乌拉地尔（化学名称：6-[[3-[4-(2-甲氧苯基)-1-哌嗪基]-丙基]-氨基]-1,3-二甲基-2,4(1H,3H)-嘧啶二酮）治疗心衰，酒石酸美托洛尔（倍他乐克）控制心室率，赛制（甲巯咪唑）治疗甲亢，他唑仙（他唑巴坦钠和哌拉西林钠以一定比例混合的无菌冻干粉末）抗感染控制肺炎，输注白蛋白改善低蛋白血症，上述情况得到改善；但是该患者黄疸的情况并未好转，化验指标显示该患者胆红素（总胆红素、直接胆红素）并未下降；要有效治疗黄疸，须查明黄疸的病因，从根本上有针对性地进行治疗。

（二）第二步：病例关键点临床思维（黄疸的病因分析）

要找出黄疸的病因，首先要弄清楚黄疸类型。让我们先复习一下黄疸类型的鉴别，见表7-3。

表 7-3　三种黄疸类型的鉴别

项目	溶血性	肝细胞性	阻塞性
TB	增加(UCB)	增加	增加
CB	正常	增加	明显增加
CB/TB	<15%～20%	>30%～40%	>50%～60%
尿胆红素	—	+	++
尿胆原	增加	轻度增加	减少/消失
ALT、AST	正常	明显增高	可增高
ALP	正常	增高	明显增高
GGT	正常	增高	明显增高
PT	正常	延长	延长

我们的患者多次复查结果显示：肝酶正常，胆红素升高以总胆红素、结合胆红素升高为主，游离胆红素正常，符合胆汁淤积性黄疸的表现。在该患者身上，我们可以总结出以下几点可能导致胆汁淤积性黄疸的原因：①甲状腺功能亢进；②抗甲状腺药物；③酒精性肝硬化；④慢性心衰/肝脏淤血。抗甲状腺药物可以引起胆汁淤积，但是该患者在黄疸出现时已停用甲巯咪唑 3 个月，所以不考虑抗甲状腺药物引起的黄疸；在甲状腺功能恢复正常后胆红素并未有所下降，且甲亢引起黄疸多伴有肝功能损害，所以也不考虑甲状腺功能亢进自身引起的黄疸；该患者肝脏淤血随心衰的控制得到了改善，而黄疸并未随肝脏淤血的改善而有所减轻，因此，不考虑肝脏淤血引起的胆汁淤积。

酒精性肝硬化造成黄疸的机制：①肝细胞普遍损伤，对胆红素摄取、结合和排泄功能发生障碍，结果导致游离胆红素在血中堆积；②由于肝脏纤维化，假小叶形成导致小胆管受压迫，胆汁排泄受阻，致使血流中结合胆红素也增加。酒精性肝硬化所致黄疸游离胆红素和结合胆红素均升高，而该患者游离胆红素不高，所以不考虑是酒精性肝硬化所致黄疸。

(三)第三步：关键性检查所起的作用(MRCP 确定为梗阻性黄疸)

目前患者身上存在的因素均不支持胆汁淤积性黄疸的表现，是否是胆汁流出道发生胆结石造成胆汁流出过程出现阻塞呢？该患者腹部超声与 CT 未提示存在胆结石，为了确证该患者是否是胆石症所致胆汁淤积，征得患者同意，进行 MRCP 检查，结果显示：胆囊底部信号不均，肝门胆管及胆总管轻度扩张，胆总管远端信号不均，不除外胆囊及胆管系统泥沙样结石。据有关文献报道 MRCP 诊断胆石症的敏感度为 97%，特异度为 98%，尤其对可疑胆结石，敏感度及特异度更高，故该患者 MRCP 结果可信。

由此，我们的疑问得到解决，即该患者的黄疸是由泥沙样结石所致(表 7-4)。

表 7-4　本例黄疸病因的临床分析

疾病	病因	
	是	否
甲亢	×	√
药物中毒	×	√
慢性心衰/肝淤血	×	√
酒精性肝硬化	×	√
胆结石	√	×

（四）第四步：本例患者为什么会胆道梗阻（临床问题的提出）

泥沙样胆囊结石是胆囊结石病中的一种类型，其成分主要是胆红素，大小不一的泥沙状，广泛分布在整个胆囊和胆道系统。胆囊充满型结石通常伴随着胆囊萎缩或膨胀，胆囊萎缩较严重的，极易发生胆管结石梗阻，故胆道系统的泥沙样结石应该引起我们的重视。我们除了对泥沙样结石进行外科干预外，还应该找到该患者泥沙样结石的原因，从根本上杜绝结石的再发生，至此，我们的问题即由开始的"黄疸的病因"转变为"胆结石的病因"。

要找出该患者胆结石病因，需要了解胆管系统的解剖，如图7-1所示：

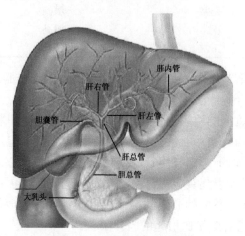

图 7-1　胆管系统解剖示意图

我们知道肝硬化时肝脏内部结构中肝内胆管系统受到压迫，直接导致胆汁淤积，引起肝内梗阻性黄疸；此外，我们联想到另外一个问题：患者患有严重的酒精性肝硬化（Child C级），肝硬化是否可以使胆盐的合成、分泌、转运紊乱，引起胆道系统发生结石，导致肝外胆汁淤积引起梗阻性黄疸呢？我们在临床实践中看到肝硬化的患者经常同时合并胆结石，经验告诉我们：酒精性肝硬化通过影响胆汁分泌形成胆结石，这一"结论"似乎合理，但是仅凭临床经验是不够严谨的，我们必须通过循证病因学临床实践证明我们的推测。

本例临床问题演化推导如图7-2所示：

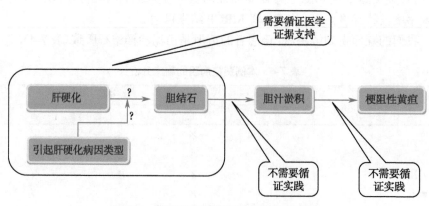

图 7-2　循证临床问题的演化推导示意图

（五）第五步：根据 PICO 原则归纳循证医学问题

根据 PICO 原则将临床病因学问题分解为：P（特定的人群）、I（暴露）、C（对照）、O（结局）四个因素，如表 7-5 所示：

表 7-5　应用 PICO 原则归纳循证医学问题

P（特定的人群）	I（暴露）	C（对照）	O（结局）
无胆石症者	肝硬化	无肝硬化	胆结石的发病率

将上面的图表归纳为循证医学病因学问题：

无胆石症者暴露于肝硬化时，其胆结石的发病率是否增高？抑或：结合病例实际是否肝硬化易致胆结石进而引起阻塞性黄疸？

二、检索证据

（一）病因学证据的研究类型

病因学研究证据的设计方案不尽相同，论证强度分级也不一样。病因学研究的论证强度依次为随机对照试验（RCT）（少用）、队列研究、病例对照研究、横断面调查、个案调查 / 病例报告等。

（二）数据库的选择

1. 经过整理的二次医学文献数据库，例如：Cochrane library、UpToDate、Clinical evidence、Best evidence（ACP Journal Club and Evidence Based Medicine）。

2. 未经过整理的医学原始文献数据库，例如：MEDLINE（建议：最好从 PubMed 的 Clinical Queries 检索口进入，该检索口是专为循证实践而量身定做的）。

3. 国内外的专业指南数据库。

（三）本病例循证检索过程

1. 确定检索库　二次文献数据库及指南数据库未发现相应的证据，故本例循证病因临床实践侧重使用原始医学文献数据库 MEDLINE（PubMed）中的 Clinical Queries。

2. 确定关键词　根据 PICO 原则，以其包含的几个基本要素作为关键词："alcoholic liver cirrhosis, liver cirrhosis, choledocholithiasis, gallstones"，还可以包含病因学研究的特征性关键词，如"cohort study、case-control study、cross-sectional study"等。

3. 检索结果

（1）由 Clinical Queries 进入检索界面，在搜索框内输入"alcoholic liver cirrhosis, choledocholithiasis"，将"Category"这一栏设置为"Etiology（病因学）"，先将"Scope"设置为"Narrow"，进行检索，未找到符合我们要求的文献；为了扩大范围，再将"Scope"设置为"Broad"，在"Clinical Study Categories"这一栏得到 4 篇相关的临床研究文献；在"Systematic Review"这一栏未找到相关系统综述；"Medical Genetics"这一栏主要为机制研究，其结果不能很好地回答我们的临床问题，故其检索结果不是我们的重点；逐一阅读该 4 篇临床研究证据的摘要，发现其中 1 篇研究内容符合我们的要求，如图 7-3 所示：

（2）为了获取更多的证据文献，保证我们的问题更好地被解答，我们需要使用不同的关键词进行检索，如按照上述方法在搜索框内输入"alcoholic liver cirrhosis, gallstones"，在"Clinical Study Categories"这一栏得到29篇临床研究类型的相关文献，在"Systematic Review"这一栏未找到相关系统综述。逐一阅读该29篇临床研究证据，找到7篇符合我们要求的文献，如图7-4所示：

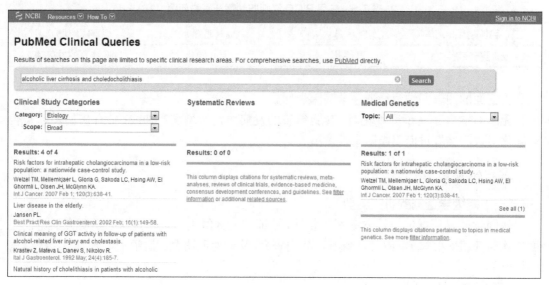

图7-3　PubMed 检索结果（Clinical Queries）

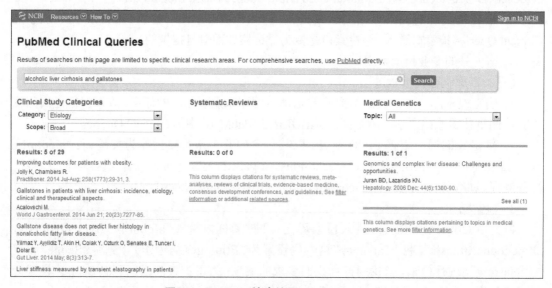

图7-4　PubMed 检索结果（Clinical Queries）

（3）按照上述方法，在搜索框输入关键词"liver cirrhosis，gallstones，cohort study"，在"Clinical Study Categories"这一栏得到86篇临床研究类型的相关文献，在"Systematic Review"这一栏未找到相关系统综述。逐一阅读该86篇临床研究证据，找到12篇符合我们要求的文献，检索结果与上面比较更为丰富，如图7-5所示：

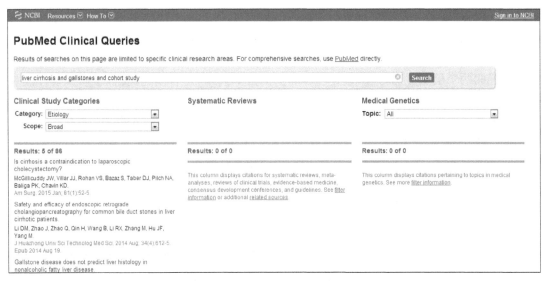

图7-5 PubMed检索结果（Clinical Queries）

（4）通过上述检索过程，我们基本上可以搜索到PubMed中几乎所有的相关证据，发现相关研究较少；逐一阅读这些文献，我们发现这些文献的研究类型包括横断面研究（cross-sectional study）、纵向研究（longitudinal study）及病例系列研究（case series study），通过阅读这些文献，我们可以找到需要回答的临床问题的答案。

（5）在上述即得文献中筛选出一篇研究最为完善、可信度最高的文献重点进行评价，该研究的名称及搜索界面如图7-6所示：

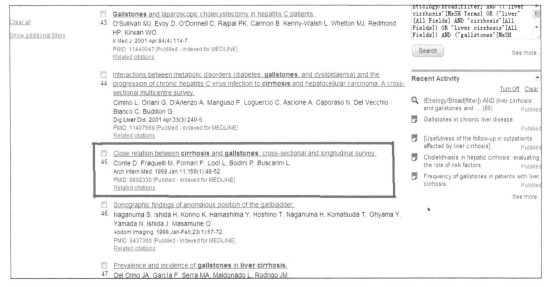

图7-6 PubMed检索结果（Clinical Queries）

三、评价证据

（一）证据质量评价工具

我们所要评价的这篇文献设计新颖，应用了两种研究类型：①横断面研究：该文献采用横断面研究方法,针对基线情况进行了深入的数据分析,此过程代表描述性研究层面;②纵向研究:该文献采用纵向研究(非经典的队列研究)的方法,进一步对横断面研究中的分组进行长期随访,对暴露因素进行初步确定,此过程代表分析性研究层面;该篇文献从上述病因学研究的两个层面分别对"肝硬化与胆石症的因果关系"进行阐述,提高了研究设计的完美性与结果的可靠性。

目前评价横断面研究的工具为美国卫生保健质量和研究机构(AHRQ)推荐使用的标准,包括 11 个条目,分别用"是""否"或"不清楚"作答,如表 7-6 所示。评价队列研究的标准主要有纽卡斯尔 - 渥太华量表(the Newcastle-Ottawa Scale,NOS)和英国牛津循证医学中心文献严格评价项目(Critical Appraisal Skill Program,CASP),前者仅针对真实性进行评价,故本节应用 CASP 标准对队列研究进行评价,CASP 标准如表 7-7 所示。

表 7-6　横断面研究的评价标准

1. 是否明确了资料的来源(调查,文献回顾)?

2. 是否列出了暴露组和非暴露组(病例和对照)的纳入及排除标准或参考以往的文献?

3. 是否给出了患者确诊的时间阶段?

4. 如果不是人群来源的话,研究对象是否连续?

5. 研究者不存在主观臆断因素导致研究对象其他情况被掩盖?

6. 描述了任何为保证质量而进行的评估(如何对结局指标的检测 / 再检测);

7. 解释了排除分析的任何患者的理由;

8. 描述了如何评价和(或)控制混杂因素的措施;

9. 如果可能,解释了分析中是如何处理丢失数据的;

10. 总结了患者的应答率及数据收集的完整性;

11. 如果有随访,查明预期的患者不完整数据所占的百分比或随访结果。

表 7-7　评价队列研究质量的 CASP 清单

条目	提示
第一部分　研究结果可靠吗?	
1.研究是否提出了清晰明确的问题?	①研究的人群;②研究的危险因素;③可能的结局;④可能的有益或有害的效应
2.回答问题的方式是否合适?	①队列研究适合研究目的吗?②队列研究能解决问题吗?
3.队列研究人群的选择方式合适吗?	①是否可以代表研究的人群?②样本人群有什么特别的特征吗?③是否包含了所有应纳入的人群?
4.是否准确地测量暴露因素以减少偏倚?	①使用的是主观还是客观的测量方法?②测量结果的真实性如何(是否是被验证的)?③测量方式是一样的吗?
5.是否精确测量了研究结果以减少偏倚?	①使用的是主观还是客观的测量方法?②测量结果的真实性如何(是否是被验证的)?③有无可靠的系统方法来探查所有的病例(测量疾病的发生)?④不同组的诊断方式是否相似?⑤是否对研究对象及结果评价者采取盲法?
6．A．作者考虑到所有重要的混杂因素了吗?(列出作者忽略但您考虑到的因素);B．在设计和(或)分析中对混杂因素采取措施了吗?	在设计阶段的严格控制;在分析阶段使用技术手段如建模、分层、回归、敏感性分析来纠正、控制、调整混杂因素

续表

条目	提示
7. A. 对研究对象的随访是否完成？ 　　B. 随访时间是否足够长？	①不管效应的好坏，应该有足够的时间来显露；②失访的人群可能具有不同的结局；③在开放或动态队列中，对于离开和加入队列的研究对象有无特殊要求？
第二部分　研究结果是什么？	
8. 研究结果如何？	①基线的结果如何？②是否报道暴露组和非暴露组的比例或比率？两者有区别吗？③暴露因素与结局的关联强度如何（RR 值为多少）？④绝对危险度降低值（ARR 值）是多少？
9. 研究结果的精确度如何？	置信区间是多少？
10. 结果是否可信？	①无法忽略的大效应量；②有无偏倚、机遇或混杂因素的影响？③研究的设计和方法是否有缺陷导致结果不可靠？④考虑 Bradford Hills 标准（时间序列、剂量 - 效应梯度、生物学相似性、一致性）
第三部分 研究结果适用吗？	
11. 试验结果能否适用于当地人群？	①纳入试验的研究人群是否与你所研究的患者相似？②当地的环境和研究中的环境是否相似？③本研究能否量化对当地人群的益处和有害效应？
12. 研究结果与其他证据是否符合？	是 / 否

（二）证据文献的评价

1. 横断面研究的评价　应用"横断面研究的评价标准"对该文献中的研究设计及研究方法进行评价（评价真实性），但是该评价标准缺少对研究结果的评价标准（评价重要性），故我们增加了对研究结果的描述及评价。评价过程如下：

（1）是否明确了资料的来源（调查，文献回顾）？（是）

该研究明确了资料的来源，其纳入了 1010 名肝硬化患者，这些患者均来自 1988 年 1 月至 1995 年 12 月在意大利米兰的 4 家中心医院就诊的肝硬化患者。

（2）是否列出了暴露组和非暴露组（病例和对照）的纳入及排除标准或参考以往的文献？（否）

病例组纳入的均为肝硬化患者，本研究并未提及肝硬化患者的纳入标准，但详述了病例组肝硬化患者的诊断情况及肝硬化的病因。诊断标准：该研究中 721 名（71%）患者是根据肝脏活组织检查来确诊，该研究的肝活检诊断标准引用 "Scheuer PJ. Cirrhosis//Liver Biopsy Interpretation. 4th ed. London, England: Baillière-Tindall, 1988:131-146"中所述标准；另外 289（29%）名患者由于存在肝活检禁忌证［凝血酶原时间延长和（或）血小板计数减少］或拒绝肝活检，通过临床和生化数据及超声检查的直接和间接表现确诊。肝硬化的病因包括嗜酒、病毒感染及其他原因（42%、48%、10%）。

（3）是否给出了鉴别患者的时间阶段？（是）

该研究纳入的患者均来自 1988 年 1 月至 1995 年 12 月在意大利米兰的 4 家中心医院确诊的肝硬化患者。

（4）如果不是人群来源的话，研究对象是否连续？（是）

本研究明确指出连续纳入 1988 年 1 月至 1995 年 12 月在意大利米兰的 4 家中心医院就诊的肝硬化患者,故研究对象连续。

(5)研究者不存在主观臆断因素导致研究对象其他情况被掩盖?(是)

未发现研究者带有主观因素导致研究对象其他情况被掩盖。

(6)描述了任何为保证质量而进行的评估(如何对结局指标的检测/再检测)?(是)

采用超声检查对胆结石进行检测,3 位检查者均受过特殊训练,在超声检查方面经验丰富;采用同一型号的超声设备进行检测,降低信息偏倚,保证研究的内部真实性。

(7)解释了在分析过程中排除任何患者的理由?(是)

本研究分为横断面研究和前瞻性研究两部分,横断面研究分析了纳入的所有患者;前瞻性研究中,有 21 名患者失访,故将其排除分析。

(8)描述了如何评价和(或)控制混杂因素的措施?(否)

该研究虽然未直接描述如何控制混杂因素,但是该研究采用单变量分析方法分析了性别、肝硬化病因及肝硬化分级(Child A、B、C)对胆结石发病率的影响,对该项评价不能持完全否定态度。

(9)如果可能,解释了分析中是如何处理丢失数据的?(是)

横断面研究及纵向研究中均没有数据丢失,该研究分析了纳入的所有患者。

(10)总结了患者的应答率及数据收集的完整性?(是)

本案在横断面研究中无缺失值的相关报告,未总结患者的应答率及数据收集的完整性。

(11)如果有随访,查明预期的患者不完整数据所占的百分比或随访结果?(是)

本研究在对基线进行横断面研究后,对 618 名未患胆结石的肝硬化患者进行了随访,有 21 名患者失访。

该研究的结果涉及横断面研究和纵向研究两部分,横断面研究结果如下:纳入 1010 名肝硬化患者,均来自 1988 年 1 月至 1995 年 12 月在意大利米兰的 4 家中心医院。肝硬化的病因包括嗜酒、病毒感染及其他原因(42%、48%、10%),肝硬化分级 Child A、B、C 分别占 48%、36%、16%,该研究实施者对基线 1010 名肝硬化患者进行横断面分析,结果显示:①298 名患者同时患有胆结石,占 29.5%。②单变量分析结果显示胆结石的发生率随年龄的增加而增加,自年龄 <40 岁时的 14% 增加至年龄 ≥70 岁时的 39%;胆结石的发生率与性别和肝硬化的病因无关;胆结石的发生率与肝硬化的严重程度有密切关系,与 Child A 级肝硬化相比,Child B 和 Child C 级肝硬化胆结石的发生率明显增高(OR=1.63 和 OR=1.91,P=0.001)。③多元 Logistic 回归分析显示仅有肝硬化的严重程度与胆结石发生率增高有关:Child B 级肝硬化与 Child A 级相比,导致胆结石风险增加的比值比(OR 值)为 1.54(P=0.001),Child C 级的 OR 值是 1.76(P=0.001)。

总结:该案横断面研究明确了资料来源且数据完整,详述了所纳入的肝硬化患者的诊断标准及肝硬化病因;在对胆结石进行判定时,由三位受过特殊训练的、经验丰富的研究者进行,且采用同一型号超声设备,保证了结果的可信性。横断面研究描述了肝硬化患者中胆结石的发生率,可惜未设立对照组,且很难说这些胆结石都是发生肝硬化之后;但以肝硬化的严重程度分为三组,三组之间进行比较,结果显示肝硬化程度越严重,胆结石发生率越高。总之,该研究表明:肝硬化患者胆结石的发生率增高,发生率随肝硬化的严重程度增加。

2. 前瞻性队列研究的评价

（1）真实性评价（研究结果可靠吗？）

1）研究是否提出了清晰明确的问题？

本研究旨在通过横断面研究和纵向研究来研究肝硬化患者中胆结石的发生率，所要研究的问题清晰明确。

2）回答问题的方式是否合适？

队列研究，尤其是前瞻性队列研究适合病因学研究，能够解决该文献所提出的问题。

3）队列研究人群的选择方式合适吗？

本案队列研究所纳入的人群来自横断面研究中无胆结石的肝硬化患者，共 618 名，样本量大，在一定程度上代表了所要研究的人群。

4）是否准确的测量暴露因素以减少偏倚？

横断面研究中已经对如何确诊肝硬化进行了详述，大部分根据肝脏活组织检查（诊断肝硬化的金标准）来确诊，少部分通过临床和生化数据及超声检查的直接和间接表现确诊。测量方式不一致，本研究未提及测量结果是否被验证，但本研究对超声检查诊断肝硬化的直接和间接表现进行了描述，并与临床和生化数据相结合，故结果真实性较高。

5）是否精确测量了研究结果以减少偏倚？

本研究应用超声检查对胆结石进行诊断，属于客观的测量方法，但有主观因素的存在，本研究在对胆结石进行超声检查时规范了报告标准，且超声检测胆结石的实施者由 3 位受过特殊培训、经验丰富的研究者进行，确保了结果的真实性；所有的参与者均应用超声检测胆结石，未提及是否对研究对象及结果评价者采用盲法。

6）作者考虑到所有重要的混杂因素了吗？在设计和（或）分析中对混杂因素采取措施了吗？

在随访起始，即横断面研究中，研究者考虑了许多混杂因素，包括性别、年龄、肝硬化的病因及严重程度；在随访结束后对结果进行分析时也将上述混杂因素考虑在内，同时包括患者的体质量指数，并且研究者应用 COX 回归模型对上述混杂因素进行统计分析，找出对胆结石的发生影响最大因素。研究者并未将所有混杂因素全部考虑在内，比如糖尿病、高血压、高脂血症等是否影响肝硬化患者胆结石的发病率等。

7）对研究对象的随访是否完成？随访时间是否足够长？

平均随访时间为（50±9）个月（6～163 个月），最长可达 163 个月，随访时间足够长；失访 21 人，失访率 3.4%，无法确证这些患者是否发生了胆结石，但追踪率>90%，确保研究的内部真实性。

（2）重要性（研究结果是什么？）

1）研究结果如何？

①随访结束后，有 141 名肝硬化患者发生了胆结石，发病率为 23.8%，经计算年发病率为 5%；在印度进行的一项前瞻性研究显示一般人群中胆结石的年发病率为 0.5%，由此可见，肝硬化患者胆结石的年发病率是一般人群的 10 倍。

②与 Child A 级肝硬化相比，Child B 和 Child C 级肝硬化患者胆结石的发病率明显增高（$P=0.001$）；

③胆结石在随访第 2、4、6、8 年发生的累积概率分别为 6.5%、18.6%、28.2% 和 40.9%；

④多元统计分析显示，在年龄、性别、BMI、肝硬化的病因及严重程度等因素中，只有肝硬化的严重程度是影响胆结石发生的独立危险因素，与 Child A 级肝硬化相比，Child B 和 Child C 级肝硬化导致胆结石形成的风险比（HR）分别为 1.8（$P<0.002$）和 2.8（$P=0.001$）。

2）研究结果的精确度如何？

本研究对肝硬化严重程度对胆结石发病率的影响进行分析时，未计算和报告置信区间。

3）结果是否可信？

本研究中的前瞻性研究为纵向研究，属于非典型队列研究，未设立正常对照组，而是根据肝硬化严重程度分为三组，在对结果分析时以 Child A 级肝硬化为对照，计算 Child B 和 Child C 级肝硬化导致胆结石的风险比。本研究应用多元统计分析对各种变量进行分析，发现性别、年龄及肝硬化病因对胆结石的发病率无明显影响，间接确证这些因素不是影响胆结石发病率的混杂因素。同时，本研究也将 Bradford Hills 标准考虑在内（①前瞻性研究有明确的因果关系；②肝硬化导致胆结石的发生存在剂量 - 效应梯度；③关于"肝硬化患者胆结石发病率升高"这一现象的最新解释是肝硬化患者进食后胆囊收缩降低，进展性肝功能衰竭可致胆囊无力；④与其他相关研究一致性很高），故本研究可信。

（3）适用性（研究结果适用吗？）

1）研究结果是否可以应用于我们的患者？

由上述研究可知，肝硬化，尤其是较严重的肝硬化可以导致胆结石发病率增高。该研究纳入的参与者均为肝硬化患者，无其他特殊特征，研究结果可以使用于我们的患者。

我们的患者为 60 岁老年男性，患有严重的酒精性肝硬化（Child C 级），同时合并有泥沙样胆总管结石，甚至已经发生黄疸，由此可知，该患者酒精性肝硬化是导致其发生胆结石的最大危险因素，故若要治疗胆结石，不仅依靠外科手术，而且应该防止肝硬化的进一步发展，杜绝胆结石再发生。

2）研究结果与其他证据是否符合？

通过使用不同的检索词，我们在 PubMed 上检索到几乎所有有关"肝硬化与胆结石关系"的文献，从尸检数据的回顾性分析到在世肝硬化患者的前瞻性随访，所有证据均显示肝硬化可以导致胆结石发病率升高，故该研究结果与其他证据符合。

四、形成决策

医生们经常遇到这样的情况：①疾病的临床表现异质化，例如同样都是 2 型糖尿病，有的患者体型肥胖，有的患者体型消瘦，有的患者胰岛细胞功能尚好，有的患者胰岛细胞功能衰竭；即便是肥胖的 2 型糖尿病患者，皮肤也有的白润细腻有的黝黑粗糙，同一种疾病表现千差万别，原因是什么呢？②有时临床上难以发现患者所患疾病真正的病因，此时的病因是"隐含性"的，我们要积极寻找它，并针对其进行治疗，比如本案例中我们要寻找的"胆结石的病因是肝硬化"，那么该患者的肝硬化即为"隐含性"病因，这样的病因一般是未知的、隐藏的、非公认的及少见的，此时对于临床工作者来说，寻找病因时难度加大。

1. 经过上述循证过程，我们知道与无肝病的人群相比，肝硬化患者，特别是严重的肝硬化患者（Child B 级和 Child C 级肝硬化）胆结石发病率升高，是一般人群的 10 倍左右；肝硬化的病因不影响胆结石的发病率。

2. 我们患者的黄疸为胆汁淤积性黄疸，由泥沙样胆结石所致，经过循证我们了解到该患者严重的酒精性肝硬化是导致其发生胆结石的原因，所以防止肝硬化进一步加重，保护肝功能，防止胆结石的再发生，是治疗黄疸的重中之重。

3. 肝硬化的程度很难逆转，但我们可以防止其进展，嘱患者戒酒后务必不能重新饮酒，并服用扶正化瘀胶囊改善肝脏纤维化；若患者黄疸仍不能改善，可放置引流管或外科手术干预。

五、经验总结

1. 在临床病因学实践中，每一位患者所患疾病都有相应的病因，当病情复杂时，不能直观地找到病因，我们需要分析该患者复杂的病情，总结并归纳出亟待解决的临床问题。循证病因学实践最为关键的部分为临床问题的提出，此时，我们需要进行大胆的"病因学假设"，比如本例经过严密的逻辑推理得出"肝硬化是胆石症的病因"的假设，医务工作者在临床上遇到此类问题时，万万不可想当然，务必对临床症状进行仔细鉴别，明确病因，方能有针对性地进行治疗。

2. 在文献检索时，建议临床工作中应用 PubMed 数据库中的"Clinical Queries"进行检索，因为它是专为循证医学实践而设定的，根据病因、诊断、治疗、预后将文献分类，使我们能够更精准地锁定我们所需的文献。我们应该试用不同的关键词进行检索，以获取更全面的证据文献；此时应考虑查全率比查准率更重要，如将 PubMed 数据库"Clinical Queries"中"Strobe"这一栏由"Narrow"切换为"Broad"，扩大检索范围，便能够查找到我们需要的文献。

3. 病因研究中确定病因的方法包括三个层面或过程：描述性研究、分析性研究和干预性研究，在选择文献证据时，应力求完整地选择上述三个层面的文献，这样才能明确病因，但是有些病因学研究不甚全面或无法干预病因，我们可以选择两个层面的研究，本例即如此。

4. 目前关于循证医学各级证据的评价标准有很多，我们在评价文献时应该根据自己的需求选择不同的评价标准。①目前评价横断面研究的标准为美国卫生保健质量和研究机构（AHRQ）推荐使用的标准，该标准在评价文献设计方面很全面，但缺乏对结果的评价；②目前评价队列研究的标准有 NOS、CASP 标准等，由于 NOS 标准仅对文献的真实性进行评价，不够全面，故我们在评价队列研究时选用 CASP 标准。CASP 标准包括经典的 Bradford Hills 标准，在文献真实性、重要性及适用性方面均进行了细致的评价。

5. 循证病因学实践的目的是针对每个患者找到所患疾病的病因，以便对该疾病进行对因治疗，这是病因学循证实践的重点所在，往往临床上有时能够确定病因，但作为病因的那个疾病是不可治愈的，此时我们既要缓解病因，同时又要针对病因的结果进行治疗，本例患者采取的临床决策即外科治疗胆石症，内科干预胆石症的病因——肝硬化，临床医生万万不可仅满足于对症治疗，解患者一时之困，而是找到病因，针对病因进行干预，从根本上解决患者存在的问题。

6. 循证医学发展至今，循证病因学方法涉及两个重要方面：其一是临床问题的形成及提出，这一环节难度较大，当涉及临床上较为复杂的病情时，我们需要对某一患者纷繁复杂的病情进行分析，进而提取并总结出我们需要解决的病因学问题，以对其进行针对性的干预；但是，事情往往不是如此的简单，"分析、提取及总结"的过程需要严密的逻辑推理及准确的系统分析，才能够得出比较好的临床病因学问题，这一点至关重要；其二是病因学研究需要有三个层次：描述性研究、分析性研究和干预性研究；描述性研究又称描述流行病学，是流行病学研究方法中最基本的类型，主要用来描述患者群病因暴露的分布情况，为进一步调查研究提供线索，是分析性研究的基础；分析性研究又称分析流行病学，是根据暴露因素的不同分组并进行比较，研究暴露因素作用结果的观察性研究方法，包括队列研究和病例 - 对照研究；干预性研究即试验性研究，通过干预即弱化或去除暴露因素，观察暴露因素所致疾病在临床上是否真正得到改善，进一步判断暴露因素与疾病的因果关系。

　　医务工作者在面对各种各样的病因学难题时，凭借经验草率地下结论不可取，此时应该充实循证病因学实践的知识及经验，让循证医学成为临床医务工作者手中的一把利剑，用它丰富自己同时服务患者，那么医务工作者的前途将一片光明。

（邸阜生　王小钦）

第八章

临床循证诊断实践

对患者的疾病进行早期正确的诊断，是认识疾病的病因、对患者进行正确的治疗，以及判断患者预后的基础，任何临床诊断的误差，都会造成对患者处治的方向性错误。

在高等医学教育中专门设置了临床诊断学这一课程，系统地阐述了临床诊断学的基础理论知识与方法，其涉及的相关学科，除临床医学本身而外，还包括微生物学、免疫学、分子生物学、病理生理学以及当代迅速发展的疾病影像学，如放射医学、核医学、超声学等。这些基础及应用学科紧密地与临床医学实践相结合，极大地推动着临床诊断水平的提高，对现代临床医学的发展、医学水平的提高发挥着极其重大的动力效应。

但是，任何一项新的临床诊断试验的产生，以及推广到临床实践去应用，务必要具备科学的依据，要提供正确的研究方法并证明是可靠的，同时还必须提供证明其质量和水平的量化指标与相应的数据，供使用者分析和评价，质优并安全可靠者则取其用之，否则弃之。

因此，本章所论及的是：如何在循证医学实践中，分析、评价以认知最佳的诊断性试验证据，以及如何根据疾病诊断的"特殊"目的，去抉择相关的诊断性试验，以达正确诊断、最大限度去防止"漏诊"和"误诊"。无论对临床医生或者临床研究者都具有重要意义。

第一节 临床诊断性试验的基本架构与指标

任何性质的临床诊断性试验，在其被研究或应用于临床实践时，要应用临床流行病学和循证医学的设计、分析与评价方法，从其架构的科学性及其相应的指标和具体数据等，加以考核。

一、诊断性试验及其要素组成

设计或分析任何一个诊断性试验，首先要掌握它的基本架构、要素组成及其相应的数据。这里列举诊断性试验的四格表（表 8-1）如下：

表 8-1 诊断试验四格表

		金标准诊断方法		合计
		"目标疾病"组	"对照"组	
新试验	+	a 真阳性	b 假阳性	a+b
	−	c 假阴性	d 真阴性	c+d
合计		a+c	b+d	N

为了让读者在循证医学诊断性试验领域，对文献证据的分析和评价做到心中有数，需将有关资料分别纳入这个四格表格内，能满足四个格子中的例数者，则为基本合格，即按要求可行分析与评价诊断效能。

这里，分别将表内有关内容分别表述：

（一）疾病诊断的金标准

所谓疾病诊断的金标准（gold standard），是指当前用于诊断被研究的疾病（目标疾病）最准确且被公认的诊断方法，应用这种诊断方法就能够较为准确地确诊被研究的"目标疾病"，同时也可以鉴别并排除与目标疾病临床表现相类似的病例。

金标准的确定，要依据疾病的性质，以及临床医学和相关学科发展的水平与认识而定。就当前而论，凡属特异性病因所致的疾病，如感染性疾病，其诊断金标准当属其致病的病原生物体以及相对应的免疫学抗体；如恶性肿瘤的诊断金标准则依据病理学诊断证据，手术发现有利于作宏观诊断的金标准；又如冠心病的诊断，目前仍以冠脉造影确定的冠脉狭窄程度作为金标准；对于有关慢性非特异性的疾病，如类风湿病或风湿热等，往往采用专家共识拟定临床综合诊断标准作为相应的临床诊断"金标准"……。总之，不同疾病的金标准诊断方法，都要根据具体情况作出选择和决定。但无一不是随着科学的发展而与时俱进的。可以预测，随着分子生物学的日益发展，如发现某种遗传病或某种肿瘤是由某一特异基因突变或异常所致，那么，这类分子生物学的基因诊断方法，就能取代当前病理学的金标准，从而发展为一种更高水平的金标准。

（二）新的诊断性试验（待评诊断试验）

循证医学实践中，无论是作为研究或拟采用新诊断试验应用 EBM 诊断实践时，要全面认知该项试验，如性质（病理、功能、影像、实验室检验等），建立的理论依据，期望提高临床诊断水平的程度，实验的对象（疾病）、诊断试验设计方法、采用什么仪器、试剂，操作的规范方法，控制偏倚干扰的措施，观测指标，诊断阈值及其分析评价的标准和应用的价值等。只有对以上诸因素有了明确认知，同时确有临床意义，方有研究与评价的价值。

（三）诊断试验对象的确定与选择

新的诊断性试验研究与使用的目的，就是既要达到提高对"目标疾病"的诊断水平，同时又要达到对临床疑似目标疾病的良好鉴别诊断水平。因此，在选择与确定试验的对象方面，应该在"金标准"诊断的条件下，设置两组研究对象：

1. 目标疾病组（target disease group） 目标病例即被金标准肯定的研究病例，为了使研究结果具有对该病的代表性和适用性，理应选择病程不一、损害程度不一的病例。至于性别与年龄则不宜作特别限制，而对具有多种并存疾病的目标病例，则不宜纳入。

目标病例需要多少样本量才算合适？并非量越多越好，同时为提高效率，要估算适宜的最低需求量。按照统计学的要求，需要几个基本要素：

1）诊断试验的期望敏感度（sensitivity，Sen）水平，如假设80%；

2）容许 I 型错误（α-error）程度，通常 $\alpha \leqslant 0.05$（双侧）；

3）容许试验测试差异程度 δ，通常 $\delta = 0.1$。

样本含量公式：$n = [Z_\alpha^2 \times Sen \times (1-Sen)]/(\delta^2)$。假如 $Sen=0.8$，$\delta=0.1$，$Z_{0.05}=1.96$，则 $n = \dfrac{1.96^2 \times 0.8 \times (1-0.8)}{0.1^2} = 62$（例）

2. 对照组（control group）　对照组即纳入与目标病例相对照的、非目标疾病之病例，往往具有与目标疾病相似的临床表现，易与目标疾病混淆，于是用这类病例作为对照，客观上必具临床鉴别诊断的能力，这就是新诊断性试验的另一个重要功能。因此，设置对照组的重要价值是：其对象必定是临床上与目标病例相似的疾病患者，而不能选择无疾病的健康人作为对照，这点非常重要。应用正常健康者作为诊断性试验，其结果必然是试验的特异度很高，但实际诊断价值却不大。倘若是以建立某种正常参考值为目的，用健康人作对照则是可以的。

作为诊断性试验对照组的研究对象，尽管不需与目标病例组作性别与年龄配对，仍需估算样本的需求量。需要的参数包括试验特异度（specificity，Spe）的设计水平，α 水平，以及容许的测试误差 δ 等，估算公式为：$n=[Z_\alpha^2 \times Spe \times (1-Spe)]/(\delta^2)$

假如：Spe=0.7，δ=0.1，$Z_{0.05}$=1.96，那么，n=82（例）。

在 EBM 诊断性试验实践中，对于研究对象的条件和纳入标准的判断，以及样本量是否足够等，是评价诊断试验的重要因素。

诊断性试验通常都是使用金标准诊断与新诊断试验、同步对入选对象进行评价；许多诊断方法除临床症状、查体资料为临床医生直接操作获取外，其他诊断试验（如实验室、影像学、病理学等）均是由非临床医生进行。因此，在操作程序上通常易做到盲法评价。

二、诊断性试验四格表及其意义

（一）真阳性病例数

表 8-1 中 a 格，表明经金标准确诊的目标病例，新的诊断性试验亦为阳性，此即为新试验"真阳性"结果。

（二）假阳性例数

表 8-1 中 b 格，表明经金标准确诊为阴性的对照组病例，但新的诊断性试验都是"阳性"结果，这种"阳性"乃是新试验的"假阳性"结果。

（三）假阴性例数

表 8-1 中 c 格，表明经金标准确诊为"阳性"的"目标病例"，可是新诊断试验却是"阴性"结果，这种"阴性"结果乃是新试验的"假阴性"（结果）。

（四）真阴性例数

表 8-1 中 d 格，表明经金标准确诊为"阴性"的"对照病例"，新的诊断性试验测试的结果也是"阴性"，此种两者皆为"阴性"的结果，称之为新试验的"真阴性"。

当分析评价自己的诊断性研究或他人的诊断性试验研究证据时，这个四格表架构及其相应的数据完整时，就可以进一步深入地分析了，否则，就无探究的必要。

第二节　诊断性试验的效能指标及其意义

当获得表 8-1 四格表数据后，就可以计算相应的诊断效能指标。现借鉴国外 EBM 专著中的一个实例，这是一个关于缺铁性贫血的诊断性试验，新试验是测定患者的"血清铁水平"，在金标准确定下，"目标疾病组"共 809 例，"对照组"共 1770 例，总病例数为 2579 例；新试验血清铁诊断阈值为<65mmol/L，以此为准，目标病例组阳性者为 731 例，阴性者为 78 例，对照组阳性者为 270 例，阴性者为 1500 例。现将此结果列表 8-2 如下：

表 8-2　缺铁性贫血患者诊断结果表

| | | 金标准诊断方法 | | 合计 |
		"目标疾病"组	"对照"组	
血清铁	≥65mmol/L	(a) 731	(b) 270	(a+b) 1001
	<65mmol/L	(c) 78	(d) 1500	(c+d) 1578
合计		(a+c) 809	(b+d) 1770	N=2579

根据以上结果，有关诊断性试验的效能指标计算如下：

（一）敏感度（sensitivity，Sen）

$Sen=a/(a+c)=731÷809×100\%=90\%$。

敏感度实为依据缺血性贫血诊断阈值的判定标准，经金标准确诊的"真阳性率"。可见，这个指标越高，则假阴性就越少。故而不易漏诊"目标疾病"，反之，则漏诊率就大。

（二）特异度（specificity，Spe）

$Spe=d/(b+d)=1500÷1770×100\%=85\%$

特异度实为依据缺血性贫血诊断阈值的判定标准，经金标准确诊的"真阴性率"。这个指标可见：特异度越高，则假阳性就越少，因而，误诊的几率就很低。

（三）阳性似然比（likelihood ratio for a positive test result，LR^+）

$LR^+=Sen/(1-Spe)=0.9÷(1-0.85)=6$

阳性似然比为该试验真阳性率与假阳性率的比值，其值越高，则新的诊断性试验阳性结果对疾病确诊的意义就会越大。

（四）阴性似然比（likelihood ratio for a negative test result，LR^-）

$LR^-=(1-Sen)/Spe=(1-0.9)÷0.85=0.12$

阴性似然比是该诊断试验的假阴性率与真阴性率的比值，当然其值越低，意味着该诊断试验对目标疾病确诊的意义必会更佳。

（五）阳性结果预测值（positive predictive value，PV^+）

$PV^+=a/(a+b)=(731÷1001)×100\%=73\%$

阳性结果预测值指的是在该试验患病率固定的条件下，试验阳性的结果可以预测到目标疾病的概率，或者说目标疾病的"阳性结果"，占该试验全部阳性结果的百分率。当然此值越高，则假阳性率就会越低。在临床应用方面就会更有意义。但是这个指标是会随诊断试验本身"患病率"的变化而波动。因此，在应用这个指标时，需加以注意，否则会导致误判。

（六）阴性结果预测值（negative predictive value，PV^-）

$PV^-=d/(c+d)=(1500÷1578)×100\%=95\%$

阴性结果预测值意味着在该试验患病率固定的条件下，试验阴性的结果所能预测的非目标疾病的概率。或者说非目标疾病（对照疾病组）的"阴性"结果，占该试验全部"阴性"结果的百分率。当然，这个预测值越高的话，意味着该试验的特异度就越高。

（七）验前概率（pre-test probability）或称患病率（prevalence）

验前概率（患病率）$=(a+c)/(a+b+c+d)=(809÷2579)×100\%=31\%$

这项指标指的是被金标准确诊的全部阳性病例占该诊断试验总病例的百分率，验前概率也是该试验的患病率。注意，该"患病率"并不是真正意义上的患病率（prevalence），两者不能混为一谈。

这项指标的大小与变化，对指导临床医生的 EBM 诊断实践，是很有意义的（后详）。

（八）验前比值（pre-test odds）

验前比值 =（患病率）/（1- 患病率）=0.31÷（1-0.31）=0.45。列出这项指标本身无特别意义，它是为推算验后概率服务的。

（九）验后比值（post-test odds）

验后比值 = 验前比值 × 阳性似然比 =0.45×6=2.7。验后比值比这项指标，同样是为验后概率的计算服务的。

（十）验后概率（post-test probability）

验后概率 = 验后比值 /（1+ 验后比值）=2.7÷（1+2.7）×100%=73%

验后概率意味着在该试验的患病率（31%）和诊断缺铁性贫血的阈值（<6.5mol/L）条件下，如你的患者获得的是阳性结果，则有 73% 的把握诊断该病。

以上十项指标在分析、评价以及应用诊断性证据于临床 EBM 实践时很有价值。特别是试验的敏感度与特异度具有临床关键意义，同时只要金标准与新试验真实可靠，在不同的患病率下，仍不失为稳定的诊断效能指标。

第三节　诊断性试验质量评价的标准

临床对患者所患疾病的诊断，是在采集病史，仔细查体获取有意义的体征（阳性与阴性）以及必要的临床化验资料的基础之上，经综合分析提出初步临床诊断，方考虑采用目的明确而又有助于确诊的诊断性试验，因此，对其要求，自然是当前最佳的证据。故需对拟采用的诊断性试验的质量与水平进行科学务实地分析和评价。

一、诊断性试验的真实性评价

（一）诊断性试验测试（方法）的真实性

诊断性试验涉及金标准与新试验本身测试两个环节，因此，对一个诊断性试验真实性自然事关两者及其相互关系。

1. 金标准的真实性　金标准是否"金"和过硬，需要结合临床专业和当前的科技发展水平而定，它应属公认的、最准确的诊断方法，然而，其对研究试验对象的测试，是否有着测量偏倚，是否采用"盲法"就应加以关注。众所周知，即使以病理学证据作"金标准"也可能存在测量偏倚。如不同医生对同一样本可能出现不一致的判断或结论；同一份冠脉造影显示的冠脉狭窄程度，也许不同的医生判断不相一致等；特别是采用"专家制定"的临床诊断标准作为"金标准"时，更应关注其真实度。这些均是很重要的因素，要注意试验中有无可能存在偏倚及其防止措施。如果诊断有误，则会影响"目标疾病组"与"对照组"分组是否正确的根本性问题。

2. 新的诊断性试验测试的真实性　新试验本身如试验措施、方法、仪器、试剂等是否规范与标准化，试验结果的重复性如何，可能存在的偏倚及其防止措施、方法，误差容许的程度等，均应注意，如有误差，自然会影响新试验对疾病诊断的价值。

3. 对被研究的对象是否同步进行试验　诊断试验所采用的金标准诊断与新试验对研究对象同步实施,且应保持盲法。

(二)研究对象的代表性

纳入诊断性试验的对象,应包括临床上目标病例的各期及不同型别的患者,以充分保障试验结果的代表性与适用性;对照病例也应纳入与目标病例临床表现相似和易混淆的研究对象,从而提高诊断性试验的鉴别效能。

(三)涉及金标准诊断的再评价

金标准诊断法无疑是相对正确而被采用的,但是它并非完美无缺,倘若新试验的诊断价值,经验证优于被采用的金标准的话,当然新试验则可升格为新的金标准。

问题可能发生在被金标准诊断阴性病例,而临床又高度疑似为"目标病例"时,该如何对待,如果临床医生为进一步确诊,也可能考虑采用更新近的诊断手段或者采用对患者作侵入性并具一定风险性的检查,那么,此时务必要对试验阴性结果的患者权衡利弊,作出既有利于疾病之诊断,而又对患者安全并可承担的决策。否则,如对不急于作肯定诊断或处理的、被金标准诊断为阴性结果的患者,则进行追踪观察,看是否发生"目标疾病",这样对完善或建立新的"金标准"则是适宜的。例如:我们利用 CT 作为无创性的、冠心病诊断的金标准,当某一病例临床疑似冠心病,作 CT 却未显示明显狭窄(阴性),医生拟用侵入性冠脉造影来肯定或排除诊断,但患者顾虑风险性后果、不愿意接受,此时就可改为追踪观察;倘若这类患者愿意接受检查,那么,无论创伤性冠脉造影结果如何,将两者对比分析,无疑会提高 CT 作无创性金标准的诊断水平。

以上三点对于诊断性试验的真实性评价颇为重要。如果评价结论是真实可靠且有价值的话,则进一步分析和评价它对疾病诊断是否具有重要价值。

二、诊断性试验重要意义的评价

(一)是否有完善的诊断性指标体系,有无重要的、诊断与鉴别诊断的良好效能

如诊断性指标体系完善(见第二节内容),且其敏感度与特异度,以及似然比均佳,那么这种试验的基础价值,必然是重要的,有着良好的诊断与鉴别诊断效能。

当然,有的疾病早期临床诊断往往是不太容易的,如恶性肿瘤等。因此,即使敏感度与特异度不太高的试验,也应择优选用,不宜贸然否定其重要性。

(二)为提高诊断效能,注意诊断试验是否作了分层测试

新的诊断性试验采用的多元性或者是量化性的诊断指标,应用 ROC 曲线的方法以选定诊断阈值。如果能选定多个高低不同的分级诊断阈值,分段测试其敏感度和特异度,计算相应的 LR^+。那么,将会显著地提高临床诊断的重要应用价值。仅以上述引证的血清铁水平诊断缺铁性贫血患者为例(见表 8-2),研究者依其诊断效能分成不同的诊断阈值,列于表 8-3。

按一般情况而论,该试验定为:血清铁<65mmol/L,诊断缺铁性贫血患者的敏感度90%,特异度85%,那么我们在临床应用中,凡阳性者,则仅仅有 85% 把握可确诊患者,但还有 15% 是假阳性,这就留有误诊的"空间"。如何将自己的研究质量在已有的基础上进一步地提高,同时也能更好地指导 EBM 诊断实践,就应进一步设置诊断阈值、进行分层分析。

表8-3 血清铁分级诊断缺血性贫血结果表

分级诊断	血清铁 (mmol/L)	目标疾病组		对照组		阳性似然比	诊断意义 (缺铁贫血)
		病例数	真阳性率	例数	假阳性率		
高	<15	474	59%	20	1.1%	52	SpPin△
中	15~34	175	22%	79	4.5%	4.8	确诊
平	35~64	82	10%	171	10%	1.0	不能确定
中低	65~94	30	3.7%	168	9.5%	0.39	无
低	≥95	48	5.9%	1332	75%	0.08	SeNout△△

△ SpPin 特异度，阳性者即高度确诊；△△ SnNout 敏感度阴性者即高度排除诊断

研究者据诊断阈值<65mmol/L 水平，向上、下延伸分层，依血清铁的不同值定了五级，然后按各级的病例数分别计算其真阳性率（即敏感度）、假阳性率（1- 特异度）及相应的阳性似然比（LR$^+$），并确定多个分级阈值的诊断价值。

从表8-3 结果看，高值的分级水平，LR$^+$=52，诊断试验阳性结果者确诊水平最高，因此，即有最大把握予以确诊，此时的特异度最高（98.9%），假阳性率最低（1.1%）。这里给它一个术名：SpPin（即 specificity positive in），也就是说当该试验获阳性结果者，该患者就可以被肯定诊断为该病了。随着诊断阈值的分级下降，其确诊价值也逐渐减弱，注意当达到表中 35~64mmol/L 级别时，其"LR$^+$=1 诊断水平却不能确定"！因为它的真阳性率与假阳性率均为 10%，仅看这个数据似乎是没有意义的，但将此值与其上两组测试值累积相加，真阳性率累计为 91%；假阳性率累计为 15.6%，LR$^+$=5.8，据此结果，则为该试验所决定的诊断阈值；在表 8-3 最后一级可见 LR$^+$=0.08，假阳性率太高。因此，如果这个试验阴性的结果，则可肯定性地排除该病的诊断。对此，同样给予一个术名：SeNout（即 sensitivity negative out），意即凡该诊断水平的结果为阴性时，可肯定地排除该病之诊断。

从诊断试验分级的分析看，它不仅是一个提高研究质量的方法，同时从分级中可以获得 SeNout 与 SpPin 两种结果的参考值，这对于临床 EBM 诊治决策也是有重要意义的。

（三）诊断性试验验前概率的估计

作为一项诊断性研究，它是一个试验样本的研究结果，如对同一种疾病应用同一种诊断性试验（方法），对于不同的研究地点和不同的纳入对象及数量，分别试验，尽管它们之间的敏感度与特异度相同或相近，可是因为试验对象的"患病率（prevalence）"不一样，亦即多个研究的验前概率（pre-test probability）不同，相应的阳性结果预测值（positive predictive value，PV$^+$）就不会相同。这并不是诊断性试验本身的问题，而是因为各个试验的验前概率（即 prevalence）不一的结果。因此，在循证医学实践中，如某一诊断性试验获得阳性结果时，应该了解其预测值的不同意义以及应用于临床实践的价值。

这里引用一个分析图（图8-1），其横坐标表示不同的患病率（即诊断试验的验前概率）、纵坐标表示不同的阳性结果预测值（positive predictive value，%）。图中分别画出三条曲线，分别代表敏感度 / 特异度 80%/80%、90%/90%、99%/99%，无论哪条曲线，其阳性预测值都随着患病率的增高（从右到左）而显著性地增高。因此，在评价诊断试验质量时，不能认为哪个阳性预测值高，就说哪个质量好！

当应用任何诊断试验证据进行临床 EBM 诊断时，一定要看该试验的验前概率是否与

自己患者情况相似,是低了或是高了,均应认真考虑与确定,倘若不合适,应自行调整,然后决定其诊断价值。

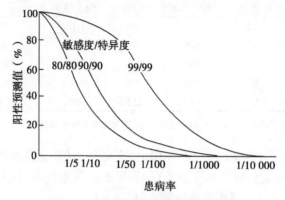

图 8-1　患病率与阳性预测值相关曲线

　　关于疾病患病率的依据,从宏观人群的角度,当然可查阅国家或地区性的官方资料;但就临床具体实践而言,则取决于不同医院(水平)或普通门诊/专科门诊或病房之患者不同的集中情况,因此,同一疾病、同一诊断试验的预测值都大不相同。当以具体情况具体分析和应用。

第四节　诊断性试验证据在循证医学实践中的具体应用

　　在临床实践中,对患者所患之疾病要作出正确的诊断,必须要了解并掌握患者的现病史、既往病史、家族史、社会与自然环境接触以及相关的流行病学史等信息资料,还必须作正确的查体,掌握阳性和重要阴性的体征,以及常规的实验室检查资料等。在此基础上,充分应用临床医学的知识、经验和科学思维综合分析,形成临床诊断的初步假设、尚需要进一步采用有关诊断性试验措施加以确诊。应用诊断试验证据的目的有两个:第一,帮助提高临床诊断的水平,以助对患者正确的诊断和鉴别诊断;第二,防止漏诊患者,以避免患者遭受不应有的伤害,甚至可能导致对社会的影响(如有关传染病等)。

　　诊断性试验的正确选用至关重要,特别是有关特异性病原性诊断具有决定性的意义。如 SARS、禽流感、中东呼吸综合征(MERS)、AIDS 病等有关传染性重大疾病的病原学诊断。

　　诊断性试验的方法,随着科学技术的飞跃发展,日新月异,项目越来越多、效果越来越佳,同时也是越来越贵。因而,应用诊断试验证据,要结合患者的具体情况,并根据诊断试验的特性,有的放矢地选用,力争既能提高对疾病的诊断水平,又能避免无目的泛用造成资源的浪费,增加患者和社会不必要的负担。

一、新诊断技术推动着临床诊治水平的提高

　　目前影像学 3D 成像技术的发展、内镜技术的有效应用,使得一些内脏实质器官、管腔性疾病的病变,得以直视其病灶的形态、具体的部位、形状的大小,乃至于与周边毗邻的关系,直接推动了有关疾病诊断水平的提高;同时,微创技术的创新,也极大提高了临床诊治水平,促进临床医学创新性的革命。

例如：一位男性患者，78 岁，长期习惯性的便秘，有时便次增多，粪便表面带有异常的黏液，但未便血。查体左下腹有轻压痛，并未扪及包块。由于患者本人是外科医生，故及时地作了结肠纤维内镜检，结果发现直肠病变，进而取活体组织进行病理检查，病理诊断为腺癌，及时明确诊断后即行手术治疗。如果没有现代内镜诊断技术的应用以及病理学的科学诊断，像这类早期病例的及时诊治则是颇为困难的。

二、如何防止疾病的漏诊

当我们拟在人群中对某一疾病进行调查时，或者在急诊室对一危重患者急需作出正确诊断、防止漏诊引起不良后果时，应该在综合考虑的基础上，采用敏感度高的试验进行诊断，如缺乏这种诊断性试验，则可同时采用多个平行试验，同步进行，以提高诊断的敏感度、达到防止漏诊的目的。在这种情况下，只要任一项试验为阳性结果时，即确定该病的初步诊断，这样就能保证在较短的时间内，完成诊断过程。这种诊断试验的方法叫做平行试验（parallel tests）。这种方法的唯一"缺点"是降低了诊断的特异度，这一点在紧急情况下是容许的。

例如：在急诊室里，一位急性腹痛患者，低热具腹部胀气、左上腹压痛，化验白细胞轻度增高，患者发病前饮食过饱（进餐史），临床考虑急性胰腺炎之可能，于是同时采用腹部 B 超及抽取血液标本检查血清淀粉酶水平，当两者或任一项呈现阳性结果，则有助于急性胰腺炎之临床诊断。

同理，当在人群进行"冠心病"的调查时，为了防止冠心病患者的漏诊可设计多项试验指标，将疑似患者或合并多种危险因素者，作为敏感度"高"的试验对象进行筛查，凡一项阳性者，即纳入。由于敏感度高，其结果之假阳性者也会相应的多，虽然会纳入一些"非冠心病"者，但纳入之后将应用特异度高的试验，再进行"确诊"，这样就可以有效地防止"漏诊"，同时又可以剔除非冠心病患者。

两项（多项）诊断性试验，对一个患者同步实施的平行试验，其优势是提高了诊断的敏感度以防漏诊为目的；但缺点是它们的特异度却降低了，不过后者不是我们所追求的。其相互关系，列以下公式计算：

（1）平行试验敏感度（Sen）＝SenA＋[（1－SenA）×SenB]

（2）平行试验特异度（Spe）＝SpeA×SpeB

读者如在循证医学实践中欲了解具体数据，可据公式计算。

三、如何防止误诊

任何诊断性试验，即使方法规范、标准合格、防止偏倚措施周全、诊断指标合理，但由于认知水平和环境条件等方面因素的限制，都不可避免地存在着一定范围的假阳性与假阴性的差误（即 α-error 与 β-error）。因而诊断性试验的特异度和敏感度几乎不可能达到100%的最佳理论水平。因此，在循证医学临床诊断实践中，如何科学合理地应用有关诊断性试验，以提高诊断水平、防止误诊也是十分重要的。

（一）应用序列诊断试验可提高诊断效能

临床上当诊断一个疾病时，如果缺乏特异度高的诊断方法（特异度90%以上）或有特异度高，但对于疑似患者施行具有一定的风险或成本高昂者，不妨采用系列诊断方法，来提高确诊效力。在临床实践中，可能同时具有多个诊断试验，也许各自的特异度都不是太高，均存在一定比例的假阳性率；同时，各个诊断试验的成本高低不一，倘若在患者病况容许的情况下，可采用序列诊断试验（serial tests）。即将拟采用的系列试验，依次进行，当第一个试验是阳性结果时，进行第二个试验；第二个试验又是阳性结果者，接下来做第三个试验，直至最终结果是阳性，此时的特异度最高、假阳性率最低，提高了诊断效能；与此同时，序列试验的敏感度会降低，但这不是我们要关注的重点。

例如：已成年男性患者，主诉心前区阵痛，但不显著，伴有心悸不适，血压正常，心肺体征（一）、血胆固醇水平偏高，临床疑似冠心病。拟采用的系列诊断性试验包括：A：普通心电图，B：心电图运动试验，C：CT冠脉造影。

诊断结果如下：

（1）普通心电图：ST-T可疑改变

（2）运动心电图：（+）

（3）CT冠脉造影：（+）

如果各个试验提供了敏感度与特异度数据，可用下列公式计算序列试验的敏感度和特异度：

（1）$Sen(A+B+C) = SenA \times SenB \times SenC$

（2）$Spe_{(1)}(A+B) = SepA + [(1-SepA) \times SepB]$

（3）$Spe_{(2)}(A+B+C) = Sen_{(1)} + [(1-Spe_{(1)}) \times SpeC]$

（二）调整验前概率也可提高诊断效力

如前述（图8-1），任一诊断性试验样本的患病率/验前概率都不尽相同，显著影响其阳性结果预测值（positive predictive value）的大小。因此，当接诊患者的诊断试验结果为阳性，可诊断的把握度有多大呢？要明确回答这一问题，一定要结合试验样本的验前概率大小。倘若与接诊患者相似，则可据此结果加以应用。

临床就医的患者，特别是在专业性质颇强的医院，试验对象往往较为集中。因而，专科就诊的患者之验前概率往往是较高的。所以当应用有关诊断试验时，要注意联系自己的实际作适当地调整（验前概率）。

例如：前述缺血性贫血的诊断性试验，其验前概率为31%，阳性预测值为73%，LR^+=6.0。如果你是血液专科门诊的医生，对于一位来诊的贫血患者，当采集病史、查体之后，按专业知识与经验，估计其验前概率至少为60%，经检验血清铁<65mmol/L，结果为阳性（+）。此时的阳性预测值还是73%吗？为此，你可计算该患者的验后概率。

（1）验前概率：60%

（2）验前比值比 =0.6÷（1-0.6）=1.5

（3）验后比值=1.5×6=9

（4）验后概率 =9÷（1+9）=0.9，即90%。

据此结果，该患者罹患缺铁性贫血的可能性达90%，而非先前的73%阳性预测值。可见，同一试验的结果经据实调整验前概率后，确能显著提高诊断的效力！

（三）量化分层划定诊断阈值，可进一步提高试验诊断水平

从第二节的表8-3所列举的血清铁诊断阈值分级中，可见在临床应用中的价值：拟高度确诊患者时则应用SpPin的标准；拟排除疑似病例时，则采用SeNout的诊断标准；当然最佳

水平的诊断阈值,从分级水平的 ROC 曲线值中就可以确定(如其为<65mmol/L)。此外,根据该试验不同分级诊断阈值的标准,以及其所计算的 LR^+,可用 ROC 曲线的方法,制作不同验前概率(横坐标)及其相应的验后概率,便于临床应用。这里特引用分层血清铁水平诊断阈值,所计算的 LR 值的 ROC 曲线,标明了不同水平的验前概率(横坐标)及其相对应的验后概率(纵坐标),很适用于临床对缺铁性贫血的诊断,读者可以此为参考,结合实际,举一反三(图 8-2),对于临床诊断水平的提高,是为有益的方法。

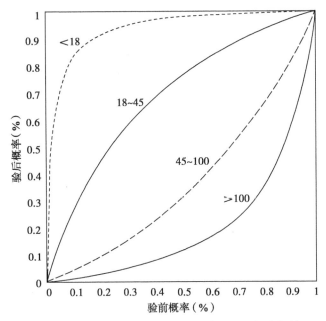

图 8-2　LR 值 ROC 曲线法的验前概率与验后概率相关图

(四)临床综合诊断同样能提高诊断水平

1. 现介绍一种临床综合诊断方法、提高临床诊断水平的实例,颇有启发与使用的意义。

Patterson 引用的一个研究中,设置了四个不同年龄段的男性成年组,各组特征如下:

A 组:45 岁年龄段的男性,没有任何症状,也不具 CVD 危险因素;

B 组:45 岁年龄段男性,患有高血压、高胆固醇血症及糖尿病,但无临床症状;

C 组:45 岁年龄段男性,具有不典型的胸痛症状;

D 组:55 岁年龄段男性,具有典型的心绞痛症状。

对上述四组对象均做 ECG 运动试验,并以阳性与阴性结果为准、采用 ROC 曲线分析方法,绘出了冠心病(CAD)的验前概率(横坐标)和验后概率(纵坐标)诊断参考图(图 8-3),颇有临床实用价值。

2. 当临床诊断试验之特异度不太满意时,则还可以采用多个序列试验的 LR^+,进而提高诊断水平。

例如:一男性患者,45 岁,诉胸骨下阵痛,不适,休息后可缓解,普通 ECG(-)。ECG 运动试验 ST 段下移 2mm。医生疑诊为冠心病,就此资料,你诊断冠心病验后概率有多大?

据有关资料,查询有关试验的 LR^+ 值,计算验后概率。

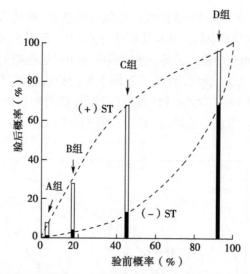

图 8-3 心电图运动试验对 CAD 不同年龄段男性的验前与验后概率关系图

（1）男性 45 岁年龄段冠心病患病率≈5%；

（2）ECG 运动试验 ST 段下移≥2mm 者资料，发生冠心病的 LR^+=11；

（3）临床资料冠心病胸骨下阵痛休息后缓解者，LR^+=14；

（4）计算该患者疑诊冠心病的验后概率：

1）验后比值 = 验前概率 /（1- 验前概率）$\times LR^+_{(1)} \times LR^+_{(2)}$

　　　　　　 =［0.05÷（1-0.05）］×11×14=8.1

2）验后概率 = 验后比值 /（1+ 验后比值）

　　　　　　 =8.1÷（1+8.1）=89%

结论：依上述临床资料，经计算，该患者患冠心病的诊断概率（把握）为 89%，因此，临床可以确诊。

关于 EBM 诊断性试验应用于临床的方法可依靠临床诊断自身要求，灵活而有证地应用，从而实现正确诊断、防止漏诊或误诊、为有效防治提供证据等一系列目的。

第五节　诊断性试验的循证研究建言

我国临床医学研究中有关诊断性试验部分是颇为薄弱的。应用现代临床流行病学有关诊断性研究的方法，更显不足，因此，诊断性试验研究，需亟待加强。

例如，现在应用于临床实践的诊断试验报告，大多提供了"正常参考值"范畴，并将测试结果如实列据，用↑或↓分别表示阳性或阴性（正常），而临床医生也就以此为据，作为临床诊断之参考。但要注意，这里往往缺乏异常值的水平与患者脏器损害相关性的依据（如心肌梗死的程度与肌酶水平；肝病损害程度与转氨酶水平……）。对此是值得进一步探讨研究的。

又如当前影像医学发展很快，临床医生所得到的结果是如实的影像特点之叙述报告，十分客观，自然可提高临床诊断水平，但如果影像专家（如放射医学与核医学、超声医学等）

能与临床医学专家相互配合，能进一步探讨若干脏器病变或功能性障碍（如心功能等）在影像改变特征的"敏感度""特异度"……，无疑将会促进彼此学科的协同发展。

我国临床医学的资源十分丰富，临床医生如能应用临床流行病学与循证医学的知识和方法，从临床实践中探讨患者有关疾病之特异性体征，如心脏之杂音、肿块之特征、水肿之特征、症候之特异等，并与相关疾病挂钩，研究其诊断的敏感度与特异度、预测值以及有关似然比，这对促进临床一线的疾病正确诊断恐怕也是非常有价值的。

临床多个学科，应该尽可能地联合协作起来，为提高临床医学的诊断水平共同研究，共同促进、共同进步，从而促进我国临床诊断水平不断地发展和提高。

（王家良　秦　莉）

第九章

疾病治疗的循证医学实践

随着时代的变迁和人群生活环境的变化,临床医生在实际工作中经常会遇到既往未曾面临过的崭新治疗难题。如何为患者提供最有效、最简便、最经济实惠、副作用最少的治疗方案是国内外临床医生长期追求的目标和共同努力的方向,也是广大患者普遍存在的迫切需求。

在日常医疗实践中,按照循证医学的要求,医生对患者个体的治疗与处理,需有科学依据,而忌无据而为,其处治水平也应随着科技水平的提高、研究成果的创新而与时俱进,促进医疗诊治的一流水平,使者受益。

然而,临床医学是在人类历史长河中,通过与各种危害人类健康的疾病斗争,反复实践、反复认识中逐渐发展而来的一门实用性科学,其中凝聚着文化的巨量经验积累和升华,是十分宝贵的财富,因此,在我们的临床医疗实践中,一直继承和应用着,传统的医疗诊治措施,造福于患者和社会。毫不奇怪,其中也会有些糟粕或无用之物,对此,需要人们在现代临床医疗实践中,取其精华,弃其糟粕,并继续发扬光大,从而促进临床医学不断地发展,这也是循证临床医学所面临的应尽职责与挑战!

第一节　循证治疗的意义

循证治疗(evidence-based treatment)是针对患者个体为其服务对象,而就医患者的个体情况,往往十分复杂,远非像临床治疗性研究、按设计标准纳入治疗对象那样理想或单纯。因此,循证治疗对个体患者的临床意义更为突出。

一、循证治疗首先应明确"5D"

(一)对患者的诊断应该正确(diagnostic right)

这里不但要求对疾病的诊断应该正确,还要包括对患者的心态及社会经济状态也应该掌握,这些都是正确治疗的基础。

(二)病理生理损害及其程度应该清楚(damage of physiology)

这是认识病情和转归的基础。

(三)病程要恰当地判断(duration of illness)

这是判断疾病转归和合理处治的基础。

(四)疾病对患者危险程度要作科学估计(danger of the disease for a patient)

这是判断预后与处治效能的依据。

（五）对患者的处治决策要有据可循（decision making based evidence）

此乃循证医学所要求的基本原则。

以上"5D"，如对个体化患者搞清楚了，那么将会为最佳的循证治疗提供十分重要的临床信息和依据。

二、循证治疗措施应确保安全

为患者选择的治疗措施，应安全第一，诚然，任何治疗措施包括药物，不可避免地会有不同程度的不良反应；现代采用的有创性介入治疗以及外科手术，也都存在一定的风险，需权衡利弊，应在利大于弊的情况下，以维持对患者治疗的最大安全、最低风险为目的。这些应力求有量化指标的依据。

三、循证治疗措施应满足有效性

对于治疗的有效性，则应依据疾病的性质和损伤情况以及治疗措施的效能（efficacy）而定。

（一）治愈与根治

疾病可治，治疗措施有效。例如：细菌性感染，予以有效的抗生素为主的治疗；早期局限性肿瘤，予以根治性手术治疗等。因此，如属于这类情况，其治疗有效性的目的则当界定为治愈或根治。

（二）预防恶化，维持正常功能，改善生存质量

许多慢性非传染性疾病，如心脑血管疾病、代谢性疾病以及肺、肝、肾等器质性疾病，当其病损进展到不可逆的程度而又乏可复性治疗手段时，那么治疗措施是否有效，自当定位于防止恶化，改善与维持"正常"的功能状态，提高其生存质量等。

（三）缓解症状，预防复发

对于某些慢性易复发之疾病，例如，支气管哮喘或类风湿等易反复发作之疾病，其治疗之疗效水平，则宜界定为症状缓解，预防复发为主。

以上三类情况，相信随着科学技术的日益发展，人们的认识水平和干预能力的提高，必将会出现创新性成果，使疗效日趋达到最佳水平，这既是循证治疗的目的，也是科学决策之依据。

第二节 循证治疗实践的基本要求

一、强调临床基本功的实践运用

病史采集与体格检查是每位临床医学生在学习《诊断学基础》时的一项重点及难点内容，也是临床医生接诊患者时的首要核心工作。部分医学院校为了培养医学生的该项素质，甚至使用"标准化患者"，以强化医学生该方面能力的培训和考核。详细地采集病史及仔细、全面地体格检查对于诊断、治疗疾病，判断预后，随访患者等后续医疗工作至关重要。

然而，目前在一些医疗机构中，由于临床工作量大、工作节奏快、责任心不足、个人专业知识水平有限等方面的原因，病史采集与体格检查这两方面的工作并未受到部分临床一线

住院医生的足够重视。例如：一位女性因剖宫产术后大出血，而由基层医院转至三甲医院的急诊室，医生应如何分诊？通过详细询问病史和体格检查发现，该女性既往无血液系统疾病史，剖宫产术后不明原因的阴道大量出血，在当地医院已予以促宫缩、输血、补液等对症支持治疗，目前生命体征欠平稳，子宫收缩好，阴道无明显出血。急诊医生考虑其目前暂不存在导致大出血的产科因素，遂将该患者分诊入血液内科以进一步治疗失血性休克并筛查出血原因。如急诊医生未仔细查体，则可能误将其分诊至妇产科，而延误其诊断和治疗。同样，对于一位正规产检且心电图结果无异常发现的足月孕妇，如果产科住院医生在其入院后，仅进行相关的产科查体项目，而忽略了内科查体的重要性，则可能漏听其心脏杂音，漏诊其潜在的心脏疾病，从而大大地增加阴道试产的风险，为医疗安全埋下可怕的隐患。

在询问病史和仔细查体后，临床医生还需合理、恰当地安排部分实验室检查项目，以辅助临床诊断、选择适宜治疗方案、判断疗效和推测预后。这里既不能过分依赖于辅助检查结果以诊断疾病，将临床医生变为"实验室医生"或"超声医生"，同样，也不能过度地进行大包围检查，应在病史和体征的基础上，结合患者的实际需求，选择适宜的辅助检查项目。例如，对要求人工流产的女性进行宫颈人乳头瘤病毒（HPV）检查，这显然就不合理。

二、充分发挥临床综合分析能力

临床医生既不是放射科医生，也不是实验室检测员。因此，不能仅凭辅助检查结果进行临床诊断及治疗，而应全面地结合病史、体征、辅助检查结果，综合分析后再予以诊治。例如，对于一位妊娠期阴道大量流血的妇女，超声检查发现其孕囊位于宫颈管内，部分医生可能会认同超声检查的结果，而将其诊断为"宫颈妊娠"，却忽略了该女性的宫颈并未增大，还存在"意外流产"时孕囊脱落入宫颈管的可能。而一旦拟诊"宫颈妊娠"，临床医生则可能会放弃急诊清宫术，而选择了价格更为昂贵的介入治疗，加重了患者的经济负担。

三、做好患者的诊断和鉴别诊断

鉴别诊断对于临床医生而言，是疾病诊断方面的重点和难点，也是疾病治疗的关键前提。然而，当前我国医学专业的学科划分过专、多数医疗机构的分科过细，"一叶障目"的事件在三甲医院也难以避免。例如，一位女性因咯血而于胸外科就诊，经大量检查并请呼吸内科、结核科医生会诊后，疑诊"肺结核"并采取"诊断性治疗"。1个月后，该患者的病情反而进一步恶化，生命体征无法维持，同时胸部出现片状阴影。该患者在最初疾病诊断过程中，其性别特点被忽略。在病情恶化后，医生再补充对其进行血清 HCG 检测，结果明显增高，经追问病史发现其一年前曾行人工流产一次。该患者的诊断实为"滋养细胞肿瘤"，然而，由于病情恶化，生命体征无法维持，错过了最佳化疗时机，原本可以治愈的患者最终却未能保住性命，这对于临床医生而言是难以启齿的事实。因此，全面、仔细地分析患者的个人特点、疾病特征，客观地进行诊断和鉴别诊断，对于正确、恰当地选择治疗方案极其重要。

四、提出临床治疗需解决的关键问题

每一位到医院就诊的患者都是复杂多变的单个个体，其疾病的临床表型具有独特性和多样性，疾病的发生发展也并非千篇一律。因此，临床医生在面对每一位具体患者时，都应全面结合其个人特点和疾病特征，针对需要解决的关键问题反复博弈，制订"最佳"的治疗

方案,实现患者获益的最大化。例如,对于一位妊娠未足月但重度"胎盘早剥"的患者,临床医生必须立即为其施行急诊剖宫产术终止妊娠,以免危及母婴生命。选择该种治疗方案,虽然存在早产儿相关并发症、剖宫产后遗症这些不良后果的发生风险,但相较于抢救母婴生命这一关键要素而言,上述风险都是可以妥协和接受的。相反,对于轻度"胎盘早剥"且病情稳定的患者,暂时以保胎为重,采用严密观察病情和保守治疗,以尽量延长孕周至足月,是较为适宜的治疗方案。

五、查找解决临床问题的当前最佳证据

目前,有关临床治疗性研究文献的数量巨大,临床一线医生没有足够的时间和精力将检索到的全部相关文献予以科学评价。为此,一些临床科研方法学家、文献分析评论家以及相关的临床专家通力合作,针对某些临床治疗的实际难题,在广泛收集大量文献和严格评价研究质量的基础之上,进行二次文献研究,如系统评价(systematic review),为推动临床治疗水平的提高,作出了巨大的贡献。其中,以 Cochrane Collaboration 项目为其杰出代表,该项目着重收集高质量的原始研究文献,采用专业、科学的质量标准对原始研究质量进行客观评估,综合质量好且同质性高的原始研究结果,得出真实性好及可靠性高的结论,故该类二次研究可被列为一等级别的最佳证据。

英国医学杂志(BMJ)和美国内科学杂志俱乐部(ACPJC)联合编辑的 Clinical Evidence,以及英国循证医学杂志(JEBM)发表的有关原始研究文献的详细摘要(synopses)并附专家点评,也对治疗性研究证据进行了高质量的评价。目前,这些杂志已成为临床医生获取最佳证据的主要来源。

当然,如果没有高质量的二次研究文献,临床医生也可对单个治疗性研究文献的质量进行分析与评价,选取研究质量高的相关研究,了解其治疗方案和疗效。其中,前瞻性研究的质量比回顾性或横断面研究好;而在前瞻性研究中,随机对照试验较非随机对照试验为佳。在随机对照试验中,又以大样本、多中心并采用盲法和分配隐藏的研究质量高。单个治疗性研究若能较好地防止偏倚因素的干扰,其研究结果的真实性和可靠性即有保障,研究质量即高,这也是临床医生可以参考的最佳证据之一。

六、根据患者具体病情选用最佳证据

每一篇治疗性研究的研究对象都有其特定的纳入和排除标准。对于质量高、结果可靠的最佳治疗性研究证据,临床医生在采用其治疗方案之前,还应仔细评判二者的研究对象、疾病特点是否相似或一致。如国外临床实践指南推荐:对外科手术后需长期卧床的患者可采用预防性抗凝治疗,以免深静脉血栓形成导致肺栓塞。然而,由于国内外人群的血脂等体质特点不同,这一方案可能并不适用于我国外科手术后的患者。

七、做好医患沟通以充分了解患者的治疗期望

由于个人的经济条件、价值取向、生活期望、治疗需求不同,最佳的治疗方案对于患者而言可能并非最适宜的治疗方案。临床医生在为患者选择治疗方案时,不仅要选择治疗利益最大化的方案,还要了解患者的治疗期望,考虑其依从性问题。例如,对于多发性子宫肌瘤且原发不孕的 38 岁女性,直接选择辅助生殖技术帮助其妊娠的治疗方案,存在肌瘤影响

胚胎着床而导致流产的风险。若先行子宫肌瘤挖除术，又需要严格避孕 2 年。随着年龄的增长，临床妊娠率下降且胎儿先天性发育异常的发生率增加。因此，对于该类治疗前景无法预测的患者，且利弊各不相同的治疗方案，我们可以与患者充分沟通，告知每种治疗方案可能存在的利弊，由患者自己选择她所能接受的治疗方案。

八、扩大检索范围以弥补最佳证据的不足

由于疾病特点不同，并非所有疾病都能采用质量高的最佳治疗性研究。疾病本身的发病率很低时，即不可能开展临床随机对照研究，其证据只可能源于临床系列病案报道或个案报道。如羊水栓塞、暴发性肝炎、雄激素不敏感综合征等此类少见病及罕见病。有些慢性非根治性疾病的患者，同时需要接受多种药物治疗，在决定弃弊保利的用药决策时，往往可以考虑单个患者的随机对照试验（an individual randomized trial，n-of-1 trial）的证据。

第三节　检索与评价最新最佳证据

一、单个文献资料的分析与评价

临床治疗所涉及的范围广泛，而对于某一具体的临床问题，可能无法检索到系统评价等高质量二次研究文献，而以单个原始研究文献居多。例如，妇科手术前，临床医生常规都会采用机械性肠道准备以排空患者肠道，以扩大手术视野利于手术操作，避免肠道损伤后的粪便污染。其主要的方式包括：口服导泻剂或外用灌肠剂。此种妇科术前准备是消化道手术术前准备的延伸。然而，近期研究表明：肠道手术前的机械性肠道准备并未改善肠道手术的术后结局，反而增加了不良反应的发生风险，如肠切除术后吻合口漏的发生风险。并且，在清空肠道的同时，会伴随流失部分的水、电解质。同时，多数患者可能有腹胀、腹痛等不适。这些副作用都可能会干扰手术的正常实施。那么，该患者妇科手术前是否需要常规进行机械性肠道准备？该种准备是否真正有利于妇科手术操作？其主要的副作用是什么？该种准备是否利大于弊？因此，围绕"妇科手术前是否需要机械性肠道准备"这一临床治疗性问题，我们进行相关的文献检索，查找有无这方面的高质量研究证据。鉴于目前尚未发现有"妇科手术术前机械性肠道准备"的系统综述。因此，我们进一步查找原始的单个随机对照研究，并采用科学的方法和质量评价标准对其研究质量进行分析和评价。首先评价研究证据是否真实可靠，即真实性（validity）；再进一步分析该研究的治疗措施是否有临床价值，即重要性（importance）；最后分析这种治疗措施是否适用于临床实际情况，即适用性（applicability）。

（一）真实性的分析与评价

随机对照试验是干预治疗性研究的"金标准方案"，其结果的真实性及可靠性较其他设计方案为佳。因其他设计方案受某些已知的或未知的偏倚因素影响颇多，观察结果偏离真实值的可能性大。然而，即使是随机对照试验的研究结果，评价时亦要注意以下问题：

1. 研究方案是否为真正的随机对照试验？是否采用真正的随机方案分配？随机既不是随意也不是随便。采用随机方法可以有效地避免选择偏倚的影响，使各组的样本具有可比性，维持组间均衡性，以保证最终观察到的结果差异是来自干预措施，从而提高证据的论

证强度。在评价单个随机对照试验证据时，应根据文献描述的具体随机方法和步骤，注意区别完全随机、半随机或假随机。如果文献未报道有关随机的具体内容，也可通过联系原文作者来获取信息（一般推荐采用电话访问），而不应轻信文中无具体随机方法的"随机"二字。如"恒康正清用于妇科腹腔镜手术前肠道准备的对比研究"中，"按手术医嘱通知时间随机分为传统法、提前给药法和分时段给药法"。这种按时间分组的方法实际上是半随机，而不是真正的随机。2005 年，一项有关随机对照试验质量的调查研究结果表明：仅有 6.8% 的原始文献是真正的随机对照试验。由此可见，判别研究是否采用正确的随机分配方法对判断文献质量尤为重要。

对于分层随机对照试验，还要注意分层因素的数量、试验组与对照组的样本量及分层后各亚组的病例分布是否一致。一项有关腹腔镜下子宫切除手术术前行机械性肠道准备的研究文献（以下简称"子宫全切研究"）报道："由电脑生成区组随机方案，每 6 名患者为一区组"。另一项妇科手术前采用复方聚乙二醇电解质散剂（舒泰清）进行肠道准备方法的研究（以下简称"舒泰清研究"）报道："由随机数字表得到随机号，患者在签署知情同意书后，研究者按顺序取得随机分组信息"。从这两篇有关妇科手术前肠道准备的临床研究文献报道可看出，两个研究均采用了充分的随机分配方案，第一篇为电脑随机分配，而第二篇为随机数字表分配。这种充分的随机分配能保障研究对象在试验前的组间基线具有一致性，研究的结果差异可归结于治疗方案的不同所致。

因此，在分析、评价一篇随机对照研究时，应注意：其为随机分配还是随机抽样？研究所采用的具体的随机分配方法是哪种？如为分层随机对照研究，其具体的分层因素有哪些？研究方案在设计之时，是否对分配方案进行隐藏？组间的基线是否可比？如若某个随机对照研究仅简单地报道"随机分组"，而缺乏上述具体的随机化相关内容，则该研究证据的真实性值得商榷。

如果检索的文献中缺乏随机对照研究，则可扩大检索词范围后再次检索文献，以防漏检。倘若确实缺乏随机对照研究，则应对非随机化研究的文献进行分析与评价，以探求质量最佳的研究证据。在分析与评价非随机对照研究的证据时，应注意：非随机对照研究的假阳性结果高于假阴性结果，凡研究所获的证据为阴性结果者，则可信度高。

2. 是否采用分配隐藏？随机分配方法的成功实施，除了需要产生不可预测的随机分配序列之外，还需要对所产生的分配方案进行隐藏。即在随机分配受试对象的过程中，受试对象和研究人员均不能预测受试者的分配方案。常用的分配隐藏方法包括：中心电话随机系统、药房控制随机分配方案、编号或编码的容器、按顺序编码且密封的不透光的信封。上述子宫全切的研究中，"由一位不参加研究结果测量和研究数据录入的工作人员，在手术之前将患者的术前准备注意事项放入密封且不透光的信封中，顺序地邮寄给研究对象"。其他参与该研究的工作人员均不知道且无法预测每位研究对象的分组方案。因此，该研究的随机分配方案得到了很好的隐藏。而舒泰清研究却并未采用相关的措施进行随机方案的分配隐藏，其研究人员有可能猜到每位研究对象的分组情况。如果负责结果观察测量的研究人员猜测到研究对象的组别情况，其所测量的研究结果则可能受测量偏倚的影响。例如：手术医生在评估某一患者的手术视野暴露充分程度时，如他猜测到该患者属于舒泰清试验组，那么他可能主观地认为该患者的暴露程度较好，因而可能夸大了试验组与对照组的差异。如果负责分组的研究人员能预测到下一位研究对象的分组情况，则研究结果可能受选择偏倚的影响,研究的质量大大受限。

3. 是否采用盲法?盲法能进一步提高随机对照研究结果的真实性。上述子宫全切研究中,"试验组采用磷酸钠盐灌肠剂灌肠,而对照组不采用任何机械性肠道准备的措施",这种一组给处理而另一组不给处理的研究无法对患者采用盲法,但研究对手术医生实施了盲法。研究设计人员在研究开始之前,即告知患者不能对手术医生透露其具体的术前准备情况。"手术医生不知道患者所采用的具体术前准备方案,在术中对患者的肠道准备状况、手术视野暴露难易程度、肠管可控程度等指标进行自主评判"。该研究同时还报道"在手术过程中,为验证对手术医生实施盲法的效果,研究人员请手术医生猜测患者的组别,试验组的猜中率为59%,对照组为55%,两组无明显差异($P=0.27$)。并且,猜中率约为1:1,证实对手术医师实施的盲法有效"。该研究排除了手术医生对研究结果评判的主观影响,避免或减少了测量偏倚,维护了证据的真实性。然而,该类研究却无法对患者实施盲法。因此,对于乏力、腹胀、腹部不适等需要从患者处获取的主观结果指标,则可能受患者的主观影响而对该部分结果产生测量偏倚。舒泰清研究却未采用盲法,因此,其所有研究结果在测量过程中均可能受测量偏倚的影响,研究结果的真实性受限。例如舒泰清+甘露醇试验组的研究对象由于知道自己是联合口服用药组的成员,因而可能特别关注其是否存在头晕、乏力等副作用的发生情况;而仅采用甘油灌肠剂的对照组对象可能会因为自己用药的种类少,认为副作用少,而不注意观察上述副作用,可能忽略一些比较轻微的不适感,从而造成试验组的副作用发生率高而对照组的发生率低,夸大了两组副作用的结果差异程度,对结果产生测量性偏倚。对于上述试验组与对照组的治疗措施不能采用盲法者,如果研究资料的质量可靠,也可以采用盲法分析,其研究结果的可信度亦佳。

我们在此讨论的"分配隐藏"与"盲法"的概念不同,它们的目的、作用阶段和可行性也不相同。分配隐藏主要是为了避免研究人员的选择偏倚或测量偏倚,作用在受试对象分配入组前,在任何随机对照试验中都能实施;而盲法是为了避免干预措施实施过程中和结果测量时来自受试对象和研究人员的测量偏倚,作用于受试对象分配入组且接受相应干预措施之后,并不是任何随机对照试验都能实施盲法。例如,术前机械性肠道准备即无法对患者实施盲法,但是,却可以采用分配隐藏以避免研究者人为地干预研究对象的分组情况。

盲法可以是单盲、双盲或三盲。当无法对患者和医生实施盲法时,可以请其他研究人员评价临床记录或使用客观指标评价疗效。至于"双盲"中是对谁实施了盲法,不同的研究者有不同的解释。因此,在评价时不能只注意研究是否提及采用盲法,更重要的是对谁实施了盲法及具体的实施办法,以判断其盲法实施的正确性。

4. 是否观察报道了与临床有关的全部结果?随访时间是否足够长?最理想的证据应是没有患者失访或丢失。但这通常难以实现,丢失病例最好控制在10%以内,如果超过20%,则可能影响试验结果的真实性。对于有失访或丢失的研究结果,可采用"最差病例分析":通常可将试验组丢失的病例计作无效,而对照组丢失的病例计作有效,再次计算结果,如与原结果一致或相近,则说明丢失的病例对试验结果真实性的影响小。某些情况下,患者未完成所有干预,但随访到其最终结果,即有不依从的情况发生,但未失访。为维护证据的真实性,应按最初的分组情况,对全部病例的最终结局进行分析,即意向性治疗分析(intention-to-treat analysis, ITT)。例如,患者依从性差而未认真按医嘱服药者以及发生沾染或者干扰者。如果这部分研究对象不被纳入结果分析,则会破坏随机化原则和基线的可比性,并最终影响结果的真实性。前述子宫全切研究共随机分配了160例患者,试验组79例,对照组81例。而在予以术前准备之前,研究对象因各种原因而取消手术者在试验组6例、对照组8例,两组间无显著差异(*P*=0.61)。因此,研究最终纳入146例患者,试验组和对照组各73例。虽然试验组有2例患者并未完成研究,但在统计分析时仍将其纳入了研究结果,进行ITT,避免减员偏倚对结果造成影响。

其研究结果除报道了手术视野满意度、肠管可控情况、手术难度、手术时间、术中失血量、住院天数等机械性肠道准备的"疗效"之外,还报道了其可能的不良反应,例如:术前的腹胀、乏力、嗜睡、口渴、恶心;术后便秘。研究所观察的结果较全面。并且,术中的手术视野满意度等情况由主刀医生和第一助手分别评分,两组评分结果的一致性较好(*Kappa*=0.56)。研究随访至术后6周,以了解有无手术并发症,如输尿管损伤、肠道损伤等,观察期限足够长。

舒泰清研究报道"选择600例患者,最后入组577例"。但文献却并未报道余23例未入组的研究对象的具体情况。研究结果也未采用ITT。因此,该研究结果可能受减员偏倚的影响,然而,由于我们不知道该部分对象在组间的具体分布情况,因此,无法判断减员偏倚对结果的影响,究竟是夸大了肠道准备的"疗效"还是缩小?此研究主要是由护理人员设计和开展,研究的结果主要集中于肠道准备的不良反应、术后排气、排便时间。研究虽然也请手术医生于手术当天通过观察肠道是否胀气、手术视野暴露充分与否,以此评价肠道清洁的程度,但未报道其他与手术相关的结果指标。研究也未报道其随访期限,因此,我们无法判定其观察期限是否足以观察所有的研究结果,一些重要的远期手术并发症可能漏查。例如,对于腹腔镜下子宫全切的手术,如果对照组患者肠道积气且手术视野暴露不充分,则增加了手术难度;如研究的随访期限不足,则可能漏掉输尿管热损伤坏死等需要2~3周才可能出现临床症状体征的并发症,导致并发症少的假象。因此,从结果分析方法、结果指标、随访期限等方面来看,舒泰清研究的质量较子宫全切研究差。

5. 伴随的辅助治疗是否影响结果?只有组间除防治措施以外的其他处理措施完全一致,才能肯定治疗后所产生的效果差异是由防治措施所致。组间的其他任何治疗包括支持治疗应一致,才能排除混杂、沾染和干扰,保证证据的真实性。例如,众所周知,患者术前的饮食成分和饮食量都会对肠道状况产生影响。食用豆制品或奶制品易导致肠道产气,而不利于手术区域的暴露,从而影响手术医生对术前准备效果的主观判断,对研究结果造成混杂影响。前述子宫全切研究报道的"试验组采用磷酸钠盐灌肠剂,而对照组未采用特殊的机械性肠道准备。两组患者均被告知于术前一天,仅能进食无渣流质饮食,半夜后即需禁食禁饮,但手术当天早晨可少量饮水服用药物"。该研究对患者术前的饮食进行了限定,一定程度上可避免其对研究结果的混杂影响。而舒泰清研究文献仅报道了各研究组的用药情况,未对患者的饮食状况进行限定,也未对禁食禁饮时间进行控制。如果该研究的试验组对象因术前肠道准备而致腹部不适,于术前仅食用流质或半流质饮食;同时,对照组正常饮食,则研究结果中的"肠道是否胀气、手术视野暴露充分与否"即可能向有利于试验组的方向偏倚,夸大了术前机械性肠道准备的"疗效"。因此,该研究的结果存在饮食因素混杂偏倚的影响。

沾染(contamination)是指对照组的患者接受了试验组的防治措施,使得试验组和对照组间的疗效差异减小。干扰(co-intervention)是指试验组或对照组接受了类似试验措施的其他处理，人为扩大或减小组间疗效的真实差异。例如，口服避孕药的避孕效果试验，妇女又额外使用了避孕套，从而造成试验组疗效额外提高，增大了与对照组间的疗效差异；反之，如对照组的对象接受了"干扰"药物，则可引起对照组疗效增高而使组间疗效差异减小。防止的办法包括严格执行设计方案及盲法治疗，并加强依从性。

在研究过程中，研究者对自己感兴趣的研究对象较对照者往往更为关照和仔细；而被关照的患者对研究人员又极可能报以过分的热情，从而将自己治疗反应的自我感受，对研究人员报喜不报忧。例如：口服避孕药初次使用后，还可能有不规则阴道流血、乳房胀痛等症状出现，然而研究对象却告诉研究人员"无特殊不适"。这种人为地夸大客观效果的现象，称为"霍桑效应（Hawthorne effect）"。霍桑效应的克服办法有赖于盲法设计与实施。

6. 组间的基线状态是否可比？如果总体的组间基线状态不一致，应注意在结果分析中是否作了基线的分层比较和校正。如果作了分层校正与比较，就会增强研究结果的论证强度。如子宫全切研究"纳入所有妇科良性病变需行腹腔镜下子宫全切的患者作为研究对象，治疗前试验组和对照组成员在年龄、体重指数、肠道状况、手术指征等方面无明显差异。"两组患者的一般情况可比，说明结果差异主要是由于不同的术前准备方法所致。并且，在研究结果分析阶段，该研究的分析人员再次将研究对象按肥胖情况、子宫体积大小、是否合并深部子宫内膜异位症、是否有致密粘连需行分粘术、是否合并慢性肠道疾病等因素进行分层分析后，其结果仍与原结果一致，表明这些因素并未对结果产生混杂偏倚。

7. 研究的样本量如何确定？当确立了一个治疗性研究课题之后，究竟需要纳入多少病例才能达到预期的研究目的呢？样本量的估算，是提供达到科学假设目的之最低样本需求量的依据。上述子宫全切研究"在既往同类研究结果的基础之上，计算得出每组需 72 例，即可检验出组间 20% 的绝对差异。检验效能 $1-\beta=80\%$，$\alpha=0.05$。在考虑失访和脱落等因素后，研究计划共纳入 160 名对象"。该研究的样本量估算具有科学依据，可避免发生研究结果受样本量不足而出现假阴性的情况。然而，舒泰清研究仅报道了各组研究对象的具体人数，而未报道研究是否计算样本量，也未报道样本量的确定方法和检验效能。因此，我们不知道该研究的样本量是否达到了验证研究科学假设目的的最低样本需求量？因此，对于"肠道瘪陷程度、心慌、术后排气时间、血钾水平、血糖水平"这些组间无显著差异（$P>0.05$）的研究结果，我们无法明确其是否因样本量小而导致的假阴性结果。

8. 研究的干预措施是否详细描述？研究设计中的干预措施，如试验组和对照组所用的药物、制剂、用药途径、剂量、疗程必须明确且详细规定。除非出现异常的不良反应，需提前破盲或终止以保护受试者的安全以外，试验的执行者和受试者均应按设计的管理要求如实严格执行直至研究结束。如上述子宫全切研究要求的"试验组对象在手术前一晚睡前自行使用 1 剂磷酸钠盐灌肠剂。如果手术当天早晨仍有粪便，则再用 1 剂。对照组未使用任何特殊的肠道准备措施"。舒泰清研究也详尽地报道了其研究各组具体的干预措施，如"术前 1 天下午 14 时开始，称体重并记录，肌内注射甲氧氯普胺（灭吐灵）10mg 后给予 20% 甘露醇 500ml 口服，嘱患者在房内走动，等首次排便后给予复方聚乙二醇电解质散剂（舒泰清）1 盒，直至患者的排便似清水为止"。便于读者了解具体实施方案是否在今后的工作中可行，或可否重复。

（二）重要性分析与评价

治疗性证据的重要性即为其临床意义，主要围绕两个方面进行分析：即正面的有效性和负面的不良反应。常用的量化指标如表 9-1 所示。而对于单个研究所报道的效果证据，则要注意分析其精确度的有效范围。

表 9-1　治疗性研究的临床指标

正效	负效
事件率（event rate，ER）：如有效、治愈率等	事件率 ER：如不良反应发生率
绝对危险降低率（absolute risk reduction，ARR）	绝对危险增高率（absolute risk increase，ARI）
相对危险降低率（relative risk reduction，RRR）	相对危险增高率（relative risk increase，RRI）
需要治疗多少病例才能获得 1 例最佳结果（number needed to treat，NNT）	需要治疗多少病例才会导致发生 1 例不良反应（number needed to harm，NNH）

（1）相对危险降低率（relative risk reduction，RRR）：对照组与试验组有关事件发生率之间的差值除以对照组事件发生率，所得商值用百分数表示。此值的大小表示试验组比对照组治疗后有关临床事件发生的相对危险度下降的水平，通常 RRR 在 25%～50% 或以上，方有临床意义。

$$RRR=(P-A)/P×100\%$$

式中 P：对照组的事件率，如病死率；A：试验组的事件率。

（2）绝对危险降低率（absolute risk reduction，ARR）：对照组与试验组事件发生率之间的绝对差值，用 % 表示。此值意味着试验组临床事件发生率与对照组相同事件率的绝对差值，其值越大，临床效果的意义越大。

$$ARR=P-A（\%）$$

（3）需要治疗的人数（number needed to treat，NNT）：即为挽救一个患者免于发生严重的临床事件如卒中或急性心肌梗死或者死亡，需要治疗有发生这些事件危险性的患者的人数。这一指标对评价某一干预措施的临床价值及经济价值十分有意义。如 NNT 数量小即防止发生每一事件花费的经费少，这种疗法的临床价值就大。

$$NNT=1/ARR$$

例如：在佝偻病早期预防双盲随机对照研究中，预防组新生儿在生后第 2 天即给予维生素 D_3 针剂（5 万 IU）肌注 1 次，对照组新生儿无特殊处理。此外，两组均按常规由随访医生对研究对象进行各项检查和预防及其他治疗，研究结束后再汇总资料进行分析，评价出生后单次注射维生素 D_3 预防佝偻病的疗效。研究结果按颅骨软化的发生率差异计算 NNT=11.82 人，按 3 个月龄的骨碱性磷酸酶的异常率计算 NNT=11.02 人，即大约每用药 11～12 人可预防 1 例佝偻病的发生。

再如，不同剂型米非司酮终止早孕的研究，米非司酮片剂（25mg/ 片）和胶丸（5mg/ 粒）终止早孕的效果相似，完全流产率分别为 90%（72/80）和 92.5%（74/80）。通过研究给出的资料我们可算出：与片剂组相比，胶丸组不全流产和继续妊娠的 ARR 仅为 2.5%，NNT=40。两组均有较理想的临床效果，即有较好的重要性。

在分析和评价治疗性证据时，一定要注意其不良反应的发生率、种类及其强度。常用的指标如表 9-1 所列。如一项他汀药的随机对照研究中，试验组的不良反应率为 0.05%，对照组为 0.03%，则该研究的 RRI=40%、ARI=0.02%、NNH=5000。由此可以看出，他汀治疗的不良反应发生率很低，相对而言较为安全。

所谓防治效果的精确度就是可信的程度，上述效果指标是以事件率或实际效果的绝对数据表示，显然仍有机遇因素的影响。提供其准确的程度将有助于临床重要意义的评价和指导临床应用，常用 95% 置信区间表示（95% confidence interval，95%CI）。如置信区间宽，则精确度低。

前述子宫全切研究结果报道两组患者在手术情况、患者主观感受等方面无显著差异。机械性肠道准备对于需行腹腔镜下子宫切除的患者并无明显的使用优势，其临床运用的必要性不大。但是，该研究仅报道了结果数据的均数和标准差，或中位数，而未报道 95% 置信区间。研究在结果数据的报道形式方面存在一定的不足。例如：试验组患者住院天数的中位数为 1 天；而对照组也是 1 天。研究未报道 95%CI，即无法评判其结果的精确度。舒泰清研究报道 3 种肠道准备方法在肠道清洁度、术后排气方面无显著差异。研究也只报道了结果百分率，而未报道 95%CI。这两项研究均需要在结果报道方面进行改善。并且，舒泰清研究的对照组未采用空白对照，因此，从该研究结果无法判断临床使用机械性肠道准备的必要性。

（三）适用性分析与评价

对于真实性好且重要性高的临床证据，其是否可被应用于自己的临床实践中呢？这要结合自己患者的实际情况，分析与评价证据的适用性。

1. 研究证据是否与实际患者的情况相符？对于任何治疗性研究所产生的高质量证据，并不能不加分析地照搬照用，而一定要与患者的实际情况相比较，"对号入座"者才能采用，否则就要出偏差。临床防治性研究往往不能一次性地将某一疾病的全部或各种类型的患者进行研究，总是从中选择病情相对一致的且数量有限的病例作为受试者。因此，根据课题的研究目的和设计要求，设置各自的纳入标准、选择合适患者、并以排除标准保证研究对象的临床同质性就显得十分重要。上述子宫全切研究纳入"18 岁以上、因妇科良性病变而行腹腔镜下子宫切除术的、能签署知情同意书的患者作为研究对象；排除不能使用灌肠剂者、有恶性肿瘤病变者、或是子宫直肠陷凹有重度子宫内膜异位病灶而可能需行肠切除者"。舒泰清研究"纳入 18 岁以上 80 岁以下、有阅读能力且同意参加研究的患者；排除宫颈锥切者、外阴手术者、阴道手术者、有肠道侵犯和肠梗阻者"。此两篇文献均详细报道了研究的纳入标准、排除标准，使研究对象限定于某一特定人群，也使读者能准确地了解其研究结果所适用的人群范围。我们在应用某一研究证据之前，即应重点考虑：研究中的疾病诊断标准是否可靠；证据中的研究对象是否与拟治的患者相符，其病情特点、年龄、性别等是否存在显著差异。假若以上特点一致或大体一致，则该治疗性证据就可适用，否则即不可取。

影响结果的因素有患者的性别、年龄、文化程度、社会经济状况、种族及可影响结果的其他重要因素等。如参与研究的患者与实际工作中的患者有明显差异则不能将此类证据的结论应用于实际患者。如单次给维生素 D_3 预防佝偻病的研究是在我国西安地区对医院出生的足月适龄儿进行的，可能不宜用于我国西藏、新疆等日照充足、奶制品食用量大的人群。必要时可对证据的患者各亚组进行分层分析，联系实际情况进行评价，确定是否适用。

有的证据在总体上可能与患者状况不符，而在一些亚组患者的病情与实际患者的状况相似，那么，这个亚组的治疗证据就有适用的价值。因此，在分析与评价治疗性证据的适用性时，还应注意是否作了亚组的疗效分析。倘若其亚组结果有生物学和临床依据、有统计学和临床意义、亚组本身的研究假设是在研究前所设计，且其疗效在另外的研究中也被证实,则该亚组证据即有重要的适用价值。

2．治疗证据在实际医疗环境中是否可行？研究报道的医疗措施在实际医疗机构中是否能够顺利开展,与当地医生技术水平、医院管理机制和设备条件、患者经济状况、医疗保险覆盖范围等因素有关。如卡前列氨丁三醇(欣母沛)是强有力的宫缩促进剂,被推荐用于治疗产后出血的患者。然而,由于其价格较昂贵,在我国一些经济较为落后的少数民族边远地区,则无法推行应用该治疗药物,而常采用疗效虽稍差但价格低廉的米索前列醇。

3．充分估计患者采用治疗性证据后可能产生的利弊　如前所述,治疗性措施的利弊量化指标常用：NNT 和 NNH。如果研究证据中无此指标,可根据患者预期事件发生率(patient's expected event rate,PEER)进行推算。PEER 是指若患者不予治疗,其最终结局事件的发生率,常可用安慰剂对照组的事件发生率(CER)或临床积累的未治患者的观察结果作为 PEER 参考值。

$$NNT = \frac{1}{PEER \times RRR}$$

$$NNH = \frac{1}{PEER \times RRI}$$

在上述 NNT 与 NNH 的基础上,可进一步计算治疗措施的利弊比(likelihood of help vs harm,LHH),LHH 越高,则治疗措施的疗效更好且安全性更高。

$$LHH = \left(\frac{1}{NNT}\right) \bigg/ \frac{1}{NNH}$$

当然,如果确实未检索到与实际患者情况相符的研究证据,我们也可在现有证据报道的 NNT 的基础之上,以临床经验估计实际发生不利结果的概率(CER),以此 CER 值作为校正值 f_t。用 f_t 除证据中提供的 NNT 值,即作为校正后的 NNT。以干扰素处理多发性硬化症为例,NNT 为 9,如我们的患者不治疗,在相同观察期内,发生致残率是试验中的患者的 3 倍,则 NNT/f_t 为 9/3=3。意思即为：用干扰素治疗危险性更高的多发性硬化症患者,每治疗 3 个病例,就可避免 1 例致残的后果发生。同理,可利用不同假设值 f_h 除 NNH,NNH/f_h 值愈大,则拟用的防治措施安全性愈高。

从上述真实性、重要性以及适用性三个方面对单个治疗性研究证据进行严格评价后,在应用证据时,还要考虑患者对拟用证据的价值取向和意愿,向患者及家属交代所患疾病的后果及接受拟用干预措施后的利弊,帮助其作出判定,从而提高依从性。

(四)单个临床疗效研究证据评价实例

美国妇女健康启动计划(Women's Health Initiative,WHI)是一项在美国进行的以人群为基础的大规模、多中心、随机对照双盲的临床试验。主要研究目的是评价给绝经后妇女长期应用特定的雌、孕激素补充治疗的受益与风险比。

WHI 的纳入标准为：绝经后女性、年龄 50～79 岁(平均 63.3 岁)、可在当地居住 3 年以上的绝经后妇女。排除标准：曾患乳腺癌,患有可能使存活时间少于 3 年的疾患,过去 10 年患过其他肿瘤,血小板或血细胞比容减少,存在有不能依从研究要求的情况等。

1993—1998 年期间,该项临床试验在美国 40 个临床中心共纳入绝经后应用激素替代治疗（hormone replacement therapy，HRT）的妇女 2.7 万人。每位研究对象在测定基线状况之前，都有 3 个月的洗脱期。该研究的随机化方案由 WHI 临床协调中心设计，在各临床中心通过其各自的研究数据库，采用随机置换算法实施随机分组，并且按临床中心和年龄组进行分层。整个临床试验分为 4 组：已行子宫切除术的妇女随机分配到单纯应用雌激素（结合雌激素 0.625mg，ET 组）或相应的安慰剂对照；有子宫的妇女随机分配到雌、孕激素连续联合应用（结合雌激素 0.625mg+ 甲羟孕酮 2.5mg，EPT）组和相应的安慰剂对照组。研究采用双盲法，研究对象和研究人员均不知道每位研究对象的分组情况，所有研究药物均有其单独的药瓶编号和条形码，当研究对象出现某些临床症状或体征需要处理时，则由未参与研究结果测量和统计的妇科医师予以治疗，尽量保证研究人员和其他研究对象盲法的完成。

研究对象每半年随访一次，采用标准的问卷调查相关症状和体征，每年行乳腺检查，每 3 年行心电图检测。如研究对象发生某些状况，需停用药物，研究仍需继续随访这部分妇女直至研究结束。该研究采用回收药瓶并称重的方法来评估研究对象的依从性。该项临床试验研究的主要终点指标为心血管疾病（非致死性心肌梗死及心血管疾病死亡）及浸润性乳腺癌的发生率；次要终点指标包括髋骨骨折、结肠癌、子宫内膜癌、脑卒中、肺栓塞及其他各种原因引起的死亡等。研究对上述结果指标均有详细的定义，并采用 ITT 法分析结果数据。该研究采取多种措施以保证研究数据准确、可靠，如采用标准化数据输入程序、定期报告和检查数据库、随机审查表格、常规巡查临床中心。该项试验原计划观察 8 年，预计在 2005 年 3 月结束。

参加 EPT 组的研究对象为 8506 名，安慰剂组 8102 名。参加 ET 组的研究对象 5310 名，安慰剂组 5429 名。在平均随访 5.2 年时，研究的中期报告发现 EPT 组冠心病、脑卒中与乳腺癌的风险较安慰剂组有所增加，浸润性乳腺癌的发生例数超过预先制定的安全线：与安慰剂组相比，接受 EPT 治疗的绝经后妇女的心脏病事件、脑卒中和浸润性乳腺癌的风险分别增加了 29%、41% 和 26%；结肠癌和髋骨骨折的风险分别减少 37% 和 34%。对上述几种风险的综合评价结果是绝经后妇女应用 EPT 弊多利少，不宜用于绝经后妇女心血管疾病的预防；在应用 HRT 预防绝经后妇女骨质疏松时，应考虑其对乳腺和心血管疾病的风险。为此，2002 年 5 月，该项临床试验的安全监察提前终止了 EPT 组研究，而另一半 ET 组的研究继续进行。该研究 EPT 组的结果继 20 世纪 70 年代发现单纯应用雌激素可致子宫内膜癌患病风险增高而引起人们对 HRT 产生恐慌后，再次引起了人们对 HRT 的怀疑和恐慌。

然而，2004 年，WHI 研究的另一部分 ET 组已平均观察了 7 年，与 EPT 组的结果不同，该组除卒中外，冠心病和乳腺癌的风险并没有增加。因结果已经明朗，该组研究也提前 1 年宣告结束。

WHI 是一项在国际临床流行病学专家的指导下进行的超大样本的、多中心的随机双盲对照研究。该研究设计采用了分层随机方案，通过研究中心制定随机方案、编号药瓶等措施对分组进行隐匿，并且，对研究人员和研究对象实施盲法。从而，尽量避免选择性偏倚和测量性偏倚影响研究结果。该研究的随访时间充足，对于中途退出的研究对象仍保持继续随访，并且采用 ITT 法分析结果数据，避免发表偏倚、减员偏倚影响研究结果。研究在开始之前，对所有研究对象均予以 3 个月的洗脱期，以避免部分既往曾服用性激素的研究对象对研究结果产生干扰偏倚。研究对于结果指标的定义和结果数据的获取、录入、保存、计算均有详细的规定，以较好地避免测量性偏倚影响研究结果。由此可见，相较于其他的随机对照研究，WHI 的研究设计方案较科学合理，研究的实施难度较大，研究人员制定并采用了较多的措施以保证研究质量、研究结果的真实性和可靠性。但就是这样一个设计上比较完美的研究，也不可避免地存在一些问题，各国专家在对该研究结果进一步分析时，发现了其设计和实施方面的局限性：

1）该项临床试验在研究设计时，未按照是否做过子宫切除术而对研究对象进行分层随机分组。有子宫的绝经后妇女可被随机分至 ET 组、EPT 组或安慰剂组。但是，PEPI 项目研究结果表明单纯补充雌激素不适用于有子宫的妇女后，WHI 的研究计划随即做出相应改动：有子宫的妇女不分至 ET 组。因此，331 例已被分至 ET 组的绝经后妇女又被转至 EPT 组，故这部分妇女未达到盲法治疗。同时，在研究过程中，部分有子宫的妇女因不同原因行子宫切除术后，又被中途转到 ET 组，该部分妇女也未达到盲法治疗，然而，在结果分析时该部分妇女却仍归入 EPT 组进行数据分析。因此，虽然该研究的设计方案看似科学合理，但在具体实施过程中，却并未做到真正的随机和盲法，研究结果受沾染偏倚的影响，其真实性受限。

2）该项临床试验中，有 26.1% 的妇女在入组前曾经应用过或正在应用 HRT，有些妇女的用药时间长达 5 年，甚至 10 年以上。而乳腺癌发生的风险是随着 HRT 应用时间的延长而增加的。虽然研究对象于试验开始前有 3 个月的洗脱期，但研究的排除标准却并未进行相关限定。因此，研究结果可能受到干扰或沾染因素的影响，而且，研究报告并未讨论这一情况可能对研究结果产生的影响。

3）WHI 只评价了该研究感兴趣的部分结果，忽略了 HRT 的最明显受益，即有效缓解更年期症状。所以，其对 HRT 的受益／风险比的评估是不全面的。

4）WHI 研究中 80% 以上是没有绝经症状的健康老年妇女，并不具备 HRT 的适应证。

5）WHI 的研究对象平均 63 岁，比通常使用 HRT 的人群年龄高 10 年左右。众所周知，年龄越大，心血管疾病和乳腺癌的风险也就越高。WHI 本身的分析也表明 50 岁妇女多种疾病的绝对风险仅为 60 岁妇女的一半，且是 70 岁妇女的 1/4。许多妇女在进入研究时已是上述疾病的亚临床状态。因此，研究结果可能受到年龄这一混杂因素的影响。HRT 多用于治疗绝经早期围绝经期症状，是否绝经早期应用 HRT 妇女的心血管疾病和乳腺癌发生的风险会有所不同呢？2007 年，在对年龄和绝经年限重新分层后，对 WHI 进行再分析，结果显示：绝经 10 年内开始接受 HRT 的女性，心血管疾病发生率低于安慰剂组，而绝经 20 年以上再开始接受 HRT 者则高于安慰剂组。据此，"雌激素应用窗口"理论和冠心病"治疗窗口"理论逐渐形成，并逐渐达成绝经早期和绝经过渡期接受 HRT 不增加冠心病风险的共识。

6）WHI 应用了雌、孕激素连续联合方案（结合雌激素 + 甲羟孕酮）这一特定的治疗方案。因此，该研究结果无法推广到其他雌激素、孕激素、其他剂量、其他途径以及其他方案或其他人种。

7）和某些风险相比，WHI 研究中所阐明的 HRT 对各种事件的绝对风险是很低的，甚至低于肥胖对乳腺癌和心血管疾病的风险。与初次妊娠晚、饮酒、超重及摄入钙剂或维生素 D 不足所引起的乳腺癌风险增加程度相似甚至更低。

鉴于上述结果的再分析，2013 年，国际绝经协会、美国生殖医学协会、亚太绝经联盟、内分泌协会、欧洲女性与男性更年期协会、国际骨质疏松协会和北美绝经协会共同制定并发布了绝经后激素治疗的专家共识：①绝经后激素治疗对于任何年龄段的绝经后妇女均是治疗血管舒缩症状的最有效治疗措施，并且，对于年龄小于 60 岁或绝经 10 年以内的妇女，该治疗方法的收益更大于风险；②对于具有发生骨质疏松相关性骨折的年龄小于 60 岁或绝经 10 年以内的高危妇女，HRT 是其有效适宜的骨折预防措施；③标准剂量的单纯雌激素可降低年龄小于 60 岁或绝经 10 年以内的绝经后妇女的冠心病风险及其相关的死亡率；但雌、孕激素联合应用于该年龄段的绝经后妇女的冠心病相关风险尚不明确；④应考虑个体生存质量需求及所存在的危险因素，制定个体化方案；⑤全身性 HRT 是缓解更年期症状的最有效手段，对子宫切除女性可使用 ET，有子宫女性应加用孕激素；⑥对于阴道干涩或性交不适雌激素治疗，推荐低剂量；⑦ET 和 EPT 可增加静脉血栓栓塞和缺血性卒中的风险，但在年龄小于 60 岁的女性中较少发生；⑧在使用时间方面，应尽量以最低剂量和最短时间控制更年期症状，强调个体化；⑨50 岁以上进行 HRT 的绝经后妇女的乳腺癌风险与其用药时间和孕激素有关，归因于 HRT 的乳腺癌风险值小，停用 HRT 后其风险即消失。

二、系统综述的分析与评价

临床医师在选择临床疗效研究证据时，应首选基于随机对照研究的系统综述，其次才是单个、大样本的随机对照试验。当然，并不是所有的系统综述结论都真实可靠，在应用该类治疗证据前，同样需要对其真实性、重要性和适用性进行仔细、全面的分析和评价。

（一）系统综述的真实性

1. 是否为基于随机对照研究的系统综述 首先要了解该系统综述所纳入的原始研究是否为高质量的研究。高质量的原始研究首选随机对照试验，其次是半随机对照试验和非随机化试验。在评判过程中，最好能获取该系统综述所纳入的原始研究文献的全文，以判别其究竟是否为 RCT 研究。系统综述还应详细报道其评价文献质量的标准；而且对每篇所纳入的原始文献是否都做了严格的评价。同时，还应注意评价纳入研究的统计学异质性和临床异质性，如果异质性大，则该系统综述结论的真实性值得商榷。

2. 是否对纳入的单个试验做了真实性的评价？在系统综述的方法学部分应详细说明是如何评价每一篇入选文献的真实性的，同时列出其具体的评价标准。在系统综述的纳入标准中，应包括关于原始研究质量的内容。纳入原始文献时，应由两人或多人独立进行评价和纳入。当纳入文献结果的一致性好时，说明该系统综述的结果更加可信。

3. 是否详尽描述原始文献的检索过程和方法？制定系统综述的检索策略是一项重要、复杂且困难的工作。它既要求检索式合理，又要求其检索结果完整、准确。首先应了解其检索范围是否广泛、全面，主要的医学文献数据库是否均被涵盖，关键词的运用是否合理、准确、标准；除了电子检索数据库以外，是否还采用了手工检索期刊、筛查会议记录、检索网络在线资源、查找相关制药公司的数据库、筛选临床试验注册网站以及联系已发表文章的相关作者等多种途径手段；是否只局限于单一语种；检索年限是否合理充分等。以上内容在系统综述的方法学部分都应该进行较为详尽的描述。

4. 是否详细描述了系统综述的方法学？治疗性系统综述该种二次研究文献的优势即在于其方法学合理、完整、标准。因此，评判系统综述时应着重关注其对于方法学的报道，如：文献收集的方法、纳入与排除标准、单个研究的质量评价标准、数据的收集与整理、防止偏倚的措施、具体的统计分析方法、结果的评价等。

5. 结果分析时采用何种数据？在进行结果汇总分析时，所采用的数据是来自原始的患者资料（individual patient data，IPD）还是二次总结的表格资料或是已发表文献的结果数据？若利用的是原始患者数据，则该系统综述的结论更可信。当然，在实际研究的过程中，原始的患者数据是难以获取的。现在的系统综述多数采用的是文献所报道的结果数据，因此，研究者在系统综述研究期间，如对数据资料存在疑问时，则应及时联系原文作者，以进一步获取原始患者数据资料。

（二）系统综述的重要性

1. 不同原始研究的结果是否一致？如果每一个试验结果都显示了相似的效果或者至少是相同的方向，即有较好的同质性，那么该系统综述的结果可信。但在实际研究中，达到完全的同质是不可能的，表现为部分研究的结论有效，部分无效，甚至有的表明有害。对于权重值大且逆转了研究结果的某个原始研究，应予以重点分析。最好能对异质性结果予以合理的解释，当统计学异质性大时，建议采用随机效应模型汇总结果。

2. 证据的疗效大小？如同单个治疗性研究，有较多的疗效指标可用于评价系统综述的效果，如 RRR、ARR、NNT、RRI、ARI、NNH 等。既往的系统综述多采用 OR 和 RR 来表示结果，但是由于未考虑 CER 和 PEER，且在临床实践中的应用较少，故目前已有许多系统综述用 NNT 来表示结果。

3. 证据效果的精确性高低？与评价单项研究证据结果相似，常采用 95% 置信区间来评价系统综述效果的精确性，以进一步估计效果的强度及其临床意义大小。

（三）系统综述的适用性

系统综述适用性的评价原则与单个研究相似。即考虑：拟诊患者与研究中的患者的相似性；治疗是否适于现实应用？治疗对患者的利弊如何？患者对治疗结局和提供的治疗方案的期望为何？但与单项研究评价不同的是，系统综述会清楚地给出不同患者或不同情况下各亚组的信息结果，从而会更方便地应用于自己的患者。但在应用时须满足亚组患者的应用条件。

第四节 临床治疗性研究设计

然而，如果在检索文献之后，没有查到相关的高质量研究证据回答我们的临床问题。那么，我们也可以通过以下途径自行研究，以解决临床问题：

（一）明确研究的临床问题是什么

例如，近年来，较多研究结果表明剖宫产术后咀嚼口香糖对于肠道功能恢复有良好的促进作用。那么，妇科良性病变患者行腹腔镜手术后，咀嚼口香糖是否也能够促进肠道功能恢复？借此，我们提出临床问题"腹腔镜妇科手术术后咀嚼口香糖的效果和不良反应是什么？"

（二）制定设计方案

应根据研究课题的具体情况，选择合理的研究设计方案。原则是：科学性强、可行性好；如仅强调科学性，但是执行起来又困难重重、可行性差，这样就难以完成研究任务，因而不可能达到预期的研究目的。适用于防治性研究的设计方案首推随机双盲对照试验，其次是随机交叉试验、前后对照试验、前瞻性队列研究、非随机对照试验以及系列病例的疗效分析等。例如：咀嚼口香糖能否促进肠道功能恢复的研究中，一位不参与研究临床过程的人员创建随机分组表,利用电脑 Excel 软件产生随机整数的函数和随机整数。根据入院时间先后顺序,为每一位研究对象顺序产生数字编号。每一个纳入对象的顺序编号对应一个随机数字,按照随机数字的单 / 双号,分别将研究对象分为试验组和对照组。将上述病员编号和随机数字相对应的分组信息记录为"随机分配表",由不参与研究临床过程的人员保存。每位研究对象顺序纳入时,分别对应一个不透光的密封信封,其内有该对象的具体分组情况。在判定该研究对象符合研究的纳入标准之后,即由研究人员开封并确定其分组情况。在该研究中,不采用模拟剂,也无法对研究对象和研究实施人员采用盲法。但可以对研究结果观测人员和统计人员采取盲法。最后一位研究对象观察结束后,再统一揭盲。叮嘱研究对象在研究过程中注意保存口香糖,不向研究观测人员透露其具体的分组情况。

(三)选定研究对象,制定纳入与排除标准,计算样本量

根据我们的研究内容,研究纳入全麻下择期行腹腔镜妇科良性病变手术的患者。排除既往有肠梗阻、胰腺炎、腹膜炎、习惯性便秘、甲状腺功能减退等病史或牙齿松动无法咀嚼口香糖者。排除术中肠道损伤、部分肠切除、肠吻合者,以及不愿参加本试验者。可以先开展小样本的预试验,得出试验组和对照组肠道功能恢复的粗略结果。在此结果的基础之上,计算正式研究所需的样本量。在试验过程中,由于各种原因,如患者不能坚持等因素,研究可能会丢失一些病例。为保证试验结果的真实性,常在估算出的样本量的基础上增加 10%。

(四)明确研究的干预措施

研究人员在患者手术当天发放定量的口香糖和日记卡,患者每次咀嚼口香糖时则在日记卡上进行记录,研究结束后回收剩下的口香糖和日记卡,以用于判断患者的依从性。试验组于术后 24 小时,实施常规的术后护理及康复锻炼(翻身、活动四肢等),同时予以"益达牌"木糖醇无糖口香糖 2 粒咀嚼 30 分钟,一天三次,直至肛门排气。对照组仅于术后 24 小时始术后护理及康复锻炼。两组患者在术后 6 小时均可开始少量进食,术后流质饮食,但不能服用薄荷水、聚乙二醇 4000 散(福松)、中药等促进肠功能恢复的药物,也不能采用理疗等措施。研究对象在肛门排气之前,不进食其他非流质饮食,同时,也不能进食"豆浆、牛奶"等易产气食品。

(五)确定研究的观测指标和观察期限

任何防治性试验都要有其主要的终点指标或次要的中间指标。上述研究在术后由护士交代患者及家属,准确地于日记卡上记录肛门排气、排便、饥饿感出现的时间。由经过培训的结果观察人员观察研究对象有否腹胀、恶心、呕吐等不适,有否肠梗阻发生,有否误食或误吸口香糖,研究对象的住院时间,术后是否使用镇痛药物(包括镇痛泵)和止吐药物。研究观察至出院后一周,了解有无不良反应,如口腔溃疡、牙龈出血等。在临床上,如果患者于妇科手术后 3 天仍未肛门排气,医生一般均会采用口服薄荷水、外用理疗仪等方法促进患者的肠道功能恢复,目前暂无研究探讨妇科腹部手术后患者肠道功能恢复所需的自然期限如何。同时,术后咀嚼口香糖的不良反应目前仍不清楚。因此,上述研究观察期限应如何制定?目前尚无相关的依据。而该研究的观察期限是参考类似研究"剖宫产术后咀嚼口香糖对肠道功能恢复的研究"而制定,可能存在一定的不足。在预试验期间我们会对该观察期限进行评判,以了解其是否足够用于观察"疗效和不良反应"。

（六）选择合适的统计分析方法

计数资料表示为率或构成比，并采用卡方检验。计量资料若为正态分布，则采用均数±标准差（*Mean±SD*）表示，采用 *t* 检验；若为偏态分布则表示为中位数（四分位间距），采用秩和检验。*P*<0.05 认为有统计学意义。在该研究中，我们将采用 Excel 2007 进行数据录入，SPSS 19.0 软件进行数据统计。由于某些受试者可能会因某些因素的影响而退出研究，因而影响研究的质量。为了定量化地判断病例缺失对真实性的影响程度，需要对全部进入试验组与对照组的受试者做意向性治疗分析（intention-to-treat analysis，ITT）。对于数值变量，可追踪失访者末次随访的结果数据，将其作为该研究对象的终点研究结果进行统计分析；对于分类变量，可将退出的研究对象的结果假定为无效，而将对照组退出的研究对象的结果假定为有效，以此进行统计分析。当 ITT 结果与符合方案集分析的研究结果和结论没有显著性差异时，则这部分退出的研究对象未对结果产生减员偏倚影响。

（七）医学伦理学立题申报与审查

用于人体防治性试验的任何药物或措施，应有充分的理论依据，证明对患者安全和有防病治病的效力之后，方可投入临床试验。人体试验在实施前需向研究所在单位的伦理委员会提交立题申报，阐明该种防治性研究具体的研究方案是什么，是否符合伦理要求；研究措施的疗效及可能的副作用有哪些，如果不良反应发生，研究人员可以采取的应对措施有哪些；研究组成员如何保障研究对象的合法正当权益；对于研究对象是否有补偿机制。研究方案通过伦理答辩和审查后，方可开展研究。如果没有足够的科学依据或者研究违背了伦理学原则，国家药品监管行政部门以及伦理学审核机构是不可能批准其进行临床试验的。研究方案经过伦理批准，并且，研究对象签署知情同意书后，该对象的研究方可以开展。例如，一项有关桂枝茯苓胶囊治疗子宫肌瘤的随机对照研究方案中，其研究对象的纳入标准是子宫肌瘤 3～4cm 大，且无明显症状的妇女。该临床研究被研究机构的伦理委员会驳回，未予以批准。因该研究方案纳入无症状的临床上可予以观察期待治疗的子宫肌瘤患者作为研究对象，而对于有症状的需要临床处理的患者却不予以纳入，故研究方案违背伦理原则，研究难以实施。

通过上述内容，我们讨论了大家在遇到临床防治性问题后，查找证据和制作证据的一些基本经验，其关键内容是对研究质量的评价和控制，以此评判和保证研究结果的真实性和可靠性。

（许良智　张　静）

第十章

临床治疗药物不良反应的循证医学实践

药物是治疗疾病的最重要手段之一，广泛用于临床日常工作，对控制、治疗疾病有重要意义，同时药物不良反应也可能给患者带来损伤，甚至威胁患者生命；随着医学科学发展，新药物不断涌现，科学、客观评价新药物的有效性、安全性，并合理应用于临床工作，为患者服务成为临床医生所应具备的基本能力；同时，临床医生在应用药物治疗疾病过程中，应该有意识预防药物不良反应发生、注意发现新的不良反应。甚至对药物不良反应进行临床研究，将循证医学原理方法用于具体临床实践工作中。本章对药物反应的基本概念、分类、产生原因、循证分析及医学实践进行介绍。

第一节 概　　述

一、药物不良反应的概念与分类

（一）与药物反应有关的几个基本概念

药物反应是药物通过各种途径进入体内，机体对药物产生的生理、病理反应的自然过程，从严格意义上讲，药物的治疗作用、有效性也属于药物反应范畴，而伴随药物治疗疾病作用的同时，药物可能引起人体的不适感，甚至机体功能的损害，这部分属于药物不良反应；药物不良反应的多寡、严重程度决定了药物的安全性。评价药物的三要素是有效性、安全性、经济性。与药物反应相关的几个概念：

1. 药物副作用（side effect）　药物副作用是指在正常剂量情况下出现与用药目的无关的反应。副作用与正作用是相对应的，其差异在于用药目的的不同；如阿托品有解痉与抑制腺体分泌两种作用，当作为麻醉前用药时，用药目的是抑制腺体分泌，而术后肠胀气，尿潴留为副作用；当用于解除胆道痉挛时，口干则成为副作用。副作用在药物不良反应的范畴中，是指那些引起人体的不适感比较轻微，多为可逆性，停药后通常很快消退的反应。

2. 药物不良事件（adverse drug event，ADE）　药物不良事件和药物不良反应含义不同；一般来说，药物不良反应是指因果关系已确定的反应，而药物不良事件是指因果关系尚未确定的反应。药物不良事件是指药物治疗过程中出现的不良临床事件，在国外的药品说明书中经常出现，甚至大篇幅罗列不良事件，但这些事件尚不能肯定是由药引起，因果关系尚未确定，需要进一步评估。

"不良事件"（adverse event，AE）定义不尽相同。例如，国际协调会议（ICH）将 AE 定义为患者在应用药物时出现的不利临床事件，该事件和治疗未必一定有因果关系。FDA 的 AE 定义为患者在应用任何剂量的药物、医疗器械、特殊营养品时，出现的可疑不良后果。该损害可由药物不良反应、用药失误、手术不当、血液输注错误等诸多原因所致。

有学者认为 ADE 的含义与 AE 相同，且易与 ADR 混淆，故建议将药物不良事件改为"可疑药物不良反应（suspected adverse drug reaction）"，这是因为在 ADR 报告的实际操作中，通常是按"可疑即报"的原则进行报告的。

3. 药物不良反应（adverse drug reactions，ADR）　WHO 国际药物监测合作中心对药物不良反应的定义，指正常剂量的药物用于预防、诊断、治疗疾病或调节生理功能时，出现的有害的和与用药目的无关的反应。从定义可看出，药物不良反应的特点，第一是正常剂量，排除过量用药引起的中毒反应；第二对机体造成了伤害，伤害需要有表现形式；第三伤害是因为所用药物引起的，即伤害与用药之间有因果关系。我国《药品不良反应报告和监测管理办法》第二十九条，对药品不良反应的定义，是指合格药品在正常用法用量下出现的与用药目的无关的或意外的有害反应。药品不良反应是药品的一种属性，往往是不可避免的，但是通过监测分析，可以采取一些措施，减少药品不良反应的危害。

（二）药物不良反应分类

任何药物都可能会引起不良反应，但是由于人与人之间的个体差异，不同的人对同一种药物的不良反应表现可以有很大的差别。药物不良反应可以从不同方面进行分类：

1. 根据发生机制分类　在药物不良反应研究中，经典的分类方法是以反应是否与用药剂量有关分为（表 10-1）：

（1）A 类药物不良反应：又称为剂量相关的不良反应（dose-related adverse reactions），是因为药物的药理作用增强所致，与用药剂量呈正相关；如苯二氮䓬类药引起的瞌睡，抗凝血药所致的出血等；该类反应多可以预测，发生率高而死亡率低。

（2）B 类药物不良反应：又称剂量不相关的不良反应（non-dose-related adverse reactions）；与正常药理作用及剂量无关，与机体特异性反应有关；如青霉素过敏性休克，抗癫痫药的超敏反应等；虽然发生率很低，但难于预测，死亡率高。

表 10-1　A 型不良反应与 B 型不良反应鉴别要点

项目	A 型反应（剂量相关）	B 型反应（特异性）
可能机制	已知药理学作用	细胞毒或者免疫反应
可预测性	常可预测	大多数不可预测
发生频率	常见或相对常见	不常见，约占 6%～10%
量效关系	随剂量增加而增加	部分可能和剂量或者加量速度有关
发生时程	开始或剂量增加后发生	在服药的最初几周
严重性	罕见致死性	从轻度皮疹到致死性
处理方式	调整剂量	停药
预防	根据患者特点以及药物可能的副作用合理选择药物	在高危人群避免或非常小心地使用缓慢加量

Zaccara Idiosyncratic adverse reaction epilepsisa. 2007，48（7）：1223-1244

（3）C类药物不良反应：C类反应是指A型和B型反应之外的异常反应。一般在长期用药后出现，潜伏期较长，没有明确的时间关系，难以预测。发病机制有些与致癌、致畸以及长期用药后心血管疾患、纤溶系统变化等有关，有些机制不清，尚在探讨之中。

2. 根据发生频率分类　国际医学科学组织委员会（Council for International Organization of Medical Sciences，CIOMS）推荐用下列术语和百分率表示药物不良反应发生频率（表10-2）：

（1）十分常见：发生频率≥10%。

（2）常见：发生频率1%～10%。

（3）偶见：发生频率0.1%～1%。

（4）罕见：发生频率0.01%～0.1%。

（5）十分罕见：发生频率<0.01%。

表10-2　ADR发生率与需要观察的病例数（95%把握度）

发生率	需观察的病例数		
	1例	2例	3例
1/100	300	480	650
1/1000	3000	4800	6500
1/2000	6000	9600	13 000
1/10 000	30 000	48 000	65 000

3. 根据严重程度分类　根据药物对人体伤害的程度分为六级：

1级：轻微不良反应，停药后很快好转，无需治疗；

2级：造成患者短暂损害，需要治疗或干预，但不需要住院或延长住院时间，易恢复；

3级：造成患者短暂损害，需要住院或延长住院时间（超过7天）；

4级：造成患者永久性损害（系统和器官永久性损害、残疾）；

5级：对生命有危险（休克、窒息、昏迷、发绀等）需要急救的症状；

6级：死亡；

1级为轻度，2级为中度，3级以上为重度。

二、药物研发与安全性研究

任何新药物的开发研究，有效性与其安全性研究是同时进行的，当出现严重不良事件时，研究可能随时中断。严重不良事件（serious adverse events，SAE）的定义是指任何剂量的试验药物在观察期间出现的严重不良事件，包括：死亡、危及生命、需住院治疗或延长住院时间、造成终生或明显残疾、缺陷，先天性异常、生育障碍等。新药开发研究过程中的安全性研究：

（一）动物试验阶段

药物对动物各器官的毒性作用。

（二）Ⅰ期临床试验

初步的人体安全性评价试验；观察人体对于新药的耐受程度和药物代谢动力学。

（三）Ⅱ期临床试验

随机双盲对照临床试验；对新药有效性及安全性做出初步评价。

（四）Ⅲ期临床试验

扩大的多中心临床试验；遵循随机对照原则，进一步评价有效性、安全性。

（五）Ⅳ期临床研究

新药上市后进行的临床监测。在广泛使用条件下考察疗效和不良反应，因为上市前临床试验的样本量有限（500～3000人），病种单一，多数情况下排除特殊人群（老人、孕妇和儿童），因此一些罕见不良反应、迟发性反应、发生于特殊人群的不良反应难于发现，有些问题必须在大量人群使用后方能发现，所以药物上市后，随着使用人群的扩大，不良反应也会表现的更多，有些少见的，甚至罕见的不良反应也会出现；同时随着应用时间的延长，远期不良反应也会逐渐显现出来。

（六）药物不良反应监测发展

虽然药物在上市前已经过动物实验和临床试验，但这些试验不足以保证药物的安全性，除了动物与人存在种属差异之外，Ⅰ期、Ⅱ期、Ⅲ期临床试验，病例数少，试验过程短，对ADR发生率低（<1%）及在特殊人群中才能发生的不良反应不易被发现，所以药物上市后的安全性监测十分重要。上市后若发现严重不良反应，仍然可能采取停止使用、停产、召回等措施。历史上有多起严重药物不良反应载入史册：①氯碘羟喹事件：氯碘羟喹是1933年上市用于治疗肠道感染的药物；在20世纪50年代末期，日本出现不少人患上急性脊髓神经炎，表现为双足麻木，刺痛无力、瘫痪失明，1967年日本曾成立专门委员会对该病病因进行调查，至1971年查清，该病的发生与使用氯碘羟喹有关，当时在日本因服用此药而引发急性脊髓神经炎病患者高达11 000多人，死亡数百人。②碘胺胃剂事件：碘胺胃剂是一种消炎药，在20世纪30年代在美国已是广泛使用，在1937—1938年间，发现该药物造成肾脏功能的严重损害，发生尿毒症，导致约358人肾功能衰竭，107人死亡。③反应停事件：1956—1961年，联邦德国格仑南苏药厂生产沙利度胺（反应停），用于治疗妊娠期呕吐，当时在17个国家应用，但短短的几年后，即发生了严重的畸胎事件，一些服用了该药的孕妇，所生婴儿四肢短小，形似海豹，被称之为"海豹婴儿"，当时受害婴儿达1万多人，死亡5000多人。

反应停事件（thalidomide incident）后，1968年世界卫生组织（WHO）制订了国际药物不良反应监察合作计划；最早参加国有德国、荷兰、瑞典、英国、丹麦、以色列、澳大利亚、新西兰。1970年正式成立了WHO国际药物监察合作中心（WHO Drug Monitoring Centre）。1978年迁至瑞典的东部城市乌普沙拉（Uppsala），称之为世界卫生组织国际药物监测合作中心（WHO Collaborating Centre for International Drug Monitoring）。1997年WHO国际药物监测合作中心更名为乌普沙拉监测中心（Uppsala Monitoring Centre，UMC）并调整了内部组织机构。自1968年至2009年6月全世界共有95个国家或地区先后正式加入了WHO国际药物监测合作计划，另外尚有准成员国28个，中国已于1998年成为该计划的正式成员国。UMC已收到来自成员国的可疑药物不良反应（suspected adverse drug reactions）报告460余万份。这些病例报告已成为了解和评价药物安全性的重要依据之一。

三、药物不良反应诊断方法

（一）药物不良反应诊断的意义

临床上在药物使用过程中所发生的一切不良事件，关系到医疗决策及患者的利益；严重不良事件甚至威胁患者生命；尽管发生不良事件的原因很多，可能发生问题的环节也很复杂，但明确不良事件与药物有无因果关系，是不是药物不良反应，是哪种药物的不良反应，对机体会造成什么损伤，是否会出现严重后果等问题，涉及需不需要马上停药、换药；停药后患者会出现什么问题，还有什么其他有效药物替代等医疗决策问题；还涉及是否要追究药物制造者责任等法律问题；同时还涉及其他患者能否使用，将来能不能继续使用等问题。重大药物不良反应的诊断，除了能及时挽救现患者生命外，还可能中止所有临床使用、停产、召回，挽救更多患者生命等长远问题，所以药物不良反应的诊断具有重大意义；相反，不合适的停药、换药也会给临床治疗带来困难，达不到良好的治疗效果。明确不良事件与药物的因果关系，从而确诊为药物不良反应，需要科学的诊断方法及循证医学证据。

（二）药物不良反应相关因素

药物进入人体后引起机体反应的表现及强度与药物、人体因素有关；多药物联合治疗或同患病多药治疗者，还与药物之间相互作用有关。

1. 药物因素

（1）药物化学结构：化学结构相似的同类药物应用过程中常有类似的不良反应发生，如青霉素类药物能引起过敏反应，化学结构相类似的氨苄西林、羧苄西林等都能引起过敏反应；化学结构带有苯环的芳香族抗癫痫药物如卡马西平、拉莫三嗪等，易引起皮疹，并易出现交叉过敏。

（2）药物的剂量：药物应用过程中随着药物剂量的增加不良反应发生的概率及程度也有所增加，有些药物需要逐渐添加剂量，若添加剂量越快，不良反应越明显。

（3）生产过程：药物不良反应的产生除药物有效成分外，还与生产过程的杂质、添加剂含量，氧化、分解、降解、聚合产物的微小差异等有关；如不同批次药物，不良反应发生情况有所不同，当发生不良反应时，应及时保留药品及批次。

（4）疗程：药物在体内有累积效应，连续用药时间越长，发生不良反应可能性越大。

2. 机体因素

（1）遗传因素：药物不良反应在不同种族的患者身上存在差异。药物在体内的代谢受代谢酶的影响，不同种族由于基因多态性，酶活性的差异引起药物在体内代谢产生差异；药物不良反应在不同种族人群中的发生率及严重程度不同。

（2）性别：女性存在月经期、妊娠期、哺乳期、绝经期等生理时期，激素水平波动较大，一般而言女性对药物不良反应较男性更为敏感。

（3）年龄：新生儿和婴幼儿各系统器官发育不成熟，肝脏对药物的解毒功能差，肾脏对药物的排泄能力差，对药物敏感性高，不良反应的发生率较高；老年人随着年龄的增加，各系统、器官功能衰退，药物不良反应发生率也有所增加。

（4）用药者的疾病状况：某些疾病能改变药代动力学、药效动力学作用，从而影响药物不良反应的发生。肝脏是药物主要代谢器官，肾脏是药物及其代谢产物的主要排泄器官，肝、肾脏疾病使血药浓度增加，产生药物不良反应。

3. 药物之间的相互作用　临床经常因为治疗需要两种或两种以上药物联合应用，也有时人体同时患有多种疾病，特别是年龄越大患多种疾病的机会越大，需要治疗各种疾病的药物同时应用。药物进入体内大部分在肝脏经细胞色素 P450（CYP450）酶代谢，有些药物是 CYP450 的底物，有些是酶诱导剂，还有些是酶抑制剂；多种药物联合时，酶抑制剂的药物通过抑制 CYP450 酶活性，影响 CYP450 底物药物的代谢，使其代谢减慢，药物蓄积而产生毒副作用，甚至产生致死不良反应而退市；如西沙必利是 CYP3A4 的底物，当联合应用 CYP3A4 抑制剂时，可显著地抑制其代谢，引起血药浓度增高，使潜在的 Q-T 间期延长、心律失常发生风险剧增，有 341 例心律失常，死亡 80 例而退市。

（三）药物不良反应的诊断方法

药物不良反应的诊断是判断不良事件与所使用药物之间有无因果关系；有些治疗是多种药物联合应用，还需要判断是哪个药物引起的不良反应。不良事件与药物因果关系的判断是临床工作中十分常见又非常重要的事情，有时也是相当困难的事情。ADR 因果关系评价（causality assessment）是对药物使用过程中发生的不良事件进行因果关系确认的方法，是药物安全性监测管理中一项十分重要而复杂的步骤；目前，国际上对 ADR 因果关系评价有多种方法。

1. Karach 和 Lasagna 方法　Karach 和 Lasagna 方法是最常用的方法。

（1）因果关系判断的指标：在遇到不良事件时可从以下几个方面判断该事件与药物的关系：

1）用药与反应出现的时间顺序是否合理；

2）以往是否有该药反应的报道；

3）停药或降低用量，可疑不良反应能否减轻或消失；

4）反应症状清除后再次用药后是否再次出现同样反应；

5）有否其他原因或混杂因素：相关的病理状况、合并用药、现用疗法、曾用疗法来解释。

（2）因果关系判断的标准：通过应用以上五项指标对不良事件的判断，可初步得出以下结论：

1）肯定（definite）：①用药以来的时间顺序是合理的；②该反应与已知的药物不良反应相符合；③停药后反应停止；④重新开始用药，反应再现。

2）很可能（probable）：①时间顺序合理；②该反应与已知的药物不良反应相符合；③停药后反应停止；④无法用患者疾病来合理地解释。

3）可能（possible）：①时间顺序合理；②与已知的药物不良反应符合；③患者疾病或其他治疗也可造成这样的结果。

4）条件的（conditional）：①时间顺序合理；②与已知的药物不良反应不符合；③不能合理地以患者疾病来解释。

5）可疑（doubtful）：不符合上述各项标准。

2. 计分推算法　Naranjo 的 APS 评分法（Naranjo，1981 Adverse drug reaction Probability Scale）是国际上比较常用的评价方法。评分法是对用药与反应出现的时间顺序、是否已有类似反应的资料等基本问题予以打分，最后按所记总分评定因果关系等级，详见表 10-3。

表 10-3　APS 计分

问题	是	否	不详	记分
1. 该反应以前是否已有报告	+1	0	0	
2. 本例 ADR 是否在使用所疑药物后出现	+2	−1	0	
3. 当所疑药物停用后，使用特异的对抗剂之后不良反应是否改善	+1	0	0	
4. 再次使用所疑药物，ADR 是否再出现	+2	−1	0	

续表

问题	是	否	不详	记分
5. 是否有其他原因（药物之外）引起这种反应	−1	+2	0	
6. 当给安慰剂后这种反应是否能再出现	−1	+1	0	
7. 血（或其他体液）的药物浓度是否为已知的中毒浓度	+1	0	0	
8. 增大药物剂量，反应是否加重；减少药物剂量，反应是否减轻	+1	0	0	
9. 患者以前用过相同或类似的药物是否也有相似的反应	+1	0	0	
10. 该不良反应是否有客观检查予以确认	+1	0	0	

根据以上指标打分，计算总分，总分≥9 分，肯定有关（definite）；总分 5～8 分，很可能有关（probable）；总分 1～4 分，可能有关（possible）；总分≤0 分，可疑（doubtful）

第二节 药物不良事件证据的查询与评价

一、带着问题查询

首先判断问题的真实性，所要查询的不良事件是什么？能否用客观指标检测？可能的归类是什么？查询的问题是这项不良事件有人遇到过吗？在哪里可能有记载？假若没有怎么办？所以需要了解所有可能的证据来源，从最简单、最容易获取的证据入手，制订全面的证据收集计划，并在收集过程中，对每项证据进行严格评价，决定是否采信，能否指导自己的决策。

二、证据来源

有关药物不良反应或不良事件记载、研究的证据很多，因记载目的不同，而研究的深度不一样，有些仅是客观地记载了有人发现过的事件，有些是对某事件进行深入研究，证实其有因果关系，或因果关系的强弱等；合理地使用证据是临床医生的基本功。就临床医生而言，可以查询获取的证据有以下几种：

（一）药物说明书

来源最方便，药物包装中均附带有药物说明书，看看是否有类似记载；当然作为医生在使用药物之前除了药物的治疗作用外，应充分了解药物的副作用、不良反应，甚至是不良事件。

（二）专著

药学专著中有药物不良反应的发生机制，理论性较强。

（三）期刊

对同一问题可能有广泛研究，信息量大，但每项研究因研究设计、研究方法等不同，其论证强度及可靠性存在差异，需认真评价。

（四）数据库

信息量浩瀚，原则为"可疑即报"。国际权威数据库有：

（1）http://www.who-umc.org/ 世界卫生组织不良反应数据库（WHO Adverse Reaction Database）

（2）http://www.fda.gov/Drugs/InformationOnDrugs/default.htm FDA 药物批准和数据库

（FDA Drug Approvals and Databases）

（3）http://www.emea.europa.eu/htms/human/phv/communications.htm 欧洲药物管理局药物警戒指导方针和文件（EMEA Pharmacovigilance guidelines and documents）

（4）http://www.mhra.gov.uk/Safetyinformation/index.htm 英国药物和健康产品管理局安全信息（Safety information: MHRA）

（5）http://www.hc-sc.gc.ca/dhp-mps/medeff/bulletin/index-eng.php 加拿大卫生部药物不良反应时事通讯（Canadian Adverse Reaction Newsletter）

（6）http://www.cdr.gov.cn 中国国家食品药品监督管理局药品评价（Center for Drug Reevaluation，SFDACDR）

（五）其他

如公共信息，我们所处的时代是信息时代，信息通过各种途径推送到我们面前，严重药物不良反应，药物致人死亡的事件作为新闻报道出来，随后通过微信、微博、各网站头条迅速传播开来；信息时代最大的特点是信息爆炸，不需查询，直接推送，虽然不专业，但第一时间、迅速传播，影响面大，循证医学应该关注这个领域。

三、证据评价内容

除了了解证据的来源外，还要对查询的证据，进行客观、科学的评价，可以从以下方面评价：

（一）时效性与更新速度

药物不良反应随药物应用时间的延长、应用人群的扩大而不断变化着，证据的时效性是很重要的评价指标，例如药物说明书仅列举了已知不良反应，由于药品在上市前的安全性研究中存在样本量有限，病种单一，多数情况下排除特殊人群（老人、孕妇和儿童）；一些罕见不良反应、迟发性反应、发生于特殊人群的不良反应难于发现，有些问题必须在大量人群使用后方能发现。说明书上列举的药品不良反应存在滞后现象，药品上市后研究发现新的安全性、有效性情况，说明书需要相应修改，不断完善，但更新需要一定的周期；所以说明书上尚未记载的不良反应，还需要更进一步查询其他资料；药物学专著也存在滞后问题。期刊更新速度较快以月计算，数据库更新以天计算；信息推送以分记、秒计。

（二）研究方法与论证强度

对所查询到的有记载的证据，首先要评价其有效性及论证强度，然后决定是否采信其结论；有效性及论证强度往往与研究方法有关：

1. RCT　随机双盲对照试验，由于设置了对照组，试验组与安慰剂组可进行统计学分析，有较高的论证强度。

2. meta 分析　RCT 方案虽然设计较严格，但最大的缺陷是纳入的样本量有限，对于发生率较低的不良反应仍然存在机遇的问题，合并多个 RCT 研究，进行 meta 分析更有意义。

3. 队列研究（cohort study）　为前瞻性研究，有较强的说服力。

4. 病例 - 对照研究（case-control study）　为回顾性研究，有一定论证强度，但需要在各种混杂因素中准确把握事件与药物的关系。

5. 描述性报道　描述性报道不良事件，无对照组，论证强度不高，但往往是不良反应进一步探索的线索，如有较多类似的临床报道，可进一步研究。

6. 信息 信息不是研究，仅提供一个消息，没有论证强度，但是以其无与伦比的时效性而不得不受重视，特别是严重的、致人死亡等不良事件给人以警醒；当然信息也有其真实性问题，甄别信息、采信信息、应用信息是现代学生应学习掌握的能力。

（三）不良反应的测量指标

1. RR（relative risk） 相对危险度，反映药物与不良事件之间的关联强度，是指暴露组不良事件发生率是非暴露组的多少倍，是前瞻性研究（RCT 或队列研究）及 meta 分析常用的指标，假设 1000 例接受 A 药物治疗的试验组中，有 20 例发生 X 不良事件，发生率为 2%，而未接受该药治疗的对照组中，有 2 例这项不良事件，发生率为 0.2%，其相对危险度 RR 为 2%/0.2%=10，意味着接受 A 药物治疗者发生 X 不良事件的危险度较未接受治疗者高 10 倍。RR 越大表明药物与不良事件之间的关联度越大。

2. OR（odds ratio） 比值比，为回顾性研究所采用的指标，假若发生 100 例 X 不良事件中，用 A 药物的患者为 80 例，未用 A 药物的 20 例；100 例无 X 不良事件的对照组中，20 例用了 A 药物，80 例未用 A 药物（80×80）/（20×20）=16；意味着出现不良反应的患者是因为接触了 A 药物的可能性为未接触 A 药物可能性的 16 倍。

3. NNH（number needed to harm） 需要暴露的人数，与未使用药物的人群相比，在使用药物的人群中，发生 1 例不良反应所需要的病例数，反映发生药物不良反应的频率或风险。例如，当 CI 为 95% 时，ADR 发生率为 1%，发生 1 例不良反应所需要的病例数为 300 例；发生率为 1/1000，需 3000 例；发生率为 1/2000；需 6000 例；发生率 1/10 000，需 30 000 例。

在上述点估计的基础上，还计算置信区间，即按一定的概率估计总体参数所在的范围，常用 95%CI，是指从被估计的总体中随机抽取含量为 n 的样本，理论上 95% 的可能性将包含被估计的参数。置信区间可以提供关于研究结果精确性的信息，即研究结果的论证强度的信息。

四、证据评价方法

对所查询的证据需要从以下几方面进行评价、分析、判断，最后决定是否采信，用于个人的医疗实践。

（一）判断证据的真实性

对于所检索到的证据首先要判断其真实性，真实性评价原则：

1. 对各组患者是否有明确的定义，各组患者除了所研究的治疗措施之外，其他影响药物不良反应有关的重要因素是否相似？

2. 药物应用和不良反应在两组中的测量方式是否一致？药物不良反应有无客观指标测量？是否用盲法测量？

3. 对研究对象的随访是否完整？随访时间是否足够长，以致不良反应能够显现出来？

4. 研究的结果能否满足病因推断标准吗？

（二）判断证据的重要性

判断研究结果能否证实不良事件与药物应用的关联程度，能否确定是不良反应。

1. 药物与不良反应的联系强度：RR 或 OR 是多少？

2. 药物与不良反应联系强度估计的精确度：CI 是多少？

（三）判断证据的适用性

该研究证据是否适合自己的患者，能否帮助我们做出医疗决策，判断原则：

1. 研究中的患者和我们的患者差异是否很大, 以至于研究结果无法应用?

2. 我们的患者受到该药物不良反应危害的危险性有多大?

3. 我们的患者对治疗有无偏好? 他们关心的问题是什么? 期望达到什么效果?

4. 有可选择的替代治疗方法吗?

第三节　药物不良反应的医学实践

一、临床药物治疗实践

(一)预防药物不良反应发生

在使用某种药物治疗前, 应掌握该药物的已知明确的不良反应, 特别是严重不良反应, 尽量避免或预防其发生;例如青霉素可以引起过敏性休克, 用药前应询问有无青霉素过敏史及家族史, 若有过敏史, 则不选用;若无明确过敏史, 用药前要做青霉素皮试。有些药物可能有肝功能损害的不良反应, 用药前应查肝功能, 肝功能已经存在异常, 则避免使用;肝功能正常也需要从小剂量开始逐渐添加, 并注意临床密切观察, 定期复查肝功能;儿童时期各个器官功能不成熟, 选药时要特别小心, 避免选择毒副作用较大的药物。临床药物联合治疗时, 应注意药物之间相互作用, 注意与CTP450酶的关系, 即酶诱导剂、抑制剂或底物, 是否存在相互作用使不良反应加重问题;总之, 用药前应认真阅读说明书, 严格掌握适应证、禁忌证、注意事项, 科学、合理药物治疗。

(二)药物不良反应或不良事件上报

临床医生在日常应用药物治疗过程中, 应注意及时发现药物不良反应, 遇到可疑药物不良反应不放过, 收集相关资料, 认真填写药物不良反应报告表, 及时上报。其中:

(1) 严重药品不良反应:是指因使用药品引起以下损害情形之一的反应:

1) 导致死亡;

2) 危及生命;

3) 致癌、致畸、致出生缺陷;

4) 导致显著的或者永久的人体伤残或者器官功能的损伤;

5) 导致住院或者住院时间延长;

6) 导致其他重要医学事件, 如不进行治疗可能出现上述所列情况的。

(2) 新的药品不良反应:是指药品说明书中未载明的不良反应。说明书中已有描述, 但不良反应发生的性质、程度、后果或者频率与说明书描述不一致或者更严重的, 按照新的药品不良反应处理。

(3) 报告时限:新的、严重的药品不良反应应于发现或者获知之日起15日内报告, 其中死亡病例须立即报告, 其他药品不良反应30日内报告。有随访信息的, 应当及时报告。

(4) 其他说明

1) 怀疑药品:是指患者使用的怀疑与不良反应发生有关的药品。

2) 并用药品:指发生此药品不良反应时患者除怀疑药品外的其他用药情况, 包括患者自行购买的药品或中草药等。

3) 用法用量:包括每次用药剂量、给药途径、每日给药次数, 例如, 5mg, 口服, 每日2次。

（5）报告的处理：所有的报告将会录入数据库，专业人员会分析药品和不良反应／事件之间的关系。根据药品风险的普遍性或者严重程度，决定是否需要采取相关措施，如在药品说明书中加入警示信息，更新药品如何安全使用的信息等。在极少数情况下，当认为药品的风险大于效益时，药品也会撤市。

（三）药物不良反应诊断与处理实践

临床医生每天都面临着各种临床事件，应用循证医学理论指导临床实践，正确、高效决策十分重要，临床实践决策流程图（图10-1）。

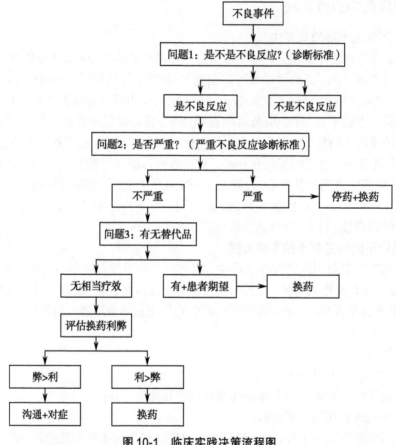

图10-1　临床实践决策流程图

二、临床药物研究实践

（一）从药物的副作用出发研究药物治疗新靶点

有些药物在研究过程中，发现其副作用更具开发前途，而转向研究，如伟哥（英文名：viagra，中文名：万艾可）是由美国辉瑞公司研制开发的一种治疗勃起功能障碍以及早泄的药物，疗效非常显著；然而"伟哥"（主要成分枸橼酸西地那非片）是在研发治疗心血管疾病药物时，意外发现有治疗男性勃起功能障碍的副作用，从而改变研究方向，获得巨大成功。从药物副作用研究新靶点，可以节省大量人力、物力、财力及时间，成为药物研究的新途径。

（二）传统药物再研究

沙利度胺（thalidomide，又名反应停），20世纪50年代至60年代早期，欧洲一些国家的孕妇服用沙利度胺，作为镇静剂治疗早孕症状有效，但短短几年后，数千名婴儿致畸（短肢和无肢型）；之后，许多国家禁止使用沙利度胺，即著名的"反应停事件"。然而1965年，一位以色列医生在尝试把沙利度胺当作安眠药治疗6名麻风性皮肤结节红斑而长期失眠的麻风病患者时，意外地发现沙利度胺可以有效地减轻患者的皮肤症状。麻风性皮肤结节红斑是生长于患者皮肤的一种疼痛剧烈的结节，是机体对麻风杆菌产生的一种过度免疫反应。在此之前，医学界虽然找到了可以有效地杀灭麻风杆菌的药物，但一直没有找到缓解麻风患者此种过度免疫反应的方法；再经多方证实其有效性，1997年美国FDA批准Celgene公司生产的沙利度胺作为治疗麻风病的药物。FDA认为该药品治疗麻风病的益处远远大于该药可能存在的不良作用，但需要严格管理沙利度胺的处方、药品分发以及使用，要求所有开沙利度胺处方的医师、分发沙利度胺的药师以及患者必须进行登记。对于有生育能力的患者，在治疗期间必须采取有效的避孕方法，并定期做早孕测试。医生必须告知男性和女性患者关于使用沙利度胺存在的危险及利益。指导患者正确采用避孕措施。要求患者用药前签署知情同意书。这一强制体制可以保证预防沙利度胺的致畸作用。

（三）新的药物不良反应发现

药物研究与开发过程中，甚至上市后临床医生应用过程中，会出现各种各样的事件，新的药品不良反应，是指药品说明书中未载明的不良反应。说明书中已有描述，但不良反应发生的性质、程度、后果或者频率与说明书描述不一致或者更严重的，按照新的药品不良反应处理。某制药有限公司生产的抗癫痫药物托吡酯，上市后应用过程中，发现有些患者不出汗、低热，广泛证实是托吡酯新的不良反应，从而写入新说明书中。

（四）不良反应机制研究

随着科技进步，出现新的研究手段与研究技术，对已知药物不良反应的机制进行研究也是很有意义的工作，从临床、药理、遗传等方面多学科合作，纵深研究。近年来研究发现，人类白细胞抗原基因多态性与药物不良反应之间有着很强的遗传相关性。卡马西平（carbamazepine，CBZ）是一种有效的抗癫痫药物，其结构类似三环类抗抑郁药。其所引发不良反应表现有药疹，偶尔也会导致超敏综合征如发热、嗜酸性粒细胞增多，少数人会出现重症渗出性多形性红斑（Stevens-Johnson综合征，SJS）和中毒性表皮坏死松解症（toxic epidermal necrolysis，TEN）。2004年Chung等首次发现我国台湾汉族人群中44名卡马西平导致的SJS和TEN的患者中，全部携带有HLA-B*1502等位基因，而对照组101名耐受卡马西平的患者中只有3%的人携带此等位基因；提出卡马西平导致SJS和TEN反应与HLA-B*1502有重要相关性。这一研究结果为学者们开辟了一条研究抗癫痫药物所致皮肤型不良反应（cutaneous adverse drug reaction，cADRs）的新思路，同时对HLA-B*1502基因展开了一系列研究。随后来自欧洲和我国香港地区的研究也表明卡马西平引起SJS和TEN严重不良反应与HLA-B*1502基因密切相关，且该基因在亚洲人群以及含有亚裔血统的人群中阳性率很高。经过对来自制药厂家信息、研究者发表文献以及药物上市后副作用报告的综合研究分析，2007年美国食品药品监督管理局（FDA）修改卡马西平药品说明书时，加入警示，亚裔患者在服用卡马西平前需进行等位基因HLA-B*1502检测。近年来研究者们对亚洲及非亚洲人群的研究发现，HLA-B*1502在日本和欧洲白种人中阳性率低，故CBZ-

SJS/TEN 的发生率也低，相反，在东南亚国家或地区（中国台湾、香港，马来西亚、新加坡、泰国等）人群的 HLA-B*1502 携带率较高，因此其 CBZ-SJS/TEN 的发生率也高。这就更进一步证实了 CBZ-SJS/TEN 的发生与 HLA-B*1502 的强相关性。

三、临床新药物事件发现与资料收集

临床新的与药物相关的事件，包括新的副作用、新的不良事件、新的不良反应等，发现并研究新的药物事件是非常有意义的工作，临床医生在药物治疗过程中，注意通过患者反映、实验室检查数据，甚至偶然之间发现的某种现象，有些是患者的感觉，有些患者并未觉察到，只是在常规监测过程中发现新的异样，考虑是否药物引起的反应，按照不良反应的诊断标准可能、可疑、很可能等级别判断。查看药物说明书有无记载，说明书中未记载的不良反应称为新的药品不良反应；通过各种途径进行针对性检索，若均未发现任何记载，或无人报道，也不能放弃，或许这是全球第一例。同时，判断"异样"的真实性很重要，有无客观证据？有些证据需要反复验证，排除偶然性或假阳性；如实验室检查数据，可以到其他医院、在不同实验室、由不同人员操作，获得同样结果，盲法验证真实性；然后证实与所用药物的相关性，即尽量排除其他可能因素；依照不良反应诊断标准收集资料。对有价值的事件可以写文章予以报道，提请同行注意。报道要客观、真实、全面；包括临床资料与实验室检查。临床资料应详细描述患者年龄、性别等一般情况；患病资料，如什么病，有什么症状、体征、相应的辅助检查是什么，用的是什么药，药名、化学结构、生产批次批号、用药方法等；"异样"是什么，是患者异常感觉、客观体征还是实验室检查，用药第几天出现的，有无合并用药，患者有无共患病等；实验室检查最好多家实验室反复验证，证实其真实性。原始资料，特别是客观资料十分重要，如实验室数据、影像学资料、电生理资料等，要备份、留底，以备复查。首次发现的不良事件或许有可能带来进一步发现，对有些作用机制不明的药物也许有突破性研究价值。

药物不良反应是和临床日常工作息息相关的重要问题，正确掌握诊断标准，同时带着问题检索所需文献，科学判断其真实性、重要性及适用性，指导我们的医疗决策，为广大患者服务，是我们每一个医疗工作者的责任义务；在药物应用过程中不放过任何可疑，发现新的不良反应或不良事件及时上报，对药物学研究具有重要作用。

（黄亚玲）

第十一章

疾病预后的循证评估与干预

疾病预后的问题是临床医生与患者都非常关注的问题。患者之病可治吗？可痊愈否？容易复发吗？特别是有关慢性而不易根治的疾病，经治后患者预计平均可以存活多少年？5年生存率是多少？注意哪些有利的因素可以有助于延长寿命或者相反？我们临床医生有责任尽量正确地回答患者这些问题，与患者共同讨论治疗方案，综合考虑疗效、不良反应、经济承受能力等多个方面，然后依据循证医学的原则确定适合该患者的最佳方案，并告诉患者生活和治疗中要注意哪些影响因素，以改善预后，延长生存时间、提高生存质量。

预后（prognosis）是指疾病发生后，对将来发展为各种不同后果（痊愈、复发、恶化、伤残、并发症和死亡等）的预测或事前估计，通常以概率表示，如治愈率、复发率、5年生存率等。预后因素（prognostic factors）是指影响疾病预后的因素，其中有促进预后好的因素，但也有造成不良预后的因素。若患者具有这些预后因素，其病程发展过程中出现某种结局的概率就可能发生改变。

循证医学临床研究实践的目的，是在全面评估患者疾病的基础上，充分认识与调动其有关积极的有利的预后因素，"扬长避短"，以改善患者预后，促进健康的恢复。

第一节　循证评估预后的目的与意义

一、正确评估疾病预后以及时干预改善预后

临床医生对疾病预后要有正确的估计，但必须掌握患者所患临床疾病及其损害的证据，了解疾病的发展趋势和后果，以及相应的有效对策，才可以帮助临床医生作出及时、准确的预后判断以及相应的治疗决策。例如，急性粒细胞白血病（AML）的一个亚型急性早幼粒细胞白血病（M_3），通常5年生存率可以达到85%以上，属于唯一可以治愈的白血病类型。但是其起病凶险，进展快，早期死亡率高，特别是颅内出血、弥散性血管内凝血（DIC）发生率高，预后凶险，但是如果早期积极治疗，度过最初的1个月危险期，则治愈的概率将大大增加，所以AML-M_3属于急诊范围。而白血病的另外一个类型，慢性淋巴细胞白血病，5年生存率也可以达到85%，但是起病慢，发展慢，即使白细胞计数高达5万，也不属于急诊范围，可以在门诊治疗。

临床医生了解和研究影响疾病预后的有关因素，有助于干预并改善疾病的预后。例如HER2受体在20%的乳腺癌患者中过表达，HER2阳性者预后较阴性者差，对于HER2阳性

的患者，联合应用常规化疗和HER2单抗可以减少复发，提高长期生存率。

【案例】 原发性骨髓纤维化（PMF）的患者，先将影响预后的不良因素进行量化计分，然后依据分值分组，作预后判断及治疗决策。具体包括：有发热、盗汗、体重下降等全身症状（1分），年龄>65岁（1分），需要输血（2分），白细胞计数$>25×10^9/L$（1分），外周原始细胞≥1%（1分），根据这些指标计算积分，根据积分高低把患者分为低危、中危-1、中危-2、高危组，相对应的中位生存时间分别为135个月、95个月、48个月和27个月，所以归入中危-2和高危组的患者，应该立即进行异基因造血干细胞移植。而低危和中危-1患者不主张立即移植，因为移植相关的死亡率比较高，如果在随访过程中，出现不良预后因素再进行移植也不迟。因而临床医生对预后因素的熟练掌握，可以及时给予干预，改善预后，如果临床医生对这些预后因素不了解，患者出现了不良预后因素，医生还是给予普通药物治疗，则预后不佳。

可见，正确认识，掌握疾病的有关影响预后的因素，指导临床循证决策，有利于改善预后。

二、增强患者活力与提高生存质量

随着社会的进步，以及医学模式的转变，以患者为中心的观念越来越受到重视，患者对生存质量的要求也越来越高，不仅要活着，还要高质量地活着，特别是一些慢性疾病，例如风湿病、心脑血管疾病、肿瘤等。对患者疾病预后的正确评估，可以提高患者的生存质量。例如上述原发性骨髓纤维化的患者，异基因造血干细胞移植是治愈该疾病的唯一方法，但是移植有许多移植相关不良反应，对生存质量影响较大，临床医生决定移植的时机不仅影响患者的生存时间，也影响患者的生存质量，该时机的选择就考验了医生对预后了解的程度。又如，夹层主动脉瘤诊断后早期病死率很高，但是1年以后病死率趋于稳定，如果有患者想要出去旅游，不能因为他是患者就永远剥夺了他旅游的权力，临床医生可以告诉他比较合适的旅游时间是什么，要注意哪些因素，提高患者的生存质量。

三、提高治疗水平

临床上，许多疾病的预后不是很明确，治疗方案的效果个体间存在不同程度的差异，所以现在美国和我国均开始了精准医疗（precision medicine）的研究，其实也就是个体化治疗。正确评估每个患者的预后，是进行该类研究的基础。因此，对疾病预后的有关因素以及所患疾病之本身特质的研究，可以正确评定某项治疗措施的效果，从而促进治疗水平的提高。例如治疗AML-M$_3$白血病，全反式维A酸+三氧化二砷的治疗方案生存率高于全反式维A酸+蒽环类化疗药物，4年总体生存率提高了12%，所以推荐选择三氧化二砷。可见，从临床实践研究中不断地发掘预后的有关因素，并用于临床决策就能提高治疗水平。

第二节 影响预后的有关因素

凡影响疾病预后的因素都可称预后因素（prognostic factors），若患者具有这些影响因素，在其病程发展过程中某种结局的概率就可能发生改变。影响疾病预后的因素是多方面的，主要包括疾病自然史、临床病程、诊断和治疗情况、疾病的病理类型、患者本身的身体素质、并发症和并存症、医疗条件、社会家庭环境和经济条件、患者心理状态等。

一、疾病自然史和临床病程

（一）疾病自然史

疾病自然史（natural history）是指在不给任何治疗或干预措施的情况下，疾病从发生、发展到结局的整个过程。疾病的自然史包括四个时期：生物学发病期、亚临床期、临床期、结局。

不同疾病，其自然史差别很大，某些疾病自然史较短，如急性感染性疾病，短期内出现症状体征和实验室异常，进展较快，较短时期内即可出现结局。而某些慢性非传染性疾病的自然史较长，甚至可达数十年之久，如心脑血管疾病、糖尿病、高血压等，这些疾病的自然史也比较复杂。研究疾病的自然病史对病因和预后研究、早期诊断和预防、判断治疗效果都有重要的意义。

（二）临床病程

临床病程（clinical course）是指疾病的临床期，即首次出现症状和体征，一直到最后结局所经历的全过程，其中可经历接受各种不同医疗干预措施，改变其病程。

病程的概念和疾病自然史不同，病程可以因受到医疗干预（包括各种治疗措施）而发生改变，从而使预后发生改变。在病程早期就采取积极医疗干预措施，往往可以改善预后，在病程晚期进行医疗干预措施的效果就不那么明显，疾病预后就比较差，因此，临床医生十分重视疾病临床病程的估计。

二、疾病诊断和治疗情况

早期诊断、及时治疗是影响预后的重要因素，尤其是恶性实体瘤，如能早期及时诊断，通过手术治疗，常能获得较好的预后。而发现较晚，已多处转移，失去手术根治机会，则预后很差。疾病正确诊断、正确治疗也是重要的预后因素。例如，有一女性患者，小细胞低色素性贫血，一直以铁剂治疗，但疗效不佳，最后诊断为肾功能不全、肾性贫血，以促红细胞生成素治疗，1 个月后贫血纠正。再如，通过胃镜发现的早期胃癌，如微小胃癌术后 5 年生存率可达100%，原位癌术后 10 年生存率也可达到 80%，如侵及黏膜下者，10 年生存率 65%，如侵及固有肌层者术后 5 年生存率 70%；通过临床诊断的中晚期胃癌术后 5 年生存率不到 20%。

三、疾病本身的病理特点

疾病本身的特点包括疾病的性质、病程、临床类型与病变程度等常是影响疾病预后的重要因素。某些自限性疾病如上呼吸道病毒感染，不需要治疗也可自愈，预后良好，同样是病毒感染如艾滋病和重症肝炎，预后就很差；败血症虽然病情很重，但可采用有效抗生素治疗而痊愈，但运动神经元疾病肌萎缩侧束硬化虽发展缓慢，但无有效治疗，预后很差，最终都因呼吸麻痹并发肺部感染死亡；霍奇金病的预后和病理类型有关，结节硬化型预后最好，5 年生存率 90% 以上，而淋巴细胞削减型预后最差，5 年生存率仅约 30%。

四、患者自身的身体素质

患者身体的素质是项综合指标，包括年龄、性别、营养状况、免疫功能等。同一种疾病，由于患者身体素质不同，预后差别可以很大。有无疾病并发症或并存症，也是疾病预后不同的因素。例如同一类型的白血病患者，如患者身体素质较差，年龄大，存在高血压、冠心病、糖尿病，不能耐受强烈化疗，因而病情易进展，预后差，生存期短。而身体素质好的患者，经过正规强烈化疗，不仅可长期生存，甚至可以治愈。

五、医疗条件

医疗条件的优劣，直接影响疾病预后。例如败血症可因抗生素选择不合理，疗效差；如果结合细菌培养、药物敏感试验合理选用抗生素，疗效可以提高，预后也就较好。又如急性心肌梗死在医疗条件差的医院，许多疗效好的治疗措施都不能实施，病死率较高；而条件好的医院不仅医疗设施好，患者早期的正确诊断几率高且有抢救经验丰富的专科医生及许多有效治疗措施如溶栓治疗、经皮冠状动脉腔内成形术、冠状动脉支架术、冠状动脉搭桥手术等都可以选择，从而可以降低病死率，改善预后。

六、社会 / 经济及家庭因素

如医疗制度、社会保险制度、家庭成员之间关系、家庭经济情况、家庭文化教养、患者文化素养及心理因素都会影响患者疾病的预后。例如，多发性骨髓瘤，硼替佐米（万珂）是治疗该疾病的新靶向药物，治疗效果优于传统药物，但目前属于自费药物，一个疗程约 2 万元，至少需要 4～6 个疗程，有些患者不能承受，选择传统药物，预后较差。

七、患者心理状态

健康、乐观的心理状态是疾病预后的有利因素。特别是肿瘤患者，心理治疗已经纳入肿瘤治疗的一部分，并且产生了一门新的交叉学科"心理社会肿瘤学"，它是心理学的一个分支，研究心理社会因素在肿瘤发生、发展、预后中的作用。家庭、社会、医生都有责任关心患者的心理状态，应重视心理治疗。

第三节　预后评估的常用结局指标

描述疾病的预后应该全面，概括为 5Ds（表 11-1），包括死亡、疾病、不适感、伤残、不满。预后研究中常用各种率和生存时间来描述预后，此外，生存质量评估也是常用的方法。

表 11-1　描述疾病预后常用的指标（5Ds）

死亡（death）	最差的结局
疾病（disease）	症状、体征、实验室检查
不适感（discomfort）	疼痛、恶心、呕吐、头昏、耳鸣、乏力、瘙痒等
伤残（disability）	失去生活自理能力或无法正常工作
不满（dissatisfaction）	抑郁、愤怒等情绪

一、病死率

病死率（case-fatality rate）是指在患某病患者总人数中，死于该病的患者所占的比例。常用于病程短且容易死亡的疾病，如各种传染病、急性中毒、心脑血管疾病的急性期和迅速致死的癌症。

$$病死率（\%）=\frac{死于该病的患者人数}{患该病的患者总人数}\times100\%$$

二、疾病死亡率

疾病死亡率（disease-specific mortality）是指一定的时期内（通常指 1 年），某一人群中因为某病死亡的人数所占的比例，一般以 1/10 万或 1/ 万为单位。

$$死亡率=\frac{一定时期内死于某病的人数}{同期平均人口数}\times10万/10万（或1万/1万）$$

【案例】 病死率和死亡率是两个不同的概念，例如 2012 年某区 40 例 AML 患者死亡，该区共有人口 10 万人，白血病患者 200 人，白血病死亡率是 40/10 万，病死率是 20%（40/200）。

三、治愈率

治愈率（cure rate） 系指患病治愈的患者人数占该病接受治疗患者总数的比例。

$$治愈率（\%）=\frac{患某病治愈的患者人数}{患该病接受治疗的总患者人数}\times100\%$$

四、缓解率

缓解率（remission rate）是指进行某种治疗后，进入疾病临床消失期的病例数占总治疗例数的百分比。有完全缓解率、部分缓解率和自发缓解率之分。

$$缓解率（\%）=\frac{治疗后进入疾病临床消失期的病例数}{接受该种治疗的总病例数}\times100\%$$

五、复发率

复发率（recurrence rate）是指疾病经过一定的缓解或痊愈后又重复发作的患者数占观察患者总数的百分比。例如：100 例急性白血病患者诱导治疗后，70 例达到缓解，1 年后有 30 例患者复发，复发率为 42.8%。

$$复发率（\%）=\frac{复发的患者例数}{接受观察的患者总数}\times100\%$$

六、总体生存率

总体生存率（overall survival rate, OS）是指从疾病临床过程的某一点开始（一般为确诊时间），一段时间后存活的病例数占总观察例数的百分比。生存率常用于长病程致死性疾病，如各种癌症，病程较短的癌症可用 1 年生存率，一般癌症用 5 年生存率表示预后。例如 AML 的 5 年生存率为 20%，表明从诊断 AML 开始有 20% 的患者可以生存 5 年以上。

$$n年生存率（\%）=\frac{活满n年的病例数}{n年内观察的总例数}\times100\%$$

【案例】 预后研究仅仅报道生存率是不够的，中夹层主动脉瘤、肺癌、HIV 感染、100 岁以上老人 4 种情况 5 年生存率均为 10%，但不能反映 5 年间生存率的变化情况。夹层主动脉瘤早期死亡率很高,但如果可以度过早期的危险期,以后死亡风险趋于稳定。

七、无病生存率

无病生存率(disease-free survival rate, DFS)常用于癌症的结局判断,指疾病经过治疗达到临床缓解后,没有临床疾病复发的幸存患者占所有临床患者的比例。例如,100 例 AML 患者经过某一化疗方案治疗,有 70 例达到完全缓解,30 例未达到完全缓解,70 例完全缓解的患者 3 年内有 20 例复发,各种原因死亡 5 例,则应用该化疗方案治疗 AML 的 3 年无病生存率为 45%(45/100)。

八、无进展生存率

无进展生存率(progression-free survival rate, PFS)常用于癌症的结局判断,指疾病诊断或进入临床试验随机化分组后,没有进展的幸存患者占所有临床患者的比例。例如,有 100 例肺癌患者随机分配到生物治疗组,3 年内 75 例病情无进展,20 例病情有进展,各种原因死亡 5 例,则 3 年无进展生存率为 75%(75/100)。

九、中位生存时间

中位生存时间(median survival time)又称为半数生存期,即当累积生存率为 0.5 时所对应的生存时间,表示只有 50% 的患者可以活过这个时间。例如 AML 的中位生存期为 20 个月,说明诊断为 AML 后只有 50% 的患者可以活过 20 个月。

从生存曲线可以知道中位生存时间,图 11-1 我们可以看到夹层主动脉瘤的中位生存时间不足半年,肺癌不足 2 年,HIV 感染约为 2.5 年,>100 岁的老年人为 1.5 年。

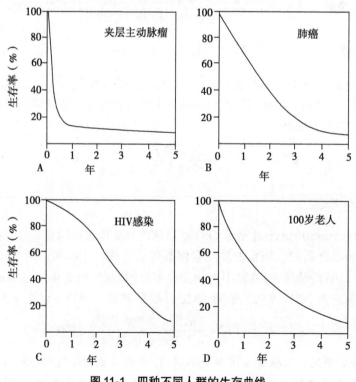

图 11-1　四种不同人群的生存曲线

5 年生存率均为 10%，但生存曲线明显不同，说明仅报道 5 年生存率有很大的局限性。

十、中位无病生存时间

中位无病生存时间（median disease-free survival time）基本概念同上，如果 AML 的中位无病生存时间为 18 个月，表明有 50% 的患者可以在无临床疾病的状态下存活 18 个月。无病生存时间一般从疾病缓解之日、手术切除之日开始算起，到疾病复发或死亡为止。

十一、中位无进展生存时间

中位无进展生存时间（median progression-free survival time）指从规定的随访起始点开始，直至疾病进展或死亡的中位时间。在药物疗效评价中，常用随机化之日为起始点。

【案例】比较分子靶向药物吉非替尼和常规化疗作为一线治疗肺癌的长期疗效，新诊断的肺癌患者随机分两组，一组为吉非替尼治疗组，另一组为常规化疗组，随访 5 年，观察 PFS 和 OS 等预后指标。随机化分组之日为观察起始点，OS 是指随机化之日起到任何原因死亡的时间，PFS 是指随机化之日起到疾病进展的时间。比如有 1 名患者，2013 年 1 月 1 日诊断为肺癌，随机分组入化疗组，化疗后疾病稳定，直至 2013 年 10 月 31 日出现疾病进展，2013 年 12 月 31 日死亡，该患者的 OS 为 12 个月，PFS 为 10 个月。

第四节　如何评估患者的预后

【临床问题】 一位 40 岁中年男性患者，发热、白细胞轻度升高，但出现异常白细胞，经进一步骨髓检查，诊断为急性粒细胞白血病（AML），M_4 亚型，染色体正常核型，无常见的 FLT3、NPM 等基因突变，经过一个疗程的诱导化疗后获得完成缓解（CR）。接下来，患者和临床医生都会关心 CR 后采用什么巩固强化方案治疗是最佳的？如果取得了良好疗效预计患者平均可以存活多少年？活过 5 年的概率是多少？哪些因素可以影响患者的生存期？

要回答上述 AML 患者的治疗和预后问题，按照循证医学实践 5 个步骤进行。

（一）首先提出临床问题，尽量按照 PICO 形式表达问题

该 AML 患者 CR 后有 3 个问题：第一个是 CR 后采用什么最佳的治疗方案？第二个是中位生存时间是多少？长期生存率是多少？第三个是预后因素有哪些？以 PICO 形式表达：

P：急性粒细胞白血病；

I：化疗或异体造血干细胞移植；

C：比较缓解后传统化疗方案或大剂量阿糖胞苷方案的长期疗效，比较化疗和异体造血干细胞移植的长期疗效；

O：中位生存时间，3 年、4 年或 5 年长期生存率，预后因素。

（二）检索目前最佳的证据

循证医学证据的获得遵循"6S"模型，获取最佳证据应该从等级较高的层次开始检索。计算机决策支持系统如 best practice（http://bestpractice.bmj.com）或 UpToDate（http://www.uptodate.com）需要医院或大学购买，然后才能使用。一些专业的循证医学证据的书籍和网站也可以检索到较新的证据，如 www.clinicalevidence.com，www.acpmedicine.com 等。有

一些杂志和网站上可以检索到系统评价和原始研究的结构式摘要，如 www.acpjc.org，www. crd.york.uk/crdweb 等。如果因为单位条件限制，无法获得计算机决策系统，则可以应用下面的方法继续寻找下层的合适证据。

临床实践指南和系统评价属于二次合成的研究证据，也是我们临床医生比较熟悉并且容易获得的临床决策依据。对于 CR 后最佳治疗方案问题，在 PubMed（www.ncbi.nlm.gov/PubMed）上检索（acute myeloid leukemia）OR（acute myelogenous leukemia），将文献类型限定于"guideline"，共检索到 30 多篇指南，寻找最新的指南，进行阅读，确定 CR 后比较合适的治疗方案。

也可以应用 PubMed 中 Clinical Queries 功能，该功能可以快速检索 5 大临床问题：病因（etiology）、诊断（diagnosis）、治疗（therapy）、预后（prognosis）、临床预测指南（clinical prediction guides），限定临床预测指南检索 AML 的预后，可以找到 100 多篇文献。

在上述高层次的资源类型中都未能找到满意结果的情况下，可以在 PubMed 上直接检索（acute myeloid leukemia[Title]）AND prognosis，如果限定发表类型为"临床试验"和近 5 年内，则检索到 200 余篇临床试验，均是原始研究文献。

从上面可以发现，因为白血病是血液系统比较常见的疾病，研究很多，可检索到大量的原始研究文献，如果不应用高层次的计算机决策系统，需要花费大量的时间来选择和阅读文献，然后才能进行临床治疗决策和回答患者的预后问题。如果是心血管、消化道等常见病，检索到的原始研究文献数量就更为庞大。

（三）阅读和评价证据

寻找到上述大量的文献证据，应该如何选择呢？一般我们首选计算机高层决策系统的文章，如"best practice"或 UpToDate 中相关的证据，可以直接应用。如果没有这些资源，则选择最新的临床实践指南。如果是少见病，没有指南，可以选择原始研究文献，原始文献中首选临床试验，然后是前瞻或回顾性队列研究，最后是其他研究，如病例 - 对照研究或病例分析等。在有多篇临床试验时，一般选择发表在高级别杂志、多中心、大样本的研究作为我们首先阅读的文献。

如果是原始研究文献，则按照文献评价的原则，评价其真实性、重要性、适（实）用性，具体评价原则见下节。

（四）应用证据

根据上述文献证据，回答临床医生和患者的问题：

1. CR 后采用什么最佳的治疗方案？根据欧洲和美国的临床实践指南，AML 的治疗决策取决于预后分组，根据危险因素把患者分为预后良好组、中等组、不良组，危险因素主要包括：染色体核型、分子生物学基因检测指标，同时也考虑患者的年龄、起病时白细胞计数、有无并发症或并存症等因素。根据该患者的年龄、染色体、基因检测，分为中等预后组。中等预后组，CR 后可以选择大剂量阿糖胞苷（Ara-C）3～4 个疗程，或者大剂量 Ara-C 治疗1～2 个后进行异基因造血干细胞移植（HSCT），或者直接进行异基因造血干细胞移植或进入临床试验。对于中等预后组，大剂量 Ara-C 与传统的小剂量 Ara-C 联合其他药物治疗的方案比较，疗效相当。

CR 后进行 HSCT，对于患者延长 OS 或减少复发是有获益的，但是到底获益多少，不同的文献有不同的数据，多数认为 3 年 OS 可能提高 10% 左右，移植组和非移植组 3 年 OS 分别为 62% 和 51%,可以减少约 24% 的复发。但是 HSCT 移植相关的死亡率数据差异非常大,最高的报道可以达到 40%,最低的报道为 3%,所以需要与患者详细说明利弊,患者和家属能够接受,要到有经验的移植中心进行 HSCT。

2.中位生存时间是多少？长期生存率是多少？不同文献报道的生存率有较大差异。有报道中等预后组 4 年 OS 约为 35%~50%。也有报道预后中等组 7 年 OS 在 HSCT 与非 HSCT 组分别为 58% 和 46%,7 年无复发生存率 52% 和 33%。中位生存时间的报道也有很大差异,一般为 2~3 年。

【案例】　为什么不同的文献报道的数据有如此大的差异？阅读文献时应该采用哪个数据呢？这是临床医生非常困惑的问题。例如,日本研究报道 AML 患者的 5 年生存率 56%,而上海市报道 AML 患者的 3 年生存率仅有 30%,为什么都是亚洲人群,都是研究 AML 患者的预后,数据差异巨大？可以从几个方面来考虑这个问题:

(1)设计方案相同吗？日本研究是 RCT,患者有严格的纳入和排除标准:例如年龄为 15~64 岁,平均年龄为 46 岁,而且排除了肝肾功能异常、有心肺疾病的患者,要求美国东部肿瘤协作组(ECOG)体能状态评分为 0~3 分,排除了体能状态很差的患者。而上海研究是前瞻性队列研究,纳入了所有成年 AML 患者,病例没有选择性,属于连续病例,年龄 18~88 岁,平均年龄 51 岁,不排除有并发症和基础疾病的患者,也包括了体能状态很差的患者。所以 2 个研究总体生存率有较大的差异,上海研究更接近真实世界的研究,RCT 研究的主要缺点就是病例有严格的纳入标准,导致结论的外推性较差。

(2)患者的入选标准相同吗？如上所述,2 个研究入选标准和排除标准不同,日本研究患者年轻、体能状态好、没有并发症或并存症。

(3)治疗是否相同或规范？日本研究为 RCT,治疗规范,上海某些医院化疗剂量、疗程、间歇时间等还存在不规范的地方,没有严格按照临床实践指南进行治疗,导致疗效有差异。

(4)随访时间、方法、结局判断标准是否一致？日本研究中位随访 48 个月(5~78 个月),无失访,上海研究中位随访 21 个月(1~56 个月),失访 12%。判断 AML 的 CR 和复发、死亡的标准相同。上海研究随访时间较短、失访率高于日本研究,可能影响数据的准确性。

结合本文临床问题中提到的患者,较年轻,只有 40 岁,没有其他并发症,根据日本的报道,如果能够按照指南进行规范化治疗,5 年生存率可能达到 50% 以上。

3.预后因素有哪些？AML 的主要预后因素包括年龄、发病时白细胞计数、染色体核型、分子生物学指标等。该患者年轻,无并发症,发病时白细胞计数不高,染色体核型正常,无基因突变。其他要考虑的因素是:医疗条件、家庭环境、经济条件、心理状态、不良生活习惯等,也会影响预后。创造良好的预后环境,有利于患者康复。

(五)后效评价

临床医生评价、应用这些文献证据后,还要随访患者应用这些治疗措施后效果如何？在治疗过程中,预后是否有无变化？是否需要调整方案？不断积累经验,丰富证据。比如这个患者实际预后是否如文献所述？如果这个患者的预后特别差或特别好,要及时总结经验教训,积累到一定的病例也可以自己进行预后研究,只有这样医学才会进步,证据才会越来越多。

第五节　预后研究文献的评价标准

预后研究文献评价包括 3 个方面：真实性、重要性和适（实）用性。评价的原则和标准可归纳为 8 条（表 11-2）。

表 11-2　预后研究文献的评价原则

一、真实性

1. 队列的起始点是否相同？队列是否有代表性？

2. 随访是否足够长，是否完整？

3. 判断结局时是否有客观的结局标准，是否采用盲法？

4. 是否对影响预后研究的重要因素进行了统计学的校正？

二、重要性

1. 报告预后研究的结果是否完整？

2. 研究结果的精确性如何？即置信区间是否较窄？

三、适用性

1. 我们自己的患者是否与文献报道的患者差异明显？

2. 研究结果是否有助于治疗方案的制定和是否有助于对患者及其亲属做出解释？

（一）观察预后的研究对象是否都处于同一起始队列？研究的对象是否能代表被研究疾病的目标人群？

1. 尽量采用起始队列　预后研究要求各队列的研究对象观察疾病预后的起始点一定要统一，可以是症状首发时间、疾病确诊时间或治疗开始时间，务必明确，不应存在杂乱的零点时间，如研究脑卒中的预后因素，纳入的研究对象应是首次发作的脑卒中患者，排除第 2 或第 3 次发作者。对入选的研究对象处于病程的哪一个阶段必须有清楚的叙述。所选择的零点时间最好是处于病程的早期，即起始队列（inception cohort）。例如，以心脏重症监护室内的心肌梗死患者为研究队列来研究心肌梗死的生存率，就会错误地提高了生存率，因为一些在人群中发病而未及时到医院就诊或在急诊室就死亡的患者没有被纳入研究的统计。

【案例】　有一队列研究，共有 AML 患者 500 例，如果以诊断白血病之日为研究起始点，3 年生存率为 35%，中位生存时间为 18 个月，如果以化疗第一天作为研究起点，3 年生存率为 45%，中位生存时间为 36 个月。因为有少数患者诊断后还没有来得及治疗就因出血或感染而死亡了，生存时间只有几天，把这些患者统计在内时，生存率就会偏低，中位生存时间也将相应缩短。

任何疾病的预后结果均与其处于不同时点相关，特别是某些预后不良的难治性慢性疾病。因此，如果以一组早期患者的预后结果拿来判断中期或晚期患者的预后，必会误判。这就是所谓集中性偏倚（assembly bias）。

2. 研究对象应该具有代表性　只有当研究对象有代表性时，该文献获得的结论才有普遍适用性，即外推性，结论可以应用于相似的人群。例如，来自社区医院的患者和来自三级医院的患者在疾病的严重程度上会存在显著的差异，三级医院的患者比较严重，社区医院的患者病程较早或较轻，得出的预后分析结论必然不同，结论的代表性和外推性也不同，否则又会犯集中性偏倚的误判。

（二）随访时间是否足够？随访是否完整？

1. 随访时间和删失数据 由于预后因素常常存在于不良结局发生之前一段较长的时间，因此随访时间必须足够长，以便发现关注的研究结果。如果是慢性病随访时间很短，只有一小部分患者达到了我们感兴趣的结果，如肿瘤发生、康复、复发或是不良事件的发生，这样就不能反映该疾病预后的真实情况。例如实体瘤化疗后可能发生第二肿瘤，但一般需要几年以上时间，如果随访时间只有 1 年，就不易观察到我们感兴趣的结局，结果就不真实准确。至于随访时间多久为宜，应根据所患之疾病的具体情况并结合研究的要求而定。

随访必须完整，在理想情况下，应当将所有纳入研究的对象从疾病早期一直随访到完全康复、复发或死亡，但事实上难以做到，因此存在一定的失访率。到观察截止点为止，没有发生想要观察的结局事件，称为删失数据（censored data），也称为截尾数据，包括失访、存活、死于其他疾病（图 11-2）。

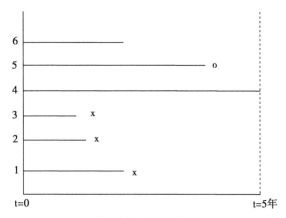

图 11-2 截尾数据

注：6 例患者，3 例死亡（x 表示），第 4 例患者在随访 5 年结束时仍存活，第 5 例患者失访（o 表示），第 6 例患者死于其他疾病，所以第 4、5、6 例患者均为截尾数据

2. 判断失访对结论的影响 一般遵循"5 和 20"原则，失访率<5%，其研究结果偏倚少，结果可靠，如失访率>20% 则严重影响结果真实性，5 和 20 之间结果比较可靠。亦可通过敏感性分析来估计对结论的影响，比较"最高"和"最低"发生率，如两者相差不大，则结果可信，如两者相差很大，则研究结果不可信。

【案例】 100 例患者，5 例失访，未失访的患者中 40 例死亡，则粗死亡率为 42.1%（40/95），如果把 5 例失访均算入死亡，则死亡率为 45%（45/100），如果把 5 例失访均算为存活，则死亡率为 40%（40/100），最低死亡率为 40%，最高为 45%，对此，应作统计学显著性检验，如无统计学意义，说明失访对结论的影响较小，否则可信性差。

（三）判断结局有无客观标准，是否采用了盲法？

观察疾病预后的终点，即结局应有客观的标准。在研究开始前，研究者必须对结局提供明确的定义，要有客观的测量标准。有些预后容易确定如死亡，但大多数结局，如痊愈、残疾、复发、生存质量改变等，都需要有客观的标准，以避免临床医生在判断预后结局时产生分歧，从而影响预后研究的结论。判断预后结局属"硬"指标，如"死亡""残疾"等可以不用盲法判断，如结局属功能性的或主观性"软"指标的测量与判断，要严格防止测量性偏倚影响，以避免偏倚的误导。因此，对凭主观印象判断预后者，应该采用盲法，例如疼痛程度的判断。

（四）是否对影响预后研究的重要因素进行了统计学的校正？

预后研究中可能存在各种混杂因素，从而影响预后研究的结论。因此在下结论时应对这些因素应用统计学方法进行校正。Framingham 的研究者报道风湿性心脏病心房颤动患者的脑卒中发生率为 41/1000 人年，与非风湿性心脏病心房颤动患者的脑卒中发生率十分接近。但风湿性心脏病患者比非风湿性心脏病患者更年轻。对患者的年龄、性别和高血压状态进行校正后，风湿性心脏病心房颤动患者脑卒中的发生率是非风湿性心脏病心房颤动患者的 6 倍。校正的方法最简单的是分层分析，较为复杂的校正方法是多因素分析法如 Logistic 回归及 COX 风险比例模型分析，适用于有多个混杂因素的校正。COX 模型考虑了生存时间，是最常用的多因素生存分析方法。

（五）报告预后研究的结果是否完整？

预后研究的定量结果是在一段时间内发生结局的事件数。比如报告生存情况有 3 种方法：①某一时间点的生存率，如 1 年生存率、5 年生存率等；②中位生存时间（median survival time），即观察到 50% 的研究对象死亡的随访时间；③生存曲线（survival curve）能够了解预后随时间变化的趋势，可以了解预后的全貌。完整地报告预后研究结果应当同时报告某一时点的生存率、中位生存时间以及生存曲线。

Kaplan-Meier 生存曲线是常用的生存分析方法，又称为乘积极限法，横坐标为生存时间，纵坐标为累积生存率，从图中可以大概估计中位生存时间（天、月、年），1 年、2 年、3 年等的生存率（%），也可以比较不同分组的生存曲线是否不同。

（六）研究结果的精确性如何？

除了报道生存率、生存时间、生存曲线，还应当报告预后估计的精确度，即预后结局概率的 95% 置信区间（95%CI）。对预后因素的研究可用相对危险度和绝对危险度等来表示，同时也要报告 95%CI。95%CI 较窄，说明样本量足够大，结果精确性高，结论外推性好，对总体预后的估计更精确。如果一项研究中某预后因素的风险比（hazard ratio，HR）为 2.1，95%CI 为 0.7～3.9，说明该因素无统计学意义，也不能说明是独立的预后因素，未必有临床价值。HR 是 COX 回归分析后得出的考虑了时间变量的相对危险度（RR）。

（七）我们自己的患者是否与文献报道的患者差异明显？

我们自己的患者是否可以采纳文献报道的结果，还要关注我们的患者与文献报道的研究对象是否在人种、民族、年龄、性别、疾病特征等方面相似或存在大的不同？如果没有大的差异，则应结合自己患者的实际，批判性地应用研究结论。

（八）研究结果是否有助于治疗方案的制定和是否有利于对患者及其亲属作出解释？

研究结果是否直接有助于治疗方案的取舍？研究结果是否有助于对患者及其亲属做出解释？例如，一项可信、精确度高的研究结果显示疾病具有良好的预后，则十分有助于向焦虑的患者及其家属做出解释而使其放心。另外，一项质量高的研究结果显示疾病预后不良，就可以与患者和其家属进行有关不良预后结局的讨论。这同样也有实用价值。

第六节 预后研究文献评价实例

我们以"上海市 623 例成人急性粒细胞白血病非选择性病例的 WHO 亚型分布、初治疗效及预后"这一前瞻性队列研究为例,说明如何进行预后研究文献评价。

一、文章摘要

目的　通过对上海市急性粒细胞白血病(AML)的化疗效果的分析,并与国外的疗效进行同期比较,了解我国 AML 治疗的现状。并与 20 世纪 90 年代上海地区的疗效进行历史对照,了解近 20 年来 AML 治疗效果的变化。

方法　在 2003 年至 2007 年间,中美联合上海市白血病协作组收集的连续病例确诊为 AML 的共 623 例,同时采用 FAB 分型(法、美、英分型系统)和 WHO 分型标准进行分型诊断,并随访患者,统计完全缓解(CR)率、生存率和中位生存时间。

结果　AML 患者 CR 率约为 67%,中位生存时间 18 个月,3 年生存率为 30.8%,3 年内的复发率为 55%,与国外报道的 CR 率相近,但复发率高、长期生存率低于国外发达国家。短期和长期治疗效果较之上海市 1984—1994 年治疗的病例有明显提高。染色体预后良好组[去除早幼粒细胞白血病(APL)亚型后]的 CR 率为 87.3%(68/79),中等组为 61.8%(189/306),不良组为 42.9%(48/112),APL 的 CR 率为 91.3%,染色体核型是主要的预后因素。经 COX 模型多因素分析,染色体不良核型、高龄和发病时高白细胞计数是重要的预后因素。

结论　上海市 AML 治疗水平较 20 年前有明显提高,短期治疗效果已基本达到国际先进水平,但长期疗效尚有待提高。

二、原文剖析

(一)文献题目(title)和来源(source)

1. 题目　上海市 623 例成人急性粒细胞白血病非选择性病例的 WHO 亚型分布、初治疗效及预后。

2. 来源　中华血液学杂志,2010,31(2):102-107。

(二)研究目的(objective)及背景(background)

通过对上海市 AML 的化疗效果(包括完全缓解率、生存率和生存时间)的分析,并与国外的疗效进行同期比较,了解我国 AML 治疗的现状。并与 20 世纪 90 年代上海地区的疗效进行历史对照,了解近 20 年来 AML 治疗效果的变化。主要研究重点在 AML 的预后和预后因素。

(三)研究设计(design)方案

前瞻性队列研究和生存分析方法(图 11-3)。

(四)研究场所(setting)

中美联合上海市白血病协作组 24 家医院,均为

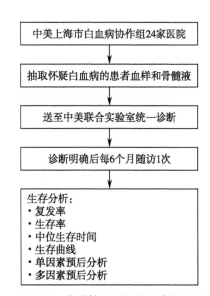

图 11-3　前瞻性队列研究设计流程图

二、三级医院。多中心研究。

（五）研究对象（research subjective）

1. 诊断标准（diagnostic criteria） 2001 年 WHO 诊断标准。

2. 纳入标准（including criteria） 2003 年 6 月 1 日—2007 年 4 月 30 日期间上述 24 家医院凡发现有可疑白血病的成人患者（年龄≥18 岁），均收集临床资料并采集血标本和骨髓标本送中美联合实验室进行形态学、免疫学、细胞遗传学（MIC）分型诊断，其中符合 AML 诊断标准的共 623 例。为连续样本。

3. 排除标准（excluding criteria） <18 岁的未成年人，复发的患者。

4. 样本量（sample size） 623 例。

（六）干预措施（intervention）

化疗方案：确诊后大多数病例采用 DA（柔红霉素、阿糖胞苷）、IA（去甲氧柔红霉素、阿糖胞苷）或 HA（高三尖酯碱、阿糖胞苷）标准剂量诱导缓解方案，部分患者用其他蒽环类药物（米托蒽醌、吡柔比星等）加阿糖胞苷治疗或用其他化疗方案如依托泊苷（VP16）加阿糖胞苷、FLAG[氟达拉滨、阿糖胞苷、粒细胞集落刺激因子（G-CSF）]等诱导缓解，部分高龄患者、低增生性白血病或有并发症病例（9.8%）采用 CAG（阿克拉霉素、阿糖胞苷、G-CSF）或小剂量的姑息化疗。

（七）主要结果的测量指标（main outcome measures）

缓解（CR）率，复发率，1 年、2 年、3 年生存率，中位生存时间，生存曲线。

确诊之日至死亡或末次随访日期为总体生存时间（OS），随访至死亡或 2008 年 5 月 1 日，中位随访时间为 21 个月，最长随访时间为 56 个月。失访率约 12%。

（八）主要统计方法（main biostatistics methods）

生存率和中位生存时间用 Kaplan-Meier 法计算，绘制 Kaplan-Meier 生存曲线，Log-rank 时序检验进行单因素分析，COX 回归模型进行多因素分析。

（九）主要研究结果（main results）

1. 中位生存时间和生存率 所有 623 例患者中位诊断年龄为 51 岁（18～88 岁），中位生存时间为 18 个月（95%CI: 14.9～22.4），达到 CR 的患者中位生存时间为 34 个月（95%CI：27～）。1 年、2 年和 3 年生存率为 59.0%、43.0% 和 30.8%。因为本研究随访时间较短，尚不能得出 5 年生存率。

2. 生存曲线 伴有重现性遗传学异常 AML、AML-伴多系发育异常（AML-MD）和不属于上述分类的 AML 的中位生存时间分别为 >50 个月（根据目前随访，尚不能得出准确的时间）、4.2 个月和 12 个月（图 11-4）。说明伴有重现性遗传学异常 AML 的预后较好，AML-伴多系发育异常的预后最差。

生存曲线还可以提供每年的生存率的数据，如伴有重现性遗传学异常 AML 的 1 年、2 年和 3 年生存率为 79.6%、64.0% 和 53.1%；AML-MD 的 1 年、2 年和 3 年生存率为 40.9%、29.3% 和 13.0%；不属于上述分类的 AML 的 1 年、2 年和 3 年生存率为 47.8%、30.0% 和 18.5%。

3. COX 模型多因素分析 AML-伴多系发育异常的 CR 率和中位生存时间均较差，用年龄、发病时白细胞计数、血红蛋白、血小板和染色体预后分组校正后，发现有无多系发育异常对 AML 生存并无影响，对 AML 生存影响较大的因素为染色体不良核型、高龄和发病时高白细胞计数（表 11-3）。而血红蛋白和血小板计数对生存的影响较小。

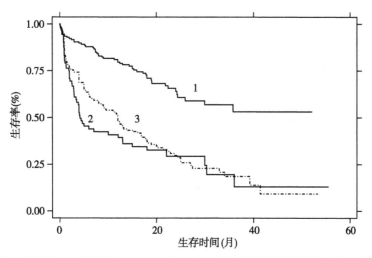

图 11-4 按照 WHO 分型的急性粒细胞白血病 Kaplan-Meier 生存曲线
注：1 为伴有重现性遗传学异常的 AML；2 为 AML- 伴多系发育异常；3 为不属于上述分类的 AML

表 11-3 急性粒细胞白血病的 COX 模型生存预后因素分析

预后因素	HR（95%CI）	P 值
WHO 分型		
伴有重现性遗传学异常 AML	1	
AML-MD	1.05（0.61～1.82）	0.85
不属于上述分类 AML	0.93（0.56～1.55）	0.80
年龄（岁）		
<60	1	
≥60	1.99（1.50～2.67）	<0.01
白细胞（×10⁹/L）		
<4	1	
4～30	1.35（0.99～1.85）	0.07
≥30	1.94（1.35～2.78）	<0.01
血红蛋白（g/L）		
<60	1	
60～100	0.75（0.54～1.04）	0.08
≥100	0.66（0.42～1.01）	0.06
血小板（×10⁹/L）		
<20	1	
20～50	0.95（0.65～1.39）	0.80
≥50	0.70（0.50～1.02）	0.06
染色体预后分组		
良好	1	
中等	3.33（1.83～5.92）	<0.01
不良	4.77（2.66～8.53）	<0.01

　　如果把不良事件发生编码为 1，则风险比（HR）>1 是危险因素，<1 是保护因素。该研究把死亡编码为 1，存活编码为 0，结果如表 11-3 所示，年龄≥60 岁的患者死亡风险是年龄<60

岁患者的 1.99 倍（$HR=1.99$）。染色体预后分组是重要的预后因素，以染色体预后良好组为基准（$HR=1$），预后中等组相对于良好组死亡的风险增加 3.33 倍，预后不良组相对于良好组死亡风险增加 4.77 倍。而血红蛋白和血小板较高者，死亡风险下降（$HR<1$），例如血红蛋白≥100g/L 的患者与<60g/L 的患者比较，死亡风险相对下降了 34%。

（十）结论（conclusion）

上海市 AML 治疗水平较 20 年前有明显提高，短期治疗效果如 CR 率、3 年生存率等已基本达到国际先进水平，但长期疗效尚有待提高，复发率较高。

三、文献评价

（一）观察预后的研究对象是否都处于同一起始队列？研究的对象是否能代表被研究疾病的目标人群？

（1）是。以急性白血病确诊之日为起点计算生存时间，都是新发的住院病例，有统一的起始时间，属于同一起始队列。

（2）是。纳入病例有明确的诊断标准，并且统一在中美联合实验室诊断，避免了诊断水平不一致造成的误诊。研究对象来自上海市 24 家医院，为多中心研究，而且是 2003—2007年诊断的所有 AML 患者，属于连续样本，不是选择性样本，样本量较大，基本能够代表上海市急性白血病的人群。

（二）随访时间是否足够？随访是否完整？

（1）基本是。该研究是前瞻性队列研究，随访时间从诊断至死亡或 2008 年 5 月 1 日，中位随访为 21 个月，最长随访时间为 56 个月，最短随访时间为 12 个月。对于 2006 年和2007 年诊断的白血病患者，随访时间只有 1～2 年，随访时间不够长，所以无法得出 5 年生存率。

（2）基本是。失访率约 12%，按照 5% 和 20% 原则判断，<20% 失访率属于可以接受的范围。

（三）判断结局有无客观标准，是否采用了盲法？

是。观察指标为死亡或存活，属于硬指标，即使不采用盲法也能客观判断结局。

（四）是否对影响预后研究的重要因素进行了统计学的校正？

是。该研究先采用单因素分析，再采用 COX 回归多因素分析，校正了多个混杂因素。发现对 AML 生存影响较大的因素为染色体不良核型、高龄和发病时高白细胞计数。

（五）报告预后研究的结果是否完整？

是。报道了缓解（CR）率，复发率，中位生存时间，3 年生存率，有 Kaplan-Meier 生存曲线和 COX 模型多因素分析结果。AML 患者 CR 率约为 67%，中位生存时间 18 个月，3 年生存率为 30.8%，3 年内的复发率为 55%。报道结果比较完整。

年龄对白血病的预后有影响，但该研究只介绍了总体患者的生存率等指标，没有对年龄进行分层统计，所以无法得知 40 岁的患者生存率是多少。所以统计分析方面比较粗犷。

（六）研究结果的精确性如何？

是。该研究对部分结果报道了 95%CI，有的结果没有报道。例如，所有 623 例患者中位生存时间为 18 个月（95%CI: 14.9～22.4），达到 CR 的患者中位生存时间为 34 个月（95%CI: 27～），因为随访时间不够长，达到 CR 患者的 95%CI 无法计算出来。年龄≥60 岁的老年 AML 相对于<60 岁的患者,死亡的风险比(HR)为 1.99,95%CI 是 1.50～2.67,说明老年人死亡的危险性是年轻人的 1.99 倍。

(七)我们自己的患者是否与文献报道的患者非常不同?

没有。本节提出的临床问题的患者为上海市患者,年龄 40 岁,诊断 AML,该文献为上海市白血病协作组的数据,患者与文献报道的病例临床背景相似,可以采用文献的结果。只要没有非常不同的临床背景,如年龄、病情轻重、特殊临床表现等就可以应用文献的结论。

(八)研究结果是否有助于治疗方案的制定和是否有助于对患者及其亲属作出解释?

是。该文研究有重要的临床意义和实用性。对 3 年生存率及影响生存的预后因素作了比较客观、可信的评价,对临床医生及患者家属了解急性白血病预后及预后因素都有重要价值。

四、总结

本节为一篇较好的预后研究报告,为前瞻性队列研究,上海市 24 家医院多中心协作,大样本研究,并且为连续研究,保证了样本的代表性,减少了样本偏倚。而且采用规范的生存分析统计方法。所不足的是有一定的失访率,部分病例随访时间不够长,对年龄等预后因素没有进行分层统计其生存率、复发率、中位生存时间,所以无法准确知道 40 岁患者的这些数据,只能知道成人 AML 患者的总体生存情况。

第七节　预后研究的方法

任何一个临床医生是证据的应用者,同时也是证据的生产者。当发现有的临床问题不能找到需要的证据,或临床有合适的患者资料时都应该及时进行总结研究,为其他医生提供证据。

一、疾病预后研究常用的设计方案

疾病预后研究包括预后因素的研究及预后的评估,根据研究的目的及可行性的原则,可选择有关研究设计方案,包括描述性研究、病例对照研究、回顾性队列研究、前瞻性队列研究、试验性研究,但预后研究的最佳研究方案是队列研究,包括回顾性队列研究和前瞻性队列研究,以后者为佳。随机对照试验性研究可以用于预后研究,明确治疗组和对照组不同的预后结局,但往往因为研究对象有严格的纳入标准,所以对全体患者的代表性较差。病例对照研究常用于罕见疾病或需要长期随访疾病的预后研究,但因为该研究设计方案容易发生选择性偏倚和测量偏倚,结论的证据不够强。所选用研究设计方案不同,研究结果可以相差很大,例如泌尿系结石的复发率可由 20%～100%,溃疡性结肠炎癌变的机会可从 3% 至 10%,相差数倍。这是因为研究方法不当造成的偏倚所致。

队列研究(cohort study)由一组人群组成,可以将人群分为两组或多组,从暴露到结局的方向进行研究,是明确疾病发病率和自然史的最佳方法,也可以用于研究由单一暴露因素导致的多种研究结局,发病率研究(incidence study)、纵向研究(longitudinal study)、随访研究(follow-up study)都是队列研究的同义词。疾病预后的评定指标,如描述疾病的病死率、治愈率、缓解率、复发率、致残率、生存率等，可以将研究对象进行长期随访，纵向调查获得，其基本设计方案是纵向的描述性研究。如要进行两组病例预后评定的比较，如两组生存率比较等，其基本设计方案就是队列研究。

病例分析也可以用于描述疾病的临床病程、总结临床经验，病例分析一般病例数为几十例，用于少见的疾病，样本量小，病例来自单个医疗中心，代表性较差，常常存在选择偏倚，无对照组。例如美国一个儿童医院报道了 10 年间 24 例被响尾蛇咬伤的儿童的治疗经验，19 例被证实有毒液进入体内并注射了抗蛇毒血清，3 例进行外科清创和降压，抗蛇毒血清没有严重的不良反应，所有患儿都没有遗留功能障碍。这个病例分析对指导如何处理响尾蛇咬伤有临床意义，但不能全面反映毒蛇咬伤的处理和预后，因为并非这个地区所有被毒蛇咬伤的患儿均被送到这家医院，有的自行处理后没有送医，有的送到最近的医院，也有的可能在送到医院之前已经死亡。因此，不能全面代表所有患儿的临床病程，也就是说不是起始队列，因而该研究只是一个选择性的病例分析，而非队列研究。

二、预后预测模型构建的实例

以一项前瞻性队列研究"以 WHO 分型标准诊断的 435 例原发性骨髓增生异常综合征预后和预后积分系统研究"为例，说明如何建立临床预测模型（clinical prediction guides）。

（一）研究背景和目的

骨髓增生异常综合征（MDS）是一组获得性造血干/祖细胞克隆性疾病，临床上常以全血细胞减少、难治性贫血为主要表现，部分患者在疾病进程中转化为急性白血病，多数患者因感染、出血而死亡，预后不良，也有部分患者预后良好，长期稳定于发病时的疾病状况，所以 MDS 患者预后存在较大的异质性。

为了了解国内以 WHO 分型诊断的 MDS 的生存率和预后因素，我们对中美联合上海市白血病协作组收集的 435 例 MDS 患者进行前瞻性随访，分析其生存率和预后不良因素。因为对国际预后积分系统（International Prognostic Score System, IPSS）是否适用于所有国家的患者存在争议，特别是是否适用于低危的 MDS 亚型难治性血细胞减少伴多系发育异常（MDS-RCMD）争议最大，我们在本研究中对 IPSS 是否适用于中国 MDS 患者进行了评价，并利用本研究的数据建立中国患者的预后积分系统。

（二）研究设计

在 2003—2007 年期间，中美联合上海市白血病协作组收集和明确诊断的 MDS 成人患者 435 例，每 6 个月随访一次血象和骨髓，了解患者的治疗和临床转归，建立数据库。为多中心、连续病例、前瞻性队列研究。研究设计流程图见图 11-5。

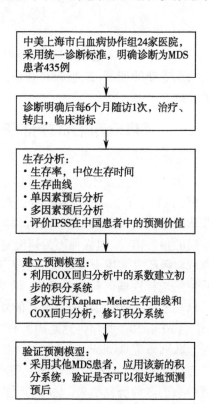

图 11-5 建立预测模型的研究设计流程图

（三）统计分析

患者随访起点为 MDS 确诊之日，随访终点为死亡或 2008 年 4 月 30 日，中位随访时间 25.1（5.5～53.2）个月。总体生存时间（OS）是指诊断至死亡或失访的时间。失访率为 3%。

应用 Stata9.0 软件，Kaplan-Meier 法绘制生存曲线，Log-rank 时序检验用于单因素的生存分析，研究的变量包括：年龄、性别、WHO 分型、白细胞计数（WBC）、中性粒细胞绝对值（ANC）、血红蛋白（Hb）、血小板计数（PLT）、染色体分组、国际预后积分系统（IPSS）分组。单因素分析 $P<0.1$ 的变量纳入多因素分析。

用 COX 回归模型进行多因素预后分析，选取 COX 回归中有统计学意义的变量，根据回归系数的大小分别赋予不同的分值，建立新的预后积分模型。多次进行 COX 回归分析和绘制 Kaplan-Meier 生存曲线，修订积分，选择最佳的模型。$P<0.05$ 认为有统计学意义。

435 例患者作为建模数据集（training set）用于建立新的预后积分系统，另外 199 例 2007 年以后诊断的 MDS 患者作为验证数据集（validation set）。

（四）结果

第一步是利用 435 例患者建立预测模型。

经过 Log-rank 单因素和 COX 回归多因素分析，发现 IPSS 预后分组对于所有的 MDS 患者有区分预后的意义，但是对于 MDS 中最常见的一个亚型 RCMD 却没有区分预后的价值（图 11-6），而在中国 RCMD 亚型要占 MDS 的 50% 左右，国外约占 20%～30%。所以研究重点在于建立针对 RCMD 亚型的预后积分系统。

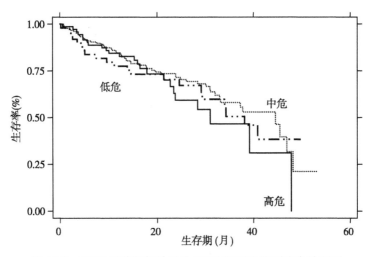

图 11-6　IPSS 不能很好地区分 MDS-RCMD 亚型患者的预后

鉴于 IPSS 积分系统不能很好预测 RCMD 亚型的预后，利用 COX 回归模型分析得出年龄≥60 岁、中性粒细胞绝对值<1.0×10^9/L、血红蛋白<90g/L、血细胞减少系列数（3 个系列）、复杂核型异常为 OS 独立的预后因素（表 11-4）。根据回归系数大小，设立积分（表 11-5）。用上述积分进行分组：0～2 分属于低危组；2.5～4.5 分为中危组；5～6 分为高危组。

低危组、中危组和高危组的患者分别为 127、152 和 24 例，进行 Log-rank 单因素预后分析（表 11-6）和 COX 模型多因素分析进行验证，发现均有统计学意义。用新预后积分分组的 MDS-RCMD 亚型的 Kaplan-Meier 生存曲线可以很好区分不同的预后（图 11-7）。

表 11-4　难治性贫血伴多系发育异常 COX 模型多因素预后分析

因素	回归系数 β	HR（95%CI）	P 值
年龄（≥60 岁）	0.57	1.77（1.17～2.68）	0.007
中性粒细胞绝对值（<1.0×10⁹/L）	0.70	2.01（1.31～3.10）	0.001
血红蛋白（<90g/L）	1.38	3.97（1.98～7.93）	0.000
血小板<30×10⁹/L	0.31	1.36（0.90～2.07）	0.144
血细胞减少系列数	0.60	1.83（1.11～2.67）	0.015
染色体核型分组	0.67	1.96（1.14～3.73）	0.013
IPSS 积分分组	0.09	1.10（0.56～2.14）	0.783

表 11-5　骨髓增生异常综合征 RCMD 亚型的新预后积分

	分值			
	0	0.5	1	2
年龄	<60 岁	—	≥60 岁	—
中性粒细胞绝对值	≥1.0×10⁹/L	—	<1.0×10⁹/L	—
血红蛋白	≥90g/L	—	60～89.9g/L	<60g/L
血细胞减少系列数	0、1、2 系	—	3 系	—
染色体核型	正常	非复杂核型	复杂核型	—

低危：0～2 分；中危：2.5～4.5 分；高危：5～6 分

表 11-6　骨髓增生异常综合征 RCMD 亚型的新预后积分对预后的预测作用

预后分组	例数	死亡例数（%）	中位生存期（月）
低危	127	21（16.5）	48.1
中危	152	68（44.7）	24.6
高危	24	15（62.5）	9.5
统计值		χ^2=33.6	χ^2=73.0
P 值		P=0.000	P=0.000

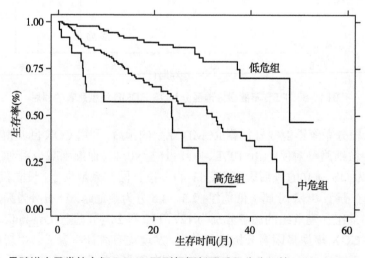

图 11-7　骨髓增生异常综合征 RCMD 亚型根据新预后积分分组的 Kaplan-Meier 生存曲线

第二步是验证上述预测模型。

利用 2007 年以后收集的 199 例 MDS 患者作为验证数据集。经过 Log-rank 分析、Kaplan-Meier 生存曲线、COX 回归多因素分析，分析新预后积分系统也同样适用，可以起到区分不同预后的作用，可以预测患者的 OS。

三、预后研究中的注意事项

1. 队列研究的起始点要统一 预后研究采用队列研究设计，其起始点称零点时间（zero time），该起始点在研究设计时必须要明确规定，是在病程的哪一点起进行观察，在两个队列中的每一个研究对象都要用同一起始点，进行追踪和观察以及预后结局的比较。对于预后研究，要尽可能选择疾病的早期，如收集的队列其集合时间接近疾病初发时日，则称起始队列（inception cohort），采用起始队列的研究更接近疾病的真实预后。例如，心肌梗死的患者如果采用急诊室的患者作为起始队列，比病房中的患者更合适，因为有接近一半的患者在救护车或急诊室死亡。

2. 研究对象要具有代表性 研究对象的来源要具有代表性，能代表目标疾病的人群。研究对象的特征（如年龄、性别、疾病严重程度、并发症等）、研究对象的来源（社区医院、二级医院或上级医院）、如何进行抽样（全部患者、随机抽样、随意选择）这些方面均会影响研究结论的正确性。例如同一种疾病来自不同级别医院，其预后研究结果可能不同，如采用来自三级医院病例的结局评估该病目标疾病人群的预后，显然代表性较差，因为三级医院常集中病情较重，病程接近后期的患者，因而预后差。如采用来自某地区各种级别医院（多中心研究）中该疾病的病例作为预后研究对象，通常包括了各种型别及其病情严重程度各异的病例，能反映出目标人群的特点，因而代表性就比较好。

利用大型的国家数据库、保险数据库、肿瘤数据库进行预后研究是近年来推崇的方法，因为包括了大多数人群，样本的代表性好。例如美国 SEER 数据库登记了初发的肿瘤患者，并有随访数据，该数据库覆盖了美国 28% 的人口，利用该数据库已经发表了多种肿瘤的发病率、生存率等有用的数据。

3. 重视随访工作，减少失访 预后研究中随访工作十分重要，随访工作应组织严密，要尽量使所有研究对象都随访到，做到失访率越低越好。如失访率小于 5% 一般可以接受，对结果的影响小，大于 10% 应引起注意，如果大于 20% 则研究结果可能没有参考价值。因为失访的患者会使疾病预后的信息丢失，从而影响预后结果的可靠程度。防止病例失访应注意以下数点：加强对患者及其家属进行随访意义的宣传，以提高随访的依从性；建立健全随访管理制度，随访要有专人负责，并对失访者要及时采取随访措施；做到积极回答患者来信的要求，不失信于患者；以及改进随访信格式与内容，不用使患者及家属反感的措辞，要采用关心、体贴的语言等。

4. 重视多因素分析 疾病的预后往往是受多因素影响的，只进行单因素分析是远远不够的。利用多因素分析的结果，可以建立多因素预后预测模型或预后积分系统，比单因素更能正确判断疾病的预后或死亡风险，这些因素往往包括疾病特征、体征、实验室指标等。建立预测模型时需要 2 组数据，第一组数据称为建模组（training set 或 derivation set），用于建立预测模型，第二组数据称为验证组（test set 或 validation set），用于验证建立的模型的真实性。

（王小钦）

第十二章

循证医学实践的后效评价

循证医学实践包括五个步骤，即提出问题、查询证据、严格评价证据、结合临床实际应用证据和后效评价。后效评价是循证医学实践的第五步，是评价和检验循证医学实践效果的关键环节。通过后效评价循证医学实践的过程和效果，对比循证医学实践的原理和方法，反思我们循证医学实践的技能和临床诊疗的基础知识和技能，查找差距，认真总结经验教训，拓宽视野，加强临床科研能力，增进同行交流，不断提高自身学术和医疗水平。

第一节　为什么要后效评价

一、后效评价的定义

循证医学实践的后效评价（reevaluation）是指应用循证医学的理念和方法从事医疗活动后，对其结果进行评价。更具体化地说，是指在日常临床实践中，针对临床具体患者的实际情况，遵循循证医学实践的步骤，提出临床问题，通过检索收集有关文献和证据，在严格评价的基础上，具体应用于患者后，定期观察决策实施后的效果，全面总结和评价临床实际问题解决的效果。后效评价的目的是不断改善和丰富我们未来的临床决策，不断提高和更新临床医师的专业知识和包括循证医学在内的临床技能，更好地服务于广大患者。它是循证医学实践的最后一步，也是循证医学实践区别与非循证医学的其他临床实践的重要步骤和关键环节。只有后效评价了循证临床实践的结局和效果，才真正完成了循证医学临床实践的全过程。

二、后效评价的意义

（一）证据的时效性

循证医学中的证据是指"当前最佳证据"。随着时间的推移，新证据的产生，原来的"最佳"证据，可能已经不再是"最佳"。而且很多以前认为的"最佳证据"被新的临床研究证据证实尚存瑕疵，甚至对患者弊大于利。例如：氯贝丁酯（安妥明）作为一种治疗高血脂的药物，在临床应用之初，发现该药能有效的降低血脂，因此在临床上广泛应用。后来研究发现，尽管其降脂效果明显，但患者常因该药的致心律失常作用导致猝死，最终临床叫停该药物的使用。因此，"最佳"证据具有明显的时效性，应用临床时，要随时关注其效果，及时更新，才能真正做到遵循最佳证据进行临床决策。

（二）证据的适用性

最佳证据来源于大样本高质量的临床研究结果，其结论的得出是大概率事件而非百分之百，临床决策是针对个体的单个患者，因此，最佳证据应用于个体患者时，要充分考虑和综合分析患者的具体情况，如，患者病情及所处环境、临床医疗条件等与"最佳证据"的差异，预测单个个体患者可能的最佳效果，但真实的效果和疗效只有通过后效评价才能获得。

（三）促进新证据产生

通过后效评价，不仅能有效地检验最佳证据对个体患者的效果，改善和提高临床诊疗水平，同时通过循证医学实践过程中证据的查找、评价和应用，对证据的应用范围、条件和注意事项等有了较系统、全面的认识，不断补充完善最佳证据，同时对于证据不足或尚不能解答的临床问题，提出了进一步的临床研究新设想，从而促进新的证据产生。

第二节　后效评价内容

一、后效评价方式

后效评价的方式通常有两种，即自我评价（self-evaluation）和同行评价（colleague evaluation）。自我评价是指临床医生在临床实际工作中进行循证临床实践后，对自身循证实践从设计准备，到行动以及最终临床效果的每个步骤和全过程进行评价。为了进一步评价循证临床实践后有关诊断、治疗等方面的信息和患者结果，为医师临床决策提供最新最佳证据，请相关专家或专门机构根据统一的评价标准对现有的循证临床实践作后效评价，改进某种疾病的诊疗方案或临床指南，提高医疗质量，称为同行评价。

二、后效评价方法

后效评价最直接的方法是评估治疗、诊断、预后证据在一个患者或一系列患者中应用的临床结果和结局。由于临床结果和结局受多种因素影响，而且需要观察很长时间才能完成，因此不容易做到。所以，通常也通过评价实施循证临床实践过程的各步骤是否完善，以及每一步的实施是否与患者的具体情况相结合等来做后效评价。

三、后效评价内容

评价群体患者的循证临床实践后效，可通过比较和计算需要治疗的人数（number needed to treat，NNT）、需要暴露的人数（number needed to harm，NNH）、复发率、确诊率、病死率、生存率以及质量调整寿命年（quality adjusted life years，QALYs）等终点指标进行。评价单个患者的循证临床实践后效，可详细记录患者情况，与以往传统的经验结果进行比较。若循证临床实践的结果有明显改善，证明整个循证临床实践的过程是正确的，对今后类似临床问题有一定指导作用。若后效评价结果欠理想或不佳，应当考虑对循证实践过程的每一步进行再评价。

第三节　循证实践能力的自我评价

我们可根据循证医学实践的步骤，对我们实施循证医学临床实践的每一步分别进行自我评价。

一、评价"提出问题"的能力

循证医学实践的第一步是"提出可回答的临床问题"。表 12-1 是关于"提出问题"的自我评价内容。循证临床实践后，我们可通过问自己这些问题来自我评价自身"提出问题"的能力是否提高和改善。回答这些问题的过程也正是我们发现自身差距和明确未来改进方向的过程。

首先，我们问自己：有没有真正提出问题？提出的问题是否明确有针对性？在积累了一定的经验后，能否借助我们前面章节讲到临床问题的类型进一步将问题归类，并找到自己的不足更加清楚地表述问题。当提出问题的过程中若遇到障碍时，我们能否采用上述策略或其他方法克服它？是否有方法随时关注临床实践中随时可能出现的新问题，以待今后解决？如口袋中放一个本子，随时记录发现的问题，以便日后查找；或者使用新型高科技掌上终端设备记录你的问题和答案。从而确保我们持续不断的训练我们提出临床问题能力。

表 12-1　"提出问题"自我评价

1	有没有提出临床问题？
2	问题是否明确？
3	是否借助绘图法来明确自己的知识缺陷和清晰地表述问题？
4	提出问题过程中遇到障碍，能自己解决吗？
5	是否养成随时记录问题以待以后解决的习惯？

（引自 Straus SE, 2011）

二、评价"查找证据"的能力

表 12-2 是关于"查找证据"的自我评价内容。如我们是否查找证据？知道相关领域当前证据的最佳资源吗？是否如前面章节所述，采用"6S"金字塔方法查找最高质量证据？能找到相关领域最佳证据吗？最重要的资源已经做了标记？检索过程中，哪些方法使你更加高效？你的检索是否变得越来越有效？在检索 MEDLINE 时使用了有效的检索过滤吗？使用搜索引擎吗？

表 12-2　"寻找最佳外部证据"自我评价

1	有没有搜寻证据？
2	是否了解本领域内现有最佳证据来源？
3	能否迅速查找到本领域最佳证据？
4	是否检索变得越来越有效了？
5	在检索 MEDLINE 数据库时，是否使用截断、布尔运算式、MeSH 主题词、限制词和智能检索等检索技巧？
6	与专业文献检索人员以及热衷提供最佳证据广受尊敬的同事相比，自己的检索结果如何？

（引自 Straus SE, 2011）

一个有效评价我们检索能力的方法是将我们的检索策略、方法和结果与专业文献检索人员或其他有经验的同事的检索进行比较，这样做一方面是自我评价，同时有机会学习到更好的检索技巧，还可以获得更多的其他外部证据。我们也可以到图书馆选修相关的课程或做个人辅导。我们也可邀请图书管理员加入我们的临床团队，方便我们随时近距离学习一些检索技巧，成为更加有效的检索者。

三、评价"严格评价证据质量"的能力

表 12-3 是关于自我评价"严格评价证据质量"能力的内容。首先，是否对外部证据做了严格质量评价？如果没有，我们能否明确原因是什么？能否克服这些障碍？需要再次强调的是：若能加入某个小组（如各种杂志俱乐部）中，不但有助于循证医学实践，还能获得有用的反馈意见。接下来我们考虑是否我们越来越准确和有效地使用一些质量评价的指标，如似然比、NNT 等？这可以通过与其他做同样证据评价的同事比较，或找一篇发表的二次文献中的原始文献自己评价和计算，将自己的结果与二次文献中的结论进行对比。还可以采用团队为基础的评价方法，团队一半成员对一篇阳性结果的文献进行评价，另一半成员对同种干预措施的一篇不同结论的文献进行评价，然后两组讨论为什么这些研究的结果有差异。最后，也是最高层次的要求，能否对我们的质量评价进行概述总结？我们可借助CATmaker 或 GATE 软件去创建这些严格评价的总结概述，或者制作我们自己的存储模板。也可采用其他掌上终端设备来创建这些概述总结。

表 12-3　"证据质量评价"自我评价

1	是否对外部证据进行了严格评价？
2	能否熟练地使用质量评价指南？
3	是否越来越准确和有效地使用一些质量评价的指标，如似然比、NNT 等？
4	有没有创建质量评价总结？

（引自 Straus SE，2011）

四、评价"整合外部证据与患者价值观"的能力

表 12-4 是关于自我评价循证实践第四步"整合外部证据与患者价值观证据"的能力内容。首先，是否将严格评价的证据整合到我们临床实践中？如果我们没有执行这个循证实践的第四步，我们前面三步的努力等于都付之东流了。我们必须帮助我们团队成员共同克服这一失败。一旦我们走上正轨，我们可以问自己在将外部证据应用到个体病例过程中是否做到更加准确和高效，我们是否能够找到或建立适合我们患者和疾病的验前概率，我们是否更加熟练地根据患者的因素"f"对治疗措施进行调整。测试我们这种整合证据进入临床实践的能力的一种方法就是，看我们是否能对原有的管理决策分歧进行解释（甚至解决），我们可以尝试在我们的同事或教学医院的住院医生中练习。

表 12-4　"整合证据应用于临床实践"自我评价

1	是否整合质量评价的证据到临床实际？
2	是否越来越准确、熟练地调整质量评价的指标以适应具体患者（如验前概率、NNT/f 等）？
3	能否解释（和解决）整合证据制定决策过程中的分歧？

（引自 Straus SE，2011）

循证医学实践中，最重要的评价就是对于循证实践中的设计及行为进行自我评价。这种自我评价应该从一个循证实践者的学生时代开始，并贯穿他的整个职业生涯。这种自我

认识的技能不但能够帮助临床医生意识到自身的能力和缺陷，而且也能够帮助临床医生有效地将可获得的最佳证据与临床实际整合。

第四节 循证实践的效果评价

一、临床实践是否得以改善

经过上述自我评价，如果显示成功，任何临床医生都会感到巨大的满足和骄傲。但我们还需进一步问自己是否我们所学的知识已经转化为更好的临床实践。因此我们还需进一步评价我们的临床实践行为的改变。表 12-5 是关于自我评价临床实践行为改变的内容。尽管有很多框架可以用来作为指导，但当我们试图实现转化我们的知识和证据到自己的临床实践中时，就会发现："知识 - 行动框架"是很有帮助的。这个框架是基于对超过 30 个计划行为理论并包括其中共同要素的一个综述。具体来说，框架包括评估医疗保健过程中的差距；调整证据使之适应当地环境；评估存在的障碍和促进证据使用的因素；针对这些障碍和有利因素确定实施策略；评估证据的使用；监测结果和评估证据使用的持续性。

我们认为在评价我们临床实践行为是否改善的过程中，最重要的一个步骤是考虑我们临床实践中证据使用的障碍和促进因素。若这一步不成功常常会导致证据应用的失败。另外一个重要（但耗时）的内容是审计证据的吸收及其对临床结果的影响。审计可以告诉我们作为临床医生我们做得如何；我们是否有效整合了临床实施中的个体反馈。如果我们有可及的电子健康档案数据库，审计更容易实施。

审计可表现为各种复杂情形，如很多医院设有功能完善的医疗质量审计（或质量改进）委员会，这属于顶层的组织架构审计范畴。我们所关注的审计范畴主要涉及个人层面，如在当地、地区或国家层面上去探讨如何改变医生行为等。

二、临床实践中究竟有多少属于有证可循

许多临床工作组都在研究现有的临床实践到底多大程度上是基于证据的。探讨这个问题的原因在于按传统说法，只有约 20% 的临床实践有充分的科学证据支持。第一个此类研究是 David Sackett 在英国牛津临床服务中心进行的。研究小组对审计周期内的每例死亡病例、出 / 入院病例的主要诊断、主要干预等进行讨论，随后追踪与主要干预相关的证据来源，进而将干预分为三种情况：一是干预措施有一个或多个随机对照试验或者随机对照试验的系统评价作支持；二是干预措施有效性足够大，研究小组一致认为没有必要采用随机试验评估其价值，如果使用安慰剂进行对照是有悖医德；三是干预措施被普遍使用，但不能归为上述两类。在抽取的 109 名患者的病历中，根据上述分类有 90 例（82%）患者的干预是以证据为基础的，53% 患者的干预措施是基于一个或多个随机试验或系统评价的支持，29% 患者的干预措施是基于可信的非试验性研究证据，18% 患者的干预尽管没有检索到有力的证据，但目前的干预优于其他干预或不干预。这次审计确认普通内科住院患者的干预是证据为基础的，此后类似研究在世界各地不同机构开展，涉及临床不同专业，如普外科、血液学、儿科、初级保健、麻醉和精神病学等。事实上，我们遇见的大多数患者都只是患有常见病的其中一种，而罕见疾病只零星分布在大多数普通病例中。因此，为常见问题寻找证据比为

罕见问题寻找证据更有用也更有效。这些研究也为众多常见干预积累了证据,同时也验证了循证医学实践的可行性。最为重要的是,这样的审计更是一个强化日常学习,帮助工作组成员更新知识、不断进步的过程。

表 12-5 "临床实践行为改变"自我评价

1	当证据表明需要改变临床实践时,能否克服障碍进行相应的行为调整?
2	是否有针对已有障碍实施改变的策略?
3	有没有进行检查,如对诊断、治疗或其他循证医学实践进行审计?
4	是否正在考虑这一改变的持续性?

(引自 Straus SE,2011)

(陈 进)

下篇

临床循证研究的方法学

第十三章

循证医学研究的特点

循证医学的本质是"用证",而用证的过程中发现证据缺乏,证据的质量欠佳或证据存在的缺陷而需要进一步开展研究,则进入"创证"过程,即所谓的循证医学研究。循证医学的研究都是源于临床的医疗实践,而最终的研究成果又是用于指导临床,为进一步提高临床医疗水平、促进临床医学的发展服务。

循证医学的研究当然属于临床医学研究,其课题探讨的范围可大可小、可深可浅,可以纳入国家大课题之内,也可以进入研究者自感兴趣的专业性探讨,因此,应该说其自由的空间是比较大的。

本章就循证医学的临床研究特点作以下的自由探讨。

第一节　务　实　性

一、源于临床实践的深入探讨

循证医学临床实践,本身在于应用当前最佳成果去解决临床具体患者的难题,实践之后经过分析评估,往往发现被应用证据的价值所在,但可能存在着某种不足,或许是缺陷,或许有某种谬误,因此,有进一步研究的必要,于是就可以构思进行更为深入的探讨。

二、临床需求的针对性

循证医学的研究均是针对临床医疗中诊治的具体问题展开,是永无止境的,即使当时认为是"最佳水平",但绝不会是十全十美的,对临床的需求而言,总会存在一定差距,因此,为了更理想的结果,就需要有针对性地展开深入研究。例如:为了有效地防治因颈动脉狭窄导致脑血管病的意外事件(暂时性脑缺血发作事件、脑缺血卒中事件),20世纪50～60年代认为大脑中动脉与颈动脉搭桥手术效佳;后经严格的临床随机对照研究,以及历经十余年实践,于80年代证明这种外科搭桥手术并不优于内科药物治疗效果,从而否定了这种治疗方法;可是内科治疗虽有进步,但并未达到该病治疗的满意效果,仍需探求针对因颈动脉狭窄所致脑血管病,于是在20世纪90年代又开展了具有一定风险性的颈动脉狭窄斑块微创环切术治疗,直至现在又发展了介入性支架治疗,其效果及术后的预后等将会作进一步探讨,总之,这类针对性强的临床研究,是临床医疗工作中十分需求的。

三、适用性强

循证医学的研究都是围绕着解决临床诊治过程中的难题而展开的，尽管其从个体的医疗实践中去发掘与归纳分析问题，但最后升华出研究的问题，无不是为了更好地去解决临床医疗中的难题服务的，因此，无论是循证医学的始创性临床研究，还是二次性的文献综合性评价研究，如临床专题性的系统评价（systematic review），都具有临床较强的适（实）用性。

第二节　前　沿　性

一、循证医学临床实践的前沿性特点

循证医学实践用于解决患者问题的诊治措施，要求要有可靠的科学证据，而且是最新的、最好的！这是因为科学技术发展快、医学知识和诊治技术更新快，新的诊断手段与仪器设备、药物日新月异，因此，对患者的循证诊疗自当与时俱进，但是，被真正用于解决患者实际问题有关措施，必须进行严格评价（critical appraisal），不仅要是新近的、科学的、真实可靠的，更要求是最佳的，这样才有在循证医学实践中的价值。所以，循证医疗实践一般站在医学发展的前沿，对用于临床实践证据的后效评价，无论结果如何，都会引发出继续科学发掘和继续深入研究之光彩。

必须指出的是：临床医学是一门实用科学，即使处于当今科技高度发达的情况下，许多临床诊治措施，已经过长期临床医疗实践的反复验证，被证明是有效的，因而，仍具有现实意义。例如：洋地黄强心剂，在全球已被广泛用于治疗心力衰竭，疗效肯定，与最新、最近的药物或治疗手段相比，疗效仍然毫不逊色！至于中医药学的事例就更不胜枚举了。因此，在循证医疗实践和研究中，务必坚持"实践是检验真理的唯一标准"这一基本原则。

二、循证医学研究的前沿性特点

危害人类健康的疾病、病情与临床表现极其复杂多样，病损各异，诊治手段及其疗效表达十分丰富多彩，根据疾病造成的疾病负担（burden of disease）的不同程度和需求，需要开展多种形式的临床医学研究。

循证临床实践所面临的需要研究的问题，往往是在临床个案的诊治过程中存在的具有代表性的难题，而这种难题被研究或解决，无疑会提高临床医疗水平，促进临床医学的进步。

鉴于循证临床实践中拟解决患者的疾病难题，一定是实践者在自己现有的临床医学知识的基础上，那些乏知的，甚者是未见过的，必须求知并要解决的问题！于是实践者必然会带着患者具体的难题，去检索文献信息资料，并将所获的资料进行科学的整理，逐一应用质量标准进行严格评价（critical appraisal），以求获得最佳证据（best evidence），用于最终解决个体患者的具体难题。这种带着问题去检索与分析、评价文献，探寻解决问题的最佳措施（证据）的实践，本身就是了解与掌控前沿性成果的文献研究，也可能成为促进某一问题研究的基础。

如果循证医学实践中的难题具有普遍性和代表性，实践者又掌控了当前最佳的前沿性

证据,并用过这类"证据"于临床实践,因而,体会颇深,甚者有新的发现,假若有进一步研究价值的话,就可以立题研究,这类循证医学临床研究,其起步乃具前沿性之特色。

第三节　立题研究的基础性要素

循证医学研究的课题,往往是基于临床医疗专业发展的需要,而且研究者也往往有着个人专业性的浓烈兴趣,因而在研究选题与立题方面,有着相当的自由度,这与国家规划的临床科研课题以及某种新药的临床试验有着不同的特色。当然,在一定的条件下,"接轨"研究也是可能的。

从循证医学临床实践出发,为深入探究更佳证据、进一步提高临床医疗水平,重点无不涉及疾病的病因、发病或加重疾病发展的危险因素、如何早期正确诊断疾病、如何有效地防治疾病、改善预后以及促进康复等(参见本书相关章节),其研究的范围是颇为广泛和多样性的,但是也必须具备研究工作的基础性要素。

循证医学实践中的有关问题并非都值得去深入研究的,而值得去立题研究的通常要注意如下特点:

一、立题研究的重要临床价值

立题研究首先应明确本身对提高临床医疗水平的价值,根据有关试验干预的假设水平,预测可能产生的客观效果,通过具体设计的量化指标的数据,以评估临床循证研究的意义和价值。

二、立题研究要有科学性

循证医学立题研究,通常是在临床实践中,有着经过严格科学评价的基础工作的,因此,但凡被研究的课题在科学性方面,则是它的优势;其中也许是某些(个)临床实践中有价值的东西,却因科学论据不足,而需进一步深究真伪者;或者是有着系列的偏倚因素影响,而必须重新作科学之论证等。总之,对立题研究的科学性应予客观而系统地阐明。

三、立题研究要有可行性

(一)学术技术力量的可行性

任何性质的循证医学研究,首要的是有一支高水平的学术专业、技术的配套人员,各司其职,密切合作,并且要有时间保障。

(二)研究资源的可行性

如系回顾性的研究,则用于被研究的既往临床资料应求完整,被应用的各项指标和数据须准确可靠;如须前瞻性的临床循证研究,作为研究对象的患者来源应力求有保障,而且要求有着良好的依从性。

(三)研究环境与设备、实验条件的可行性

任何研究工作的正常进行应保证有一个安静、避免不必要干扰的良好工作环境,能让研究人员专心地工作;对于临床研究所需开展的特殊检查设备,以及实验室的仪器、试剂、应保证标准化,各有关检查资料务必科学可靠,重复性好,力争误差值的容许度最小。

（四）经费保障的可行性

开展循证医学研究总是需要经济支持的，在我国的临床医学研究经费来源，主要靠各级政府，国际的经费支持十分罕见，各有关单位的科研经费支持则视实力与领导之魄力，差别极大，因此，研究者则力争紧靠国家与单位支持，多渠道争取，作为学术单位，进而政府的卫生行政科技单位，明智者应拨出一定的经费资助一些有水平、有能力、有智能的临床研究者，去自由的研究具有实用价值的课题，其总体效应或许比上千万元计的"重点课题"贡献更大！

第四节　循证医学实践中的医德伦理

关于循证医学实践中的伦理学问题，本书有专章详述，这里就有关医德问题予以强调。

由于我国目前卫生医疗的体制以及医疗管理和服务机制不够完善，尽管近些年来国家极力推进卫生医疗的改革，然而还跟不上社会人民大众的迫切需要，"看病贵、看病难"是公众对卫生医疗服务十分不满的呼声，往往在医疗单位和人员中，医患间的矛盾颇为突出，有时因为一点不周或误解竟发生不幸的伤医事件，从而造成极其恶劣的国内和国际影响，对此，一方面要依靠国家的法律保障，另一方面还必须从医疗体制作切实的改革，以保证对社会人民提供优质的健康服务，能使我国的人民大众不因生病而忧愁，更不因生病而致穷！如果我国医疗单位能真正推进循证医学实践的话，在这个方面也许会有很好的贡献。

在循证医学临床实践中认真执行医学伦理学规则的主体，应该是医生，患者生病之后要求给看病、治疗的是找医生，希望帮他（她）看病医疗的医生，是一位医德高尚、医术良好的、而且会给其热情、认真的帮助，因此，面对医生是以信任和尊敬的心情，诉说一切痛苦之情，包括自己隐私的话语；他（她）还会让你检查身体而不忌讳，这种心情和态度，真乃人们所称道的：把医生看成"神"和白衣天使！

在循证临床科研中，其被研究与服务的对象，是患了被你要研究的疾病之患者，这时除了他（她）需你看病之外，你也要求他（她）为你的研究工作做一份奉献，因此，这就使医生和患者成为互相合作奉献的互动关系了。

鉴于如上事实，作为循证医学实践主体的医生，在自己的工作中务必保证自己的医德高尚，作风高雅，语言举止文明，工作认真负责，态度和蔼可亲，充分显示现代水平医生的风采！同时也是实施医学伦理学的典范！

这里要强调的是：对患者无论其贫富贵贱都要一律平等和公正，反对任何歧视；要充分尊重患者的人权，让患者知情同意，反对任何欺骗或强制；要充分观测患者治疗或研究措施（含对照试验措施）的反应，防止不良事件的发生，认真保障患者的安全；认真搞好医患关系，促进良好的依从性。如果这些原则得以执行，医生有良好的医德，医患关系必融洽，事情也就能办好。

第五节　循证医学研究设计方案抉择特点

鉴于循证医学研究的现实性与多样性的特点，根据所立的研究课题之性质，应抉择科学性和可行性好的相应设计方案，而且依据干预措施所期望的效果，应精选少而精的量化指标及其准确的相关测试方法，力求防止偏倚因素之干扰，以保障研究结果的真实性。具体方案的选择和设计可参考临床流行病学专著的相关章节。

然而，本节内却应强调如下几点：

(一)探知有关最新最佳证据的叙述性分析研究

在循证医学临床实践中，为了解决患者的诊治有关难题，需要带着问题去广泛性检索新近研究进展，如系十分重要的问题，则宜立为专题作系统地叙述性调查分析和评价研究，即进行系统评价(systematic review)，具体内容可参考循证医学专著。做好这项研究需要临床专家、临床流行病学专家和信息科学工作者、统计学共同合作，才能保障其调查分析和科学评价的质量。如果没有临床医学实践的经历和深厚的功底，单靠非临床专业的人员去作这种系统评价研究工作，研究结论往往不一定有多大的意义，因此，当人们在临床实践中应用这种系统评价成果时，则应持高度批判性接受的态度。

(二)回顾、观测与干预性循证抉择研究方案的特点

循证医学的研究课题，往往是源于临床实践中的难题，并根据临床医学的现存之理论、知识，以及自己丰富的临床实际经验，进行科学的分析和推导后，从而提出相应的研究假设(hypothesis)，经过反复论证，如果有研究的价值，则可考虑立题研究，此时则需作出详尽的研究设计，并应通过专门的论证，重点是课题本身的科学性、临床意义、可行性，以及医学伦理学等方面的问题。

本节内将讨论临床循证研究所涉及的有关采用研究设计方案的特点。

为了联系实际说明问题，不妨从以下具体实例为范本，看如何抉择相应特点的研究方案，让读者阅后，或许从中有所启迪。

1. 病因与危险因素循证研究方案的特点 有关病因与发病危险因素的始发问题，一定是患者所患的疾病在现有的临床医学、病因、病理学等均不可解答的问题，但是通过临床症状、体征、实验室资料，以及有关特殊检查，尽管不能在现存知识水平上弄清楚，但是，总归有些证据可能提供人们去探研求证！

例如：临床为探索原发性肝癌的病因，为的是如何有效地防治。在临床病例中，发现部分肝癌患者具有乙型肝炎病毒致慢性肝炎或肝硬化的基础，因此，临床医生提出：乙型肝炎病毒是否会是原发性肝癌的病因假说？可是对此又不能进行前瞻性的试验研究，于是第一步也只能在临床领域里进行回顾性的研究。

探讨病因的回顾性研究设计方案，以病例 - 对照设计方案(case-control study)最好。在20世纪70年代初，有一个新加坡的病例 - 对照研究，报道了华人肝癌患者与澳大利亚抗原的关系：病例组为原发性肝癌114例；对照组1632例系血供者；其中澳大利亚抗原阳性者肝癌病例：3/69，澳大利亚抗原阴性者肝癌病例：111/1563。结果显示澳大利亚抗原(即HBsAg)与肝癌两者间无显着相关性(Australia antigen in Singapore Chinese patients with hepato-cellular carcinoma. Simons M.J 1971)。该研究设计由于没有严格配对，存在很大缺陷。

于20世纪80年代，我国学者鲁春起等作了设计良好的以1:2严格配对的病例 - 对照研究，以探讨原发性肝癌与乙型肝炎病毒的相关性。其选择了原发性肝癌患者、非肝癌其他肿瘤患者、非肿瘤患者各30例，分析结果表明乙型肝炎病毒感染与原发性肝癌有着十分显着的相关性，$P<0.001$，$RR=6.7$ [中华流行病学杂志，1988；9(1)：5]。然而这种回顾性的研究结果，仅仅是提供了相关信息，并不能证实因果关系，回顾性的研究尽管设计合理，但

可能存在各种偏倚因素,干扰其真实性,因此,结果只能提供参考。

为了进一步深究这种因 - 果关系,就需要作较为科学的前瞻性、观察性研究。在病因学研究最可行,又较科学的设计方案则为前瞻性的队列研究(cohort study)。

对上述乙型肝炎病毒感染与肝癌发病的因果关系研究,Beasley RP 等于 20 世纪 70 年代后期在我国台湾地区作了一项大型的 Cohort Study 研究,其设计与检测指标严格,方法合理,按照设计要求,共纳入了 22 707 例男性成年患者,入组时均经临床严格诊断无肝癌证据,他们通过乙型肝炎病毒标志检验,区分为两个队列:3454 例的 HBsAg(+)组,19 253 例的 HBsAg(−)组。平均追踪观测时间为 5 年,追踪的结果:HBsAg(+)组肝癌患者 35/3454,HBsAg(−)组肝癌患者:1/19253;RR=223。具有非常显著的相关性!这项研究是有着很重要的说服力的,是临床研究的重要贡献,当然肝癌发病的因素是复杂的,乙型肝炎病毒感染并非为唯一因素,但至少这些源于临床的观察性研究,不仅为深入的基础医学病毒、免疫,以及病理学研究提供了可靠的循证医学证据,而且对于肝癌的防治也有实际价值。

至于对病因或危险因素进行前瞻性的随机对照试验(randomized controlled study),虽然科学性很强,但可行性差,因而就不讨论了。

此外,在当前 IT、计算机科技以及统计学数据处理能力极强的大数据时代,对我们进行健康状况以及疾病发病、流行病学等的社会调查,带来了极其有利的机遇。例如:当前城市的环境污染严重,无论空气、水质,食物还是土壤等都缺乏安全性,如果想调查呼吸道与消化道肿瘤的患病率及有关环境污染的危险因素,研究者则可以设计一个简明的调查研究表,发布于网站,如患者发现,定可反馈,毫无疑问,对于可获得的信息资料,肯定其来源的地区、社会状况各异,资料质量不一,但病例数如巨量的话,大数据的统计分析的结果,至少对了解人群中的患病状况以及可能的危险因素,提供有价值的信息和贡献,这是值得探索的。

2. 诊断性试验循证研究方案的特点 作为诊断人体疾病的任何诊断性试验研究,必须在临床通过对具体患者应用,进行循证验证与评价,才可能被确认。其研究设计方案的特点:

1)应确定公认的诊断研究的金标准(gold standard)诊断法;

2)新的诊断试验务必科学与安全,要具规范方法与操作的内涵;

3)应纳入符合设计要求的疑似被研究疾病的患者,一般健康者是不能作为对照的;

4)应根据实际情况测试并设定诊断参考值;

5)应根据试验结果计算有关系列量化的诊断指标,并阐明意义及其临床应用的价值。

如果你在临床拟作诊断性试验的循证应用或研究,可参考本书相关章节。

(三)治疗性循证研究方案的特点

循证医学治疗性研究的课题,通常是要解决复杂性的难题,绝不像单纯的新药临床试验那么简单,研究的对象也不会像新药试验那样单纯。因此,对于被研究的患者,必然要根据病情进行个体化的治疗,在这种复杂的情况下,研究某种新干预措施或药物的治疗效果,则是循证医学研究面临的挑战。

例如:颈动脉重度狭窄致脑血管病患者,绝大多数患者往往合并有高脂血症、高血压、糖尿病、肥胖症,甚至有冠状动脉病变等不同情况,现在的介入性人工支架治疗或颈动脉内膜微创环切术是颇有效果的疗法,然而术后防止再狭窄则是保证远期疗效的关键,这里就提出了一个问题:术后该应用抗凝疗法抑或应用抗血小板功能的疗法?哪种疗法更佳?是否两者可作疗效比较研究？可否应用安慰剂对照？如果患者各自存在不同的并存症，在作新干预措施疗效研究时又如何处理？如何针对不同的个体化处理资料，作科学的分析与评价？等等。像这些比较复杂的临床治疗性的循证研究，也是可以开展随机对照试验（RCT）的，不过对于符合研究设计纳入/排除标准的病例，均应在个体化综合治疗的基础之上，随机化的分为试验组（如抗凝治疗）和对照组（如抗血板功能治疗）；这种疾病经介入手术后防止动脉再狭窄的研究目的，显然不宜设置安慰剂对照的。对于纳入课题研究的对象，按照研究规划，进行随机对照治疗性实践。由于被研究的对象，个体化治疗的不一致性，基线状况肯定是不平衡的，但是，当完成了全部研究任务，经分析总体组间疗效差异后，可进一步作相关亚组分层分析，较细地分析各亚组间疗效的差异及其临床意义，这种研究与分析的结果，对指导具体的临床循证实践是十分有价值的。这类较复杂且又颇贴近临床实际情况的研究设计，可参考本书与临床流行病学专著的相关章节。

此外，临床实践中常常碰到某种疾病，在当前没有可靠的有效疗法，有的病又十分凶险，不治则几乎绝大部分患者要死掉，也就是说病死率特高，如21世纪初的重症急性呼吸综合征（SARS）患者，来势凶猛，病情重笃，传染力强，病死率高！当初诊不明（病原学），没有特效疗法，面对这种危难的情况，只能依据临床实际进行抢救，根本不可能进行所谓"临床试验"，而可以做的仅仅是事件之后的临床诊治与治疗成败的经验总结；还可以依据临床病理损害特点，并结合流行病学的特点，作出有关病因学假设的推导，从而为病因学、病理学等基础研究提供信息和临床证据，如从SARS患者的呼吸道分泌物中分离出病原生物体——变异型冠状病毒，以及患者体内检出相应的抗体，从而得到科学的确诊。

又如：急性重症病毒性肝炎，当发生急性重型肝炎或亚急性重型肝炎，重度黄疸、肝功能衰竭、腹水，甚者出现肾功能不全、肝性脑病等，这种病例几乎难以存活，而当前也缺乏特效治疗手段，其结局是可知的，然而，有的研究单位却立题："重症病毒性肝炎随机对照研究"，主要措施是中医药疗法，这里就有一个问题：对于重症病毒性肝炎中医药治疗效果，在现近的研究资料中，有可靠的循证疗效依据吗？有确切的疗效量化指标依据吗？如果有的话其真实性、准确性如何？意义有多大？有否发展与提高的空间？对于诸如此类问题理应得到科学答案之后，确认了中医药的疗效依据，则提出中医药的治疗方案，并设置合理的对照，以及疗效差异的科学假设（scientific hypotheses），被论证为科学和可行之后，进行RCT研究则是可以的。但如果上述问题没有确切的答案而靠经验性的假设，估计是难于取得预期的结果的。客观地讲，重症肝炎特别是急性重型肝炎或亚急性重型肝炎患者治疗的难题，应该研究攻关，关键是依据个体化的临床特点，应用当前可用而安全的一切疗法，把病死率降下来！再从中认真用循证医学的方法，总结与严格评价疗效，以及若干经验教训，然后提出有希望的疗法，进行前瞻性的临床循证研究，才是较为科学与合理的。

（四）预后循证研究方案的特点

研究疾病预后的主要目的，在于弄清有关疾病的临床病程以及自然病程的特点、预估患者最终的好或坏的结局，并且弄清影响结局的有关因素（即预后因素，prognostic factor），以指导临床循证实践，怎样依据患者的实际病情，充分调动改善患者预后的因素、同时采取避免或主动干预患者实际存在的、可能恶化预后的因素，以"抑恶扬善"，最终达到改善患者之预后的目的。对于循证预后研究详见本书相关章节。

前瞻性预后研究设计的最佳方案是队列研究，但通常历时较长，是需要专业梯队和人员相对稳定,且通常观测的病例数量要足够,依从性和必要的条件也需保障,在我国当前的现实环境下,恐怕难度是不小的,但是,也不是不可行的。例如:对肺癌患者的预后追踪观察,虽然对于患者病程起始点难以作一致性的肯定,然而,可依据临床确诊时的临床病理的分期的不同,分为不同期的队列,系列追踪作生存率的调查,5 年、10 年或更长,根据存活的情况,分层分析各自结局的结果,以及与有关影响预后因素相关性和它们的差异性,并用于联系临床实践,指导预后的判断或对患者的处治。

在临床实践中常常观察到,或发现某种(些)可能不利于患者预后的因素,这时可以作病例 - 对照研究设计,探讨其影响预后的意义;如发现多种因素有着不同程度的价值,那么,可以依据相应的统计数据及临床意义,而设计这些因素不同的权重值,最后,可设计一个预测预后危险度的临床预测规则表(clinical prediction rules),并将其再应用于临床实践,进行应用性地验证,在应用中还可以不断地修正、总结提高,使指导循证医疗更符合临床实际。

例如:慢性心房颤动患者,左心房内易形成附壁血栓,且血栓脱落造成脑动脉栓塞的几率不小,威胁着患者生命的安全,预后很不好。而临床又发现造成脑栓塞者有些影响因素;而在临床的预防慢性心房颤动患者致脑梗死的措施中,颇为有效者则为抗凝疗法,但有着引起患者各种出血的不良反应,尤其颅内出血则危害严重。因此,临床就对慢性心房颤动患者行抗凝疗法及其影响预后的因素,进行了系列回顾性研究,结果发现与研究总结出了五个主要因素,分别权重并订出了它们不同的记分值,然后,根据分值的大小顺序与导致脑卒中危险的百人年分值(per 100 person-year),分别采用不同疗法,用于指导临床循证治疗实践。这个指导心房颤动患者应用抗凝疗法的临床干预规则表,称为"The CHADS2 Score and of Stroke According to CHADS2 Score"(表 13-1),列下供读者参考。

表 13-1 心房颤动患者 CHADS2 分值与卒中发生危险的预测表

CHADS2 分值	与卒中发生危险的百人年
0	0.49
1	1.52
2	2.50
3	5.27
4	6.02
5～6	6.88

记分标准:(凡心房颤动患者具有下列危险因素者)

1. 寄望或现在发生心衰者(1 分);2. 治疗或未治的高血压者(1 分);3. 年龄 75 岁者(1 分);4. 糖尿病患者(1 分);5. 既往发生过脑卒中、TIA 或血栓形成者,现作二级预防者(2 分)

(录自 Fletcher RH. 临床流行病学 . 第 5 版 .2014:102)

第六节 循证医学立题研究的质量评价参考建议

循证医学立题研究对课题本身的质量评价,可以参考临床流行病学,然而,确有自身的特点,因此,特建议以下几条作为对立题研究质量的参考:

一、立题研究的重要临床意义

循证医学立题研究务必要解决临床前沿性的重大难题，立题研究也是希望能在临床病因／危险因素、诊断、治疗、康复以及疾病预后诸方面，有新的突破，能够提高临床医学水平，如能与国家或地区性的重大研究课题接轨，则其潜力更大。因此，评估立题的重要意义是首要的，否则，就没有研究的必要。

在此方面要在课题设计书内，提供重要的目标性量化指标，并论证设置的相应依据以及可靠性的程度。

二、立题设计的科学性

立题要有科学性，不能凭经验设想，凡属诊治干预措施都要有生物学、病理学、药物学等以及临床前期的研究基础。

临床的研究设计方案，依研究课题的性质应抉择科学性佳的方案，当然要与其执行的可行性相结合。

要高度重视课题中可能存在，或执行中可能产生的偏差干扰因素，注意是否设置相应的防控处理措施。

三、立题的创新性

显然，循证医学的研究课题是具创新性的，因为其研究立题前，是通过了大量的文献检索，有的还做了文献的系统评价，掌握了当前的前沿研究水平，所以，循证医学研究的课题，通常创新性是比较好的，但仍必须作相应的评价。

四、立题研究的可行性

对研究课题可行性的评价，一般要考查执行者的专业学术和技术力量、设备与工作环境、设计方案与路线、研究对象的来源、干预措施、经费来源，以及执行和管理等，可行性好是完成课题的重要基础。

五、医学伦理评价

循证医学研究通常的医患关系是好的，因为有着循证医疗基础，但既然是医学研究，就必须遵守与认真执行医学研究的伦理学原则，以及相应的国家规定的法规制度，因此，对立题研究要严格进行伦理学和医德评价。

六、预期成果的估价

循证研究按照立题研究的目标，一定有相应的预期成果，对此，研究者往往估价较高，充满乐观情怀，而作为课题评价者则应实事求是，并要预期其推广和应用价值。

（王家良）

第十四章

临床科研中应遵守的伦理学原则

医学进步是以研究为基础的，医学研究是生命科学技术的主体，是认识疾病本质及其防治规律的一项重要的实践活动。临床研究是指在人体（患者或健康志愿者）身上进行的以验证新疗法、新药物的有效性和安全性的系统性医学研究，其目的是更好地为防治疾病、增进人类健康服务。因此，临床研究理应最大限度地保障人类的安全、利益与公平。其结果是给受试者带来利益还是危害？研究者必须对此作出评价，这就涉及临床研究中的伦理问题。

第一节 概 述

西方"伦理"一词，是从希腊文 ethos，即风俗、风尚、性格演绎而来。在公元前 4 世纪，由希腊著名哲学家亚里士多德创立的一门以道德品质为研究对象的学问。在中国的文字中，"伦"指"人与人之间"，"理"指"道理，准则"，"伦理"就是指人与人相处时应遵循的道理和规则。因此，伦理学（ethics）就是研究人与人、人与社会之间行为规范和原则的一门科学。它不仅让人们知道待人处事应当遵循的准则，更重要的是培养人们自觉地按照一定规范来支配自己的行动。即要弄清楚应该做什么和如何来做，从而保护人类的利益、权利、尊严。随着现代社会的发展，人与人之间、与社会之间的关系越来越密切和复杂，不断显现出许多新的伦理问题，同时也促进了伦理学的发展。

医学伦理学（medical ethics）是在医疗实践中逐渐形成和发展起来，以研究医疗卫生人员与服务对象以及医疗卫生人员之间行为规范的一门科学，包括医疗行为和医学研究行为，是伦理学的应用发展。是应用一般道德理论、原则和规范探讨医疗及医学研究中的伦理问题及其解决方法。其中，涉及人体的临床医学研究的伦理问题最受关注。它除了具有一般科研共同的特征，如探索性、创新性、复杂性外，还有其自身的重要特点即人的生命属性。

第二节 临床研究中的伦理问题

涉及人的生物医学临床研究对象包含了可识别身份的人类材料和可识别身份的数据两部分。研究样本可能是人体，也可能只是医疗记录或生物标本。研究方法可以是临床中的药物、器械、手术、影像等试验，也可以是疾病的流行病学调查。这些研究与医疗不同，医疗是使用业已证明相对有效和安全的疗法来治疗患者，患者是受益者。而在临床研究中，受试者要接受有效性和安全性尚待证明的新疗法或新药物的干预。因此参加临床研究的受试者可能不仅不能受益,反而还可能遭受风险和不便,他们是在为医学科学事业做贡献。

(一)临床研究对象的特殊性

现代医学研究在经过实验室研究和动物实验之后,最终都将在人体身上进行验证即临床研究。人的生命只有一次,因此要求研究者遵循临床研究中的伦理要求,保障受试者健康。受试者的健康与利益应高于研究本身。在进行科学研究时,有时会出现利益冲突。如受试者是随机分配进入试验组或对照组的,有时对照组的受试者使用没有药理作用的安慰剂。如受试者利益、研究人员利益、资助者利益以及社会利益之间不能够协调一致。当发生利益冲突时伦理问题就产生了。该临床试验是否应该做?应该如何做?

其次,临床研究中的受试者除了具有生物属性外,还具有社会属性。研究结果除了影响人体的健康(促进或危害),也将不同程度地影响社会关系。如现代诊疗设备的使用、人工生殖、基因工程、器官移植的发展,大大提高了人们诊治疾病的能力,但同时也带来了令人忧虑的伦理社会冲突如过度医疗、医疗费用浪费等,对医学研究的善恶评价即伦理问题显得更加复杂。

(二)研究结果的不确定性

临床医学研究的目的是希望发现未知或者检验某一种新的干预性诊治措施效能的假定,尽管试验前占有足够的实验科学依据,但是,我们不能肯定其结果。与许多科学研究一样,临床医学研究的结果期望或有益于人类,但也许可能给人类带来某种危害(如药物不良反应),鉴于系人体试验,故我们事前也不可能获得科学依据。许多基础实验能在动物模型中成功,但不能把这些模型结果等同于人体的生理、药理和毒理反应指标。目前认为,所有创造性的干预措施,不管是诊断、预防还是治疗的,最终都要在人类个体上进行评估。因此,必须强调人体试验的安全性。例如:20世纪食管癌术后加放疗是否有利于提高患者生存率研究。由于众所周知的放疗副作用,加用放疗的安全性和预期效果就备受争议,此次试验的受试者是否受益未知。但如进行研究,结果将有利于未来患者术后选择放疗是否合理有利,伦理问题由此产生。如试验结果显示生存率降低,那么受试者个体得到了放疗副作用双重伤害。另一方面,如放疗结果增加了生存率,那未接受放疗的患者就等于丧失了一个较好的治疗机会,不公正现象由此产生,这也属于临床研究中伦理问题。因此,临床研究者应充分估计科研活动对人体产生的损害和潜在危险、并事先提出相应的补救措施,最大限度地保障人体安全。并做到知情同意以减少对人体的伤害,也是伦理学关心的问题之一。

临床医学的发展,必须要进行临床医学人体的试验。在我国现今医疗体制与商品经济发展的社会环境中,医患间的矛盾十分突出,同时也为临床医学带来了某些不利因素。为了真正有效地保障人类的健康与促进临床医学的健康发展。同时又要切实保障临床医生与研究者的切身利益,因此,建立生物医学临床研究的伦理原则并遵循和执行,是一个非常重要的问题。

第三节 临床研究的伦理基本原则

在医学领域中,科学家追求知识并没有任何禁区,但科学家在临床研究中的任何行动都不能回避伦理的基本原则。临床研究中,科学和技术解决"能干什么"的问题,而伦理学则解决"该干什么"的问题,二者是互补的,临床研究应以符合伦理原则为基础和前提。医学的发展与临床研究中伦理规范化是可以两全的。不符合规范的临床研究会受到社会公众的谴责和反对,反之可以更好得到社会公众的支持和参与。

一、临床研究相关的国际国内伦理法规

涉及人的临床医学研究史上,有许多漠视甚至侵犯受试者利益的丑闻事件,这些危害受试者健康的严重教训受到各国及国际组织的关注,并以此为基础总结制定了维护受试者权力的国际伦理准则和法规,以保护受试者,使人体研究顺利进行。

第二次世界大战期间,德国纳粹分子迫使集中营中受害者接受许多惨无人道的"生物医学试验",以获得有利于他们的医学知识及应付战争需要。如众所周知的"低温冷冻""芥子气"试验等,造成了数百万人的死亡。这些受害者是在完全被迫的情况下参加的,他们甚至不知道在他们身上进行的是什么试验,更没有同意和拒绝的机会和权利去表达他们的想法。二战结束后,这些虐待战俘强迫性进行人体试验的问题得以披露,引起了公众注意。国际社会组织在德国纽伦堡审判战犯的国际军事法庭上,揭发了纳粹医生和科学家的不人道罪行,并形成了10点声明,由此诞生了第一部人体试验研究的国际伦理法典《纽伦堡法典》(Nuremberg Code,1946年),成为临床研究伦理规范的基石。这部国际性法典的核心内容是:在没有得到"自愿同意"前不能进行人体试验。这一条在以后的各项准则中一直保留。

1964年世界医学协会在世界卫生组织的协助下,以《纽伦堡法典》精神为模板并发展补充后,在芬兰赫尔辛基召开的第18届世界医学大会上,正式通过了关于生物医学研究伦理准则的《赫尔辛基宣言》(Helsinki declaration)。是一份以人作为受试对象的生物医学研究的伦理原则,比《纽伦堡法典》更加全面、具体和完善,被公认为关于人体试验的第二个国际文件,是指导"以人体为对象的医学研究的伦理准则",为各国医学界普遍接受。

2008年10月18日,在韩国首尔召开的第59届世界医学大会通过了《赫尔辛基宣言》修正案,是该宣言自1964年首次发布以来的第六次修正。修正案扩展了宣言的适用对象,重申并进一步澄清了基本原则和内容,加强了对受试者的权利保护,同时还增加了临床试验数据注册和使用人体组织时的同意等新内容,修正案提高了人体医学研究的伦理标准。共有32条细则,包括12条基本原则,4条附加原则和4条主要内容及其他。宣言在重申并进一步澄清基本原则及内容基础上,首次对使用人体组织及数据时的知情同意问题作出规定,"为医学研究而使用可辨识的人体组织(包括血液、器官组织和DNA)或人体数据,医师通常应获得收集、分析、储存和(或)重新使用的同意",第32条对安慰剂(placebo)的使用情形作了更具体的规定,安慰剂只能在极有限的情况下使用,即接受安慰剂的患者不会遭受任何严重的或不能挽回的损害。这些新内容都是针对目前医学研究中出现的新问题和新形势作出的反应。

现在,在临床研究领域,伦理学的原则得到越来越普遍的尊重和遵循。一些国家明确规定,由国家资助的研究项目必须遵循有关的伦理准则、条例和法律。在我国,在临床研究中遵循伦理学原则也得到普遍的认同和遵循。由于各国社会、文化、政治、宗教信仰等背景差异,决定了对待和处理医学研究中伦理问题的态度和方法会有所不同。因此,各国以《赫尔辛基宣言》为基本准则,结合当地现状相继制定了一些涉及人体医学研究的伦理法规和文件。

1998 年我国原卫生部公布了《卫生部涉及人体的生物医学研究伦理审查办法》试行版，其中有四项是与伦理有关的禁止项目，包括与人体无性繁殖有关的实验研究、利用人胚胎及流产胎儿的研究、与国外交换流产胎儿及其脏器、买卖人体细胞、组织和脏器。运行 6 年后于 2007 年 1 月 11 日正式公布了《涉及人的生物医学研究伦理审查办法（试行）》，分五章，共三十条，主要规定涉及人的生物医学研究伦理审查原则，伦理委员会的设置，伦理审查的程序、方法，以及审查的监督与管理等。

1998 年我国原卫生部颁发了《药品临床试验管理规范（试行）》（Good Clinical Practice，GCP），1999 年国家药品监督管理局发文应用于药物的临床试验中，提出了"遵守伦理道德，保障受试者权益"的明确要求，临床试验方案及其修改必须经过伦理委员会审查，并尊重伦理委员会的意见和建议，试验过程中应严格按照 GCP 要求向受试者说明有关试验的详细情况，获取知情同意书，保证受试者依从性等伦理管理法规。随着临床试验范围的不断扩大和深入，从新药的验证到诊断新设备的临床评价。2003 年 6 月国家食品药品监督管理局正式颁发《药物临床试验管理规范》，对我国在临床研究中贯彻伦理学原则起到积极的作用。

二、临床研究的伦理原则及其应用

伦理学会随社会经济、科学文化、价值的改变而发展，但它的一些基本价值不会改变。为了使我们的行动符合伦理学的准则和有关条例、法律。1974 年 7 月，美国国家科研法案（公共法则 93348）立法，成立了保护生物医学研究人体试验对象的全国委员会，主要任务之一就是为以人体试验为对象的生物医学研究确定基本的伦理原则，以监督有关科研按这些原则进行。经过委员会专家组的多次讨论和审议，1976 年 2 月在 Smithsonian 机构 Belmont 会议中心发表了"Belmont 报告"，确定了所有涉及人体生物医学研究都应遵循的三条基本伦理原则即"Belmont 原则——尊重（respect for persons）、有利（beneficence）和公正（justice）"。为研究中伦理问题的解决提供一个指导框架。

（一）尊重原则

尊重原则包括对人的尊重和对人类生命尊严的尊重。人类生命的尊严基于人或人类生命的内在价值。人有理性、有情感、有价值、有想法、有生活、有未来，即具有"自主权"。所谓自主权是一个人按照他（或她）自己的价值来决定行动的一种理性能力。人不能作为一种物体来对待，人也不能被无辜杀死、被伤害。

尊重自主权就是承认有自主力个体的意见和选择。有自主权的个体能够熟思个人目标，不管他是否身患疾病，均应享有选择决定自己行为方式的权力。有独立自主权的受试者对自己行将参加的临床试验，可选择接受或拒绝，不须受内在疾病因素和外界环境因素的干扰影响。即使试验可能会给受试者带来益处，研究人员也不得强迫其参加，只能耐心解释，使其自愿参加。在试验的过程中，受试者可以随时提出他们的想法，并选择中途退出。因为，受试者最终将承受试验的一切未知结果。对此，他们有权了解试验的可能利弊，享有对试验的知情同意权。

然而，研究中不是所有的受试者都能作出自我决定。这部分人群被定义为"弱势群体"，包括了易受伤害和缺乏自我保护能力的人。一个人的自我决定能力是随他的成长而成熟，并且有些人还可能由于疾病、自由处境受限而全部或部分丧失这一能力。所以，自主权受损的因素有内在和外在两方面。儿童因为年幼，老年人出现痴呆，精神出现障碍使得他们不能准确地理解和表达对试验的认识，这是最常见的内在原因；二战时期德国纳粹分子强迫使用犯人为受试者，剥夺了受试者的自主权，是典型的自主权外在限制例子。当然历史不会重演，但应注意当今某些特殊环境下的研究也可能限制了受试者自主权。例如，一个等级结构群体中的下层或从属成员被迫参加研究。前世界干细胞权威、韩国首尔大学黄禹锡教授的"胚胎干细胞"研究丑闻，就是利用实验室女工作人员的卵子并购买卵子做研究，捏造干细胞试验结果。因为研究团体成员做受试者的参与想法可能会被期望得到的外来好处过分影响，研究的科学性、真实性也会相应受到影响。其他的还有如附属实验室和医院工作人员，制药工业的工人以及军人作为受试者。还有就是对一些专门选择的国家或文化群众进行的实验。

尊重自主权缺失的受试者（弱势群体）就体现在主动地保护、维护他们的自主权。保护是多方面和不同程度的，取决于试验伤害的程度以及可能的益处。可以是拒绝他们参加试验。如果是能在精神功能完好的个体中进行的试验就不应选择有精神缺陷的受试者。只有在进行精神病或精神缺陷治疗性研究时，他们才是唯一的研究对象。这样他们在试验中受到伤害的潜在可能性就大大减少。对于不得不进行的试验研究，应自觉地维护他们对生命和健康的自主权利，更加审慎地进行科学设计和研究。但对有些试验，除了确保受试者能自由参加退出，让他们了解可能的意外之外，几乎不需要什么其他的保护。受试者是否丧失自主权的能力鉴定，随不同场合而变，应注意定期重审。

在临床研究中，遵循尊重的原则就需要达到两个伦理要求：

1. 应当把个人看作自主的行动者　因此，凡涉及他本人的医疗和临床研究，必须获得知情同意，自愿参加。受试者具有在充分知情后作出参加还是不参加，或中途退出临床研究决定的权利。对由于身体、精神方面原因而缺乏自主性的人，也理应受到特殊保护，在涉及他们的医疗和临床研究时，必须获得与他没有经济和情感冲突的监护人或代理人的知情同意。

2. 应当在临床研究中做到保密和保护隐私　即保护受试者的身体隐蔽部分与私人的信息。在设计问卷时要注意不给受试者造成心理伤害，如询问受试者的隐私，如有无越轨行为等，或向受试者提出易使他们感到羞愧或不愉快的事等。当进行某些敏感的疾病，如艾滋病的调查时，调查对象应当是匿名的，研究者应当为受试者保密，非得本人同意不能将调查结果泄漏给第三者。

总之，"尊重人"原则的目的是保证受试者最大限度地免受伤害。

（二）"有利"原则

"有利"是指研究者有伦理学义务帮助受试者确保他们的健康利益。这一原则既涉及受试者，使其因参加临床研究而受益，例如得到较好的医疗照顾、获得新的有希望的治疗，也涉及患者群体和社会，例如通过临床研究所获得的知识可在未来对疾病进行更有效的干预等。

有利原则也包括了两个基本的伦理要求。第一，做到"不伤害"，禁止对人的故意伤害；第二，权衡利害，做到利益最大化，伤害最小化。

"不伤害"是"有利"原则的基本要求。临床试验要保证每一位受试对象都得到最佳效果往往是不可能的，重要的是不能对他们造成伤害，包括生理、心理和精神上的伤害以及经济上损失。研究者必须十分审慎地思考研究时可能发生的风险并判断其实际发生的伤害大小，有时必须放弃对研究价值的追寻，不管好处多大也不应造成人的伤害。

关于研究中安慰剂的选择问题，在临床研究中，通常考虑如下：对于病情较轻，是否进行药物治疗尚有分歧的疾病；对于对研究周期较短，在规定观察期中病情不会恶化的疾病；对于应用安慰剂后不会给患者带来不良后果的疾病；对于目前尚无特效或有效疗法的疾病，对照组患者可以给予安慰剂。反之，对于病情较重，停用常规治疗后会加重病情或产生不良后果者，则不应当给予安慰剂对照。解决这一难题的办法是：对试验组和对照组患者均给予常规治疗，试验组加用试验的药品（新的干预措施），对照组加用安慰剂；或试验组加用试验的药品，对照组只用原来的药品，这样既不使受试者遭受单用安慰剂而使病情恶化的风险，而且又能进行新药的临床研究。当然，这里难免存在混杂因素的影响，故分析与评价研究结果的时候，当慎重处理。

如何避免对受试者的伤害呢？首先，试验之前充分评估可能的风险。风险不仅包括由于试验或干预所产生的身体方面的伤害，如疼痛、并发症、损伤、残疾和死亡，还包括精神和社会方面的伤害，如经济损失、受侮辱、受歧视等。即使以前的试验表明受试者的伤害风险很低，但任何潜在的伤害都违背"无害"原则。研究设计时要认识到所有潜在的风险，建立严谨可靠的试验方案。其次，评估受试者接受试验后将承受的危险程度。《赫尔辛基宣言》中提到，进行治疗性和非治疗性试验时，受试者可接受的危险程度是不同的。如治疗性研究可以给受试者带来较大益处，改善健康（和以前的治疗相比），那么值得他冒试验的危险比例就可以高一些；反之，如果参加的是一个非治疗性的试验，则没有必要去冒险，以避免伤害。

研究者在临床研究中要做到风险最小化，就应当选择有资格的人员作为研究者，排除特别易感的患者作为受试者，采用更为安全的程序进行研究，并在研究过程中对各种可能出现的伤害和风险进行监测。如果一个临床研究的伤害或风险不能缩小到最小限度，那么这种临床研究就不能或不应当进行。

如何保证受试者的利益最大化呢？"有利"是指试验中的任何行为、动机和结果均应有利于受试者。试验之前，应仔细考虑研究的目的，研究的风险是否合理以及预期效益，谁是试验的获益者，是受试者、科研人员还是社会。就科研而言，人们必须认识到知识进步以及医学发展所带来的长期好处。生物医学研究中，受试者常常并不得益，但可让未来的患者和社会得益。如果研究能为他人提供更为有效的治疗方法，受试者忍受一些并不严重并且是可逆的不适甚至最小限度的伤害，是可以得到伦理学辩护的。因为现在的患者从过去的研究中获益，他们也有义务来使未来的患者获益；但是，如果答案是否定的，那么使受试者哪怕忍受最小限度的伤害都是不允许的。就具体课题来说，科研人员必须事先筹划保证受试者好处是最大。如高血压的新药研究，目前已有许多疗效明确的降压药物，受试者使用新药获益不大，还存在一定的风险，新药的风险程度就需要评估。

为达到"有利"于受试者，试验选用的一切措施都应遵循最优化原则。设计应完善；研究者应具备足够的研究能力和保护受试者福利能力，在实验室和动物试验基础上选用预期利益最好的诊治措施；试验对照也应选择现代最佳的诊治措施，降低研究可能带来的危险。应付研究需要，选用效果不好的措施做对照，是违背"有利"原则的。实践中，关键在于判断何时尽管危险也应追寻好处，何时由于危险性而放弃追寻好处。

总之，"有利"原则的目的是确保受试者的健康。

（三）"公正"原则

"人人生来平等"是人权的基本原则。"公正原则"是指在临床研究中研究者对任何患者都应该一视同仁，而无论他们的地位高低，或职业、人种的不同。公正原则要求研究者在临床研究中做到分配公正（distributive justice）、回报公正（retributive justice）、程序公正（procedural justice），这也就是说，应当将临床研究的益处和负担公正地分配，受试者从临床试验中获得的益处和遭受风险的几率也是相同的，而且进入和参与临床研究的程序也应当是公正的。当一个人理应获得的利益被剥夺时，或者不正当地将负担加于一个人时，就会产生不公正。在临床研究中，受试者的入选标准掌握不当，就会有人遭受不应有的风险；如果受试者的排除标准掌握不当，就会有人得不到分享研究成果的机会。不公正源于社会、种族、性别及文化的偏见，不公正的现象会在临床研究负担及利益的总体分配中表现出来。

易受伤害的脆弱群体和特殊阶层（如福利患者，贫困人群、特别被隔离的人员犯人等）因为他们的容易得到性、随意摆布性，以及被损害地位常被选出受试。公正原则要求不应过度使用这些不可能享受科研成果好处的团体，不能将这些好处只给那些有支付能力的人。当干预措施不能对受试者产生直接利益时，我们必须慎用易损人群为受试者，以免加重负担，不公正容易产生。被过度使用的人群还见于如下一些情况：长期医疗机构中的住院医生，研究者的学生，等级森严机构中的下属人员。另外，某个社区或社会也存在过度使用的情况，如资源贫困的社区研究。他们承受着研究的负担，但几乎不能享受到研究新知识和产品的利益。应用完善的制度来保护受试者权力就显得十分重要。

有几条公认的合理分布责任和利益的公式是：①每人平分；②根据个人需要；③根据各人的努力；④根据每人对社会的贡献；⑤根据每人的功绩。

第四节　知情同意和伦理委员会审查

在临床研究中，既要确保研究的科学性和可靠性，又必须对受试者的个人权益给予充分的保障。受试者的权益、安全和健康必须高于对科学和社会利益的考虑。受试者签署知情同意书与伦理委员会对临床研究方案的独立审批是保障受试者权益的两个主要措施，是维护和贯彻生命伦理学原则的两根主要支柱。

一、知情同意

（一）知情同意的目的

知情同意（informed consent）是研究者提供相关的信息知识，使受试者了解自己在试验中的权利，经过与研究者充分讨论，作出是否参加试验的决定。其目的为维护受试者权利和健康。对于一切涉及人的生物医学研究，研究者在试验开始之前必须取得受试者自愿的知情同意，如无能力作出知情同意，则由其法定监护人按照法律做出允诺。放弃知情同意被认为是不寻常和例外的，应在伦理审查委员会考虑和批准后方可进行试验。

知情同意包括两部分。首先是"知情"，即让受试者知晓临床试验有关信息并能理解。然后是"同意"，即受试者在无任何胁迫、不正当影响或恐吓下作出自愿参加试验决定。"知情"与"同意"是相互联系、缺一不可的两个部分，许多人往往仅注意获得书面的知情同意书。必须强调受试者的理解并同意参加试验后方能签署知情同意书。

（二）知情同意的过程

一般说来，知情同意过程始于试验之前，研究者与受试者对试验中的有关问题进行交流讨论，达成共识之后，再开展试验。但也有在试验中再次进行知情同意，如试验研究方案变更，必须再次告知受试者，取得知情同意，受试者可以决定继续试验还是退出，并送交伦理委员会备案。因此，知情同意常常贯穿于试验全部过程中。

公认的知情同意过程包括三个部分：提供信息，取得理解及自愿。第一步是提供研究相关信息给受试者，是知情同意的前提。研究者应简明扼要地撰写一份"给患者的信息"说明书，描述试验特点和受试者权益等基本内容。内容包括：试验操作过程，目的，潜在危险和预计的好处，其他类似的操作（当牵涉到治疗时），一定要避免有意截留信息（为了保证研究的有效性，收集到需要的样本量等），并且应声明受试者有提问题的机会且可退出试验。描述这些内容时最好使用通俗易懂的文字，适合于受试者理解水平的语言（如方言等），以口头或书面方式来传递信息。第二步是受试者对试验的理解。由于文化社会环境差异，研究者和受试者之间需要良好的互动沟通来确保对信息的充分理解。尤其要注意提供有关潜在危险性的资料并保证受试者对危险性充分理解。给予充足时间和机会保证提问，研究者有责任给予诚实、详细和清楚的解释。不能诱导患者参加试验。实施知情同意的环境应做到轻松舒适，避免受试者感到压力。有时，研究者可用口头或书面测验来决定信息的理解程度。最后是自愿同意参加试验。受试者如果同意参与试验，则由受试者或监护人签署知情同意书（informed consent form）并注明日期。当然同意也可以用其他方式，如口头同意。但前者更多见。实施知情同意过程的研究者也需在知情同意书上签名。对于无阅读能力的受试者，在这一过程中应有一名见证人在场，同时也需见证人签名。对于无自主能力或自主能力不完整的受试者，经过伦理委员会审查同意，由监护人签署知情同意书后，这些患者也可以进入试验。

在知情同意过程中，对于下列人员应当特别注意：

1. 无行为能力的受试者　如果伦理委员会原则上同意无行能力的人参加临床试验，研究者认为这些受试者参加临床研究符合他们的本身利益时，则这些人也可以进入临床研究，同时应当经其法定监护人同意，签写知情同意书，并签名及注明日期。

2. 儿童　当儿童作为受试者时，必须征得其法定监护人的知情同意，并签署知情同意书。当儿童能够做出同意参加研究的决定时，还必须征得其本人同意。

3. 在紧急情况下，无法取得本人及其合法代表人的知情同意书时，如果缺乏已被证实有效的治疗方法，而试验的疗法或药物有望挽救生命，恢复健康，或减轻病痛的情况下，可以考虑这些人作为受试者，但需要在试验方案和有关文件中清楚地说明接受这些受试者的方法，并事先取得伦理委员会同意。

知情同意书签署后一式两份，研究机构和受试者分别保存。

必须强调的是：知情同意的讨论过程远比签署一份知情同意书更加重要。

（三）知情同意书的基本内容

知情同意书一般应包含的基本信息有：研究目的、研究过程、试验计划、潜在的危险和益处以及参加者的权利等。具体如下：

1. 项目介绍　告知受试者试验项目的名称，研究目的、试验过程、可能持续的时间（到中心来的次数）、实施程序以及预期的研究结果等基本信息。应解释研究和常规医疗的不同点，使受试者充分了解自己在试验中扮演的角色。

2. 危险描述　对受试者需交代试验中可能发生的副作用及其危害程度、副作用的发生率及避免和终止的措施。试验中任何可能预见的风险、痛苦、不适，包括对受试者配偶、胎儿的风险均应告知，任何致死致残危险应详细说明并给予合理解释。一切实事求是，既不能把可能的危险扩大化，也不能无根据地化大为小，这样才符合伦理学要求，保证受试者客观地抉择是否参加试验。

3. 利益描述　不能夸大研究可能获得的预期益处，如降低致残率、延长寿命、改善生存质量等。如果研究对受试者没有直接益处，但对其他人或社会有益时，应明确地向受试者说明。这样有利于受试者权衡试验利弊，同意或拒绝参加试验，尊重受试者权力。

4. 替代方式　"替代方式"就是告知受试者其他可供选择的本研究外诊治措施等方法。当受试者了解到他们可以选择的所有诊治措施后，方能做出自由选择是否参加试验。研究者应如实告知各种替代方式及其益处和危险，供受试者判断收益风险比，最后作出选择。

5. 保密　受试者参加试验这一事实以及试验中的个人资料、有关记录均属保密内容。公开发表的试验结果也应对受试者的身份保密，以尊重受试者隐私权。但伦理委员会审查试验记录时，可以查阅受试者有关资料。如果系试验赞助人，需要查看记录，应如实向受试者说明。

6. 赔偿　一旦发生损伤，受试者可以得到及时医治。对于较大风险研究，如可能致残应说明，保证提供经济赔偿及费用的来源。

7. 关于退出试验说明　受试者参加试验是完全自愿的，在任何阶段退出也可自我决定。拒绝参加或在任何时候退出不受任何歧视，不影响受试者应享有的医疗服务。但应按照试验要求程序逐步退出，以保证受试者安全。特别是当试验对受试者存在潜在危害时，研究者有责任和义务告知提前退出的后果，并定期随访、监测退出者，根据情况适时作出必要的处理，以确保受试者安全健康。

8. 关于中止试验的说明　知情同意书中还需说明在某些情况下研究者可以中止试验而不必得到受试者的同意。这些情况是：受试者不按试验方案要求的内容程序进行、受试者健康状况不适于继续参加试验，受试过程中出现严重并发症以及或试验结果提前结束等情况。同样，中止试验也应按照一定的程序进行，保证受试者的健康安全。

9. 试验费用　试验之前，应清楚地告诉受试者试验中接受的药物费用由谁支付，是否免费；受试者参加试验可能需要增加的额外费用（检查费、交通费等），由谁承担也应注明。以免发生不必要的误会和矛盾。

10. 关于联系人的说明　如有问题与谁联系非常重要。知情同意书中需明确的告知研究单位的名称、地址、联系人员的姓名、电话号码等。应保证能随时回答受试者有关试验的询问。

二、伦理委员会

因为存在利益冲突，仅靠研究人员维护受试者权利的作用常常有限，而受试者本身又无法对其保护适当作出客观评论。因此，外部监督的重要性不断得到认识和重视。1966 年美国制定了第一个关于保护人类受试者的联邦政策，要求在单位伦理审查委员会（Ethics Committee，EC 或 Institutional Review Board，IRB）中对每个由美国卫生部资助的研究项目进行审查。1974 年美国卫生教育福利部正式修订了准则，并以联邦法规的形式公布。1991 年再次修订，通称为《共同规则》。在美国，IRB 现已发展达到了 2000 余个。任何组织、机构只要符合 IRB 的组成要求并按规定行使其职能均可组建相应的伦理审查委员会。伦理委员会可由卫生机构、大学、研究所、社会福利机构以及社区组办。但是，必须置于 FDA 的监管之下。在我国，卫生部和一些医学院校也建立了各自 IRB，国家药品食品监督局也规定了每个临床药物试验基地必须设立伦理审查委员会。

（一）伦理委员会的目的与作用

伦理委员会的工作目的是为维护研究参与者的尊严、权力、安全与安康作出贡献。WHO 认为研究目的虽然重要，但绝不允许超越研究参与者的健康、福利与对他们的医疗关护。

伦理委员会的作用有两方面：一是保护受试者权力，即保护自主性、隐私、公正等；一是保护受试者的利益，达到利益最大化、风险最低化，风险利益比合理的状况。监督试验方案及其实施过程对受试者是否会造成伤害。

（二）伦理委员会的审查内容

伦理委员会应遵循国际公认的伦理准则、遵守国家现行法律和法规，并符合社区的价值观和原则。以《赫尔辛基宣言》和各国当地的医学研究伦理法规指南为工作指导原则，遵循涉及人体研究的伦理基本原则。审查的内容主要是知情同意文件和研究计划书。需要提供的资料还包括研究者工作手册、受试者的有关赔偿措施、实验室和动物试验资料、安全性评价报告等。

所有涉及人的生物医学研究除应对其科学性进行审查外，还必须进行伦理审查，以确保受试者和有关社区和群体的尊严、权力和利益，并把参与研究的风险减到最低限度。

是否把受试者的利益和安康放在第一位；是否遵循了公正原则；是否表现了充分的尊重，知情同意和保护隐私是否得到保证；是否对利益风险进行了认真分析，是否将利益增至最大而将风险降至最低；在科学上是否可靠；是否涉及利益冲突；是否符合现行法律和法规等。

（三）伦理委员会的组建与运作

为了从社会的不同方面保证受试者权力得到尊重，伦理委员会成员的组成上应包括医学专业人员、科学家、伦理学家、法律专业人员以及有资格代表社区道德价值的非医务人员。当受试者为特殊人群时，应考虑邀请他们作为委员或邀请他们参加会议，以表达他们的观点。这些人群有：教育程度低或为文盲；某些特定疾病如 HIV 患者；涉及雇员、学生、老人儿童为受试者。委员的构成上至少应有一名非临床研究单位，应包括男性和女性参加。伦理委员会一般要求至少 5 人组成。

伦理委员会的审查和决策工作，必须保证其独立自主性。必须独立于临床试验的组织和实施者，也不应受经济、政治、单位、行业等外界压力的干扰，对研究项目、申请书和知情同意书进行独立、有效、及时的审查，保障审查结果的公正和科学。

根据研究项目性质和要求，伦理审查可以在国家、地区、或单位伦理委员会中进行，有些项目还需在国际范围进行。但无论如何，伦理审查都应该按照伦理学原则和规定的程序，在一个组织健全的正式伦理委员会中进行。

伦理委员会工作贯穿于整个试验过程中。试验之前，对试验方案及知情同意等文件审核，批准同意后试验方可开始。伦理委员会可以决定临床研究方案是否需要修改以保证受试者伦理上得到最大限度的保护。有时甚至是拒绝试验的进行。不过,伦理委员会更多地应是对研究者和资助者进行帮助教育,提高他们按照伦理要求进行研究的能力。在试验过程中,伦理委员会实时监督被批准研究项目的实施及其进展情况,并向单位或政府当局报告严重的或还在继续不遵守伦理标准的行为。任何方案或措施的变更均应得到伦理委员会的批准后才能继续进行。如试验中出现了任何不良事件等问题,也必须及时向伦理委员会报告,伦理委员会可以在认为必要时撤回对研究项目的批准。

第五节　研究者的伦理方面责任

临床研究是探索真理的科学活动,因此参加临床研究的研究者必须讲究科学诚信,实事求是。临床研究本质上又是一种社会性活动,研究者必须引用他人的工作成果,与他人合作,因此研究者应当具有团队合作精神,并且要对每位研究者在临床研究中做出的成绩和荣誉公平地对待。总之,研究者要在临床研究中承担起伦理方面的责任,这样才能促进临床研究的实施和发展。研究者在临床研究的伦理方面的责任主要表现在以下三个方面:

一、严防科学研究中的不端行为

科学中的不端行为是学术腐败的一种表现,已经引起科学界和公众的广泛关注。所谓科学不端行为是指研究活动中杜撰(fabrication)、造假(falsification)、剽窃(plagiarism)或其他严重偏离科学界普遍认可的提出、实施或报告研究的行为。有的研究者在临床试验中故意征集不合格的受检者,伪造数据,或者操纵研究资料、设备、篡改数据,以便使研究结果符合自己的假设、得出自己所需要的研究结论。有的人把他人的研究创意、研究成果或论文著作窃为己有。这些行为都是不符合伦理学基本原则的。科学研究中的不端行为会产生极大的危害,它不可能正确地回答研究的问题,损害了受试者的利益和医学的发展;严重损害研究者自身的诚信和声誉,影响公众对科学研究工作和科学家的信任;使其他科学家花费时间、精力和资金去重复其实验和验证其结论,影响研究计划和方向,造成资源浪费;威胁有关部门对研究工作的资助;影响研究领域的公平竞争和公平分配,挫伤诚实、正直的研究人员的积极性,败坏研究领域的学风,并且这种行为会进一步助长研究领域中的不端行为,形成恶性循环,其影响和对患者的伤害极端恶劣!

科学研究中的不端行为并不包括在解释或判断数据时发生的诚实的差错(honest error)和合理的学术观点的差异。科学不端行为也不包括重复发表、不能与他人共享研究结果、性骚扰等错误的行为。

科学研究中的不端行为的动机可能来自于从事科学研究的学术动机,如好奇心、渴望获得新知识和传播新知识,以及个人动机,如追求名利,追求一个好的个人生涯等。当研究者的个人动机和学术动机一致时,可以对科学的发展起积极的促进作用,有利于社会和研究者本人。当研究者个人动机与学术动机发生冲突,并且压倒了学术动机和科学精神时,就会滋生弄虚作假的不端行为。发生不端行为与研究者的品格或素质不高有关,也与科学研究的机制和体制有关。也可能还有更为宽广的社会因素,如社会重视以经济杠杆激励科学研究,而忽略研究者的内在素质和科学作风的培养,忽视对研究者进行科学研究的使命感、价值观和伦理准则教育。竞争、晋升和要求在权威杂志发表文章的压力促使一部分研究者为追求目的而不择手段。

研究者要反对和抵制科学研究中的不端行为，就应当在临床研究中按照科学的程序和操作规程来工作，如实记录研究数据，如实报告研究结果，如实保存研究档案，来确保数据的真实性。研究者观察检查时不能对受试者做暗示，诱导受试者按照自己的愿望"产生治疗效应"，不能将似是而非的症状、体征归入"有效的阳性反应"。坚决反对伪造研究记录和资料。要严厉谴责临床研究中种种盗窃他人成果的恶劣行为。

要解决科学中不端行为，就应当加强对研究的管理，设置专门管理机构，制订研究者的行为准则，制订行为监督制度，建立举报制度，制订对不端行为的调查和处理的准则，同时也应当修订奖励制度，加强对研究工作者的科研伦理教育。

二、正确处理利益冲突

在临床研究中，研究者可能存在与研究目的不一致的利益冲突，从而损害了他们从事研究和判断结果的客观性，损害了临床研究的真实性，破坏了公众对于临床研究的信任。利益冲突违背了生命伦理学的基本原则。以下是两种在临床研究中容易发生的利益冲突：

（一）临床医师和研究者的双重身份

在临床研究中，一个研究者可能也是受试者的医师。这些受试者会担心拒绝参加临床研究会影响以后的治疗；或者这些受试者不能区别临床研究和医疗的不同。一个患者在研究中所获得的治疗可能不是他应该得到的最好治疗。对于一些患者来说，最好不要进入研究项目，或者从已经参加的研究项目中退出，以便获得与研究方案不同的更好的个体化治疗。但是研究者为了完成研究项目，总是试图劝说他（她）的患者进入或继续参加临床研究。在这种情况下，患者的利益有可能会受到侵犯。

（二）经济方面的利益冲突

新药或新器械的临床研究通常是由药品公司或生物技术公司资助的。这些公司是有明确的商业利益的。从伦理学来考虑，临床研究与商业公司的这种经济的联系可能会导致研究设计和实施的偏差，有可能过高估计阳性结果，或者不发表阴性结果。如果研究者及其家族拥有或准备拥有研制新药或新器械的商业公司的股票，那么如果研究表明这些药物或器械是有效的话，这些研究者除了在临床研究中获得补偿之外，还会获得巨大的经济利益的回报。但是如果研究表明这些药物或器械是无效的话，他们就可能丧失收入颇丰的回报。

目前，商业对科学的影响和腐蚀，使利益冲突问题日益突出，一些研究者为了获取企业的研究基金，或为了个人的丰厚报酬，有意无意地迎合企业的商业需要，损害了科学的真实性和客观性，并促使一部分研究者不去致力于诚实艰苦的研究工作，而想通过不正当手段和种种"捷径"来谋求个人发展。对于这些利益冲突，从事临床研究的研究者应当有清醒的认识，并认真对待。

从事临床研究的研究者可以通过充分地消除潜在的偏差，来应对一些利益冲突。以下是一些对于利益冲突情况的回避方法：

1. 尽量缩小利益冲突　在设计很好的临床试验中，事先采用一些标准化措施有助于控制利益冲突。研究者施行对受检者的干预时可以采用盲法，来防止评价结果时发生偏差。建立一个所有成员都没有利益冲突的、独立的资料和安全监查委员会，来进行中期资料评估，如果所得的资料能提供令人信服的证据表明干预是有益或有害时，就可以作出中止研究的决定。对研究资助、摘要和手稿进行同行评审的过程也有助于消除研究的偏差或伪造资料。

医师应当尽可能地将他（她）在临床研究项目中的研究者作用与治疗患者的临床医师的作用区分开。应当由研究团队中其他成员来处理知情同意的讨论，以及复查受试者。

如果临床研究是由药品生产公司资助时，研究者需要在合同中明确地表示在接触原始资料和统计学分析资料时不能受到限制；能够自由地发表研究结果，而无论发现研究的药物是否有效。研究者应当负有伦理学责任来严格地做好临床研究的全部工作。研究的申办者应当对论文文稿进行评论，提出建议，但是不应拥有否决或审查发表文章的权力。

2. 将竞争或冲突的利益进行公开 在进行临床研究时，研究者需要向可能的受试者公开利益冲突。通常医学期刊在接受或发表临床研究论文时需要作者公开利益冲突。虽然这种做法是一个简单的措施，但它可能避免研究者发生常难于评价的利益冲突问题。

3. 禁止参与一些会导致利益冲突的活动 如临床研究的研究者及其家庭成员不要拥有生产临床研究中药品或器械公司的股票。

三、作者的署名

临床研究的结果常常以论文的形式在学术期刊公开发表。论文作者的身份会提高研究者的声望，增加获得晋升和研究基金的机会，因此研究者们会热切地希望成为论文的作者，得到参加研究工作的功绩。在这方面作者和出版者都具有伦理义务，主要是回报公正原则，要求适当地分配研究工作的功绩。在作者的身份方面常见的主要问题是出现荣誉作者（honorary authorship）及影子作者（ghost authorship）。荣誉作者是指对论文的内容只有很少或没有贡献的作者，又称礼物性作者（gift authorship）。影子作者是指对论文做出了实质性贡献，但没有被列入作者名单的人。这些人常常是药物公司的雇员或公共关系官员。这些做法损害了理应给做出贡献者的"功绩分配"，也使对论文真实性和客观性应当承担责任的人不在作者的名单中。针对这些情况，一些杂志要求一篇论文的署名作者必须对论文做出直接和实质性贡献，并要求递交论文时所有署名作者签署一封信件保证署名作者都征得同意，都同意定稿的论文。

论文的共同署名确定参加临床研究的人员在研究中的贡献和功绩，也赋予他们对研究资料和结论的真实性、客观性所应当承担的责任。但是当发现一些论文出现弄虚作假或剽窃等不端行为时，其中一些共同署名者否认他们了解或参与不端行为，这就提出了论文共同署名作者的责任问题。应当说共同署名者不一定都会有意欺骗，但是他们"粗心大意"，没有了解他们署名的论文的正确性，因此他们负有"粗心大意"的责任。如果他们接受"荣誉作者"的署名，他们对虚假陈述也应当负有责任。

第六节 临床研究中其他的一些伦理问题

一、随机双盲对照临床试验

虽然随机双盲对照试验是估计干预作用的最严格设计，但是由于受试者采用的治疗方法是随机给予的，因此就出现了特殊的伦理问题。通过随机来分配治疗方法的伦理学基础是保障受试者的安全而不致被伤害。通过设计方案中所列的试验组和对照组的疗效来验证其间的差异，这也就是说，现有的证据并没有证明在试验组和对照组中有哪个组的疗效更好一些。而且，一个经常在主管医师指导下进行治疗的受试者认为，必须要接受随机分配的安排。

对照组的适当干预也会出现伦理的问题。根据不伤害的原则，从已经知道有效的对照组中退出试验是有问题的。然而，对于患者并没有产生危险的短期研究中，例如对于轻度高血压和轻度疼痛的研究中，应用安慰剂对照也是合理的。应当向可能的受试者告知除研究项目外还有的有效治疗方法，例如采用非药物干预的基础治疗方法。这样方符合伦理学的原则。

在临床试验中，如果已经显示出一种治疗方法更为安全或更为有效后，继续进行试验就不符合伦理学原则的。有些试验由于受试者入选率低、选择的结果变量发生率低，或者由于受试者失踪率高，在可以接受的一定时间框架内不能回答研究的问题，那么继续进行这样的试验也是错误的。在临床研究中由独立的资料和安全监查委员会进行的中期评估能够决定这一试验是否提前中止。研究者本身由于可能存在着利益冲突，所以不能进行这样的中期分析。在研究方案中应当写明有关研究中期进行资料检查和停止试验的统计学规定。

二、对于以前收集的样本和资料的研究

对于以前收集的样本和资料进行研究有可能获得有意义的发现，例如对贮存的生物标本进行 DNA 检测有可能确定发生某种疾病可能性的基因，或者发现对某种特殊治疗反应更好的基因。有许多理由允许这类试验不需要获得受试者的知情同意，例如这类研究不会对受试者产生身体的伤害，而且进行这类试验时要求从受试者那里获得知情同意就会使研究不可能进行。

但是，这类研究在特定的条件下也会出现伦理问题。如在医疗过程中收集这类标本，像施行外科手术获得肿瘤标本时，患者也签署了一般的知情同意，允许这些标本用于研究，但他们并不清楚以后要做何种研究。进行这类研究时，有可能会泄露受检者的秘密，导致名誉受损或受到歧视。即使受试者个人没有受到伤害，有时会造成一个群体受到伤害。历史上曾经发生过遗传学研究导致优生学的滥用，强制对精神障碍患者实施节育。目前认为，如果在研究中能对个人信息进行适当的保密，这类研究免签知情同意书是可以接受的。在今后收集生物学标本时所签署的知情同意书中，应当包含让受检者同意在今后可以利用这些标本进行更广泛研究的条款。

三、遗传学研究

在临床研究中应用 DNA 分析越来越多，从而产生了有关保密的伦理学特殊问题。研究者需要决定，他们是否将向受试者公开研究的遗传学试验结果。如果试验结果是相当有根据和准确而可以公开时，应当请受试者选择是否接受或不接受这些结果的选择，而且在公开结果前让受试者接受遗传咨询服务。另外，研究者也需要决定是否提出让他的亲戚进行试验和随诊的建议。在一些病例中，受检者可能与他的亲戚很疏远，而不希望将结果告诉他们。在这种情况下，应当尊重患者的隐私。只有当公开这些信息可使第三方采取行动

而极大地减少严重伤害的危险时,公开信息才是正当的。但是在研究项目中,很少会符合这些标准的。

在基因"治疗"的临床研究中,会出现利益冲突和知情同意等伦理问题。如果主要研究者也正好是开发这种基因"治疗"的生物技术公司负责人时,研究者就有可能低估这种治疗不良反应的证据,而忽视知情同意过程中有关试验危险的叙述,或忽视受检者实验室检查异常的结果,从而导致对受试者伤害的危险。对于这些伦理方面的问题,在试验的设计和施行的过程中应当充分注意。

四、研究受试者的报酬

由于参加临床研究的受试者花费了时间,为试验做出了努力,以及发生交通费用等开支,因此获得一些经济补偿是合理的。通常的做法是对于非常不方便或具有一定风险的临床试验支付相当高的补偿。这种做法也许会产生不恰当激励受试者参加研究的伦理学问题。如果在一个临床试验中支付高额补偿费,就可能会使人作出冒险参加试验的决定,这有违伦理学的原则。为了避免这种不恰当的影响,建议根据受试者的实际花费和参加试验所用的时间来适当地补偿。

(廖晓阳　赵家良)

第十五章

临床研究对象的选择

临床医学所促进的临床研究，往往是临床实践中所遇到的若干难题。它们或许是目前的研究所获得证据尚不满意，需要再深入研究方能取得最佳证据（best evidence）；或许是尚为空白，而需作开发创新；也或许是现存的证据虽广为采用却是某种误导，需"拨乱反正"。采用新的研究证据，促使从错误的道路上走了出来。

循证医学临床研究有着临床需求的"倒逼性"，回答问题的多样性和复杂性，与通常的某些新药临床试验或新诊断性研究，既有一定的相似性，可是其研究的性质和种类、设计的方法却更复杂且难度更要大些。因此，涉及研究对象的选择，自然会是多源性的，相应的也会有更多的限制和复杂性，为了有效地保障研究质量，对如何正确地选择临床对象，就其一般的共性和某些特性，本章将予以论述。

第一节　研究对象的诊断标准

临床医学研究的对象是患者，其研究要回答的问题则是涉及患者所患之疾病及其需要研究解决的具体问题。（如诊断，治疗的效果等）因此，应注意以下四点。

第一，对患者罹患疾病必须正确诊断，这就要以临床公认的或金标准诊断为据。

第二，凡涉及研究之疾病导致有关脏器的器质性与功能性的损害者，也务必有病理、影像学、实验及功能性检查之科学依据。

第三，凡纳入研究的对象应具明确的纳入标准（inclusion criteria）。根据课题设计的要求，使纳入课题的研究对象，有着共同的相对一致的临床特点，做到尽可能的同质性，为试验与对照组的设置、为基线的可比性打下基础。

例如：为追踪比较冠脉支架置入与严格内科保守治疗冠心病急性冠脉综合征远期疗效及预防的研究。纳入病例的诊断标准规定具有：①明显临床症状；②心电图 ST-T 改变；③心肌酶学水平；④冠脉造影狭窄度≥25% 者。因此，纳入标准的制定既要明确可靠，亦忌繁多。

第四，研究对象的选择也要有明确的排除标准（exclusion criteria），制定研究对象的排除标准是为了使研究课题执行中，避免因研究对象的病情或病损程度或某种经济社会乃至于家庭因素的额外干扰，导致研究工作的困难或失败，是为了保障对研究对象选择的可靠性，稳定性，从而有利于研究的成功。

如上述冠心病急性冠脉综合征患者的研究课题之排除标准：①严重心功能不全者；

②严重心律失常者;③不愿参加课题研究者。

因此,排除标准的设置也不宜过多、过杂,否则会增加选择合格研究对象的困难,延长研究工作的进程。

对研究对象有了明确的诊断标准,以及可行的纳入标准及排除标准之后,就要考虑这样的合格研究对象可从哪里去选择。

第二节　研究对象的选择

作为临床循证医学的研究对象,来源于医院(住院,门诊)的患者恐怕要居多数,这是由于研究课题性质与任务以及研究对象选择的标准所决定的。因此,与社会人群中的有关疾病调查,发病的危险因素乃至于人群中有关干预及其效果研究尚有各自的特点。

一、研究对象来源于医院

有些疾病的临床研究,其对象只能来源医院的就诊患者,他(她)们很难从人群中去发现,更难从人群中去选择;而且有些疾病的干预决策不完全能由医生决定,往往还要由患者及其家属实行决策;有的可实施盲法,有的根本无法执行。这既涉及伦理学的原则,也涉及许多社会经济乃至于有关国家政策法规。

(一)顺序选择,合格者纳入

凡研究少见之疾病,患者来源不多,故可依患者就诊顺序,按照课题设计的要求,凡合格者则选择并纳入课题作为研究对象,并按照设计分组试验之规定,分别分到试验组或对照组。

(二)随机选择,合格者纳入

凡研究之疾病的患者来源就诊者量多,满足研究需要绰绰有余,则可对就诊之患者可用随机抽样(后述)的方法选择合格的对象,再行随机分组。

(三)源于医院病例的追踪或分析性研究

对于有关疾病拟作住院治疗后效的、预后循证医学研究,则可将全部有关病例或从中随机选择若干合格病例,进行相关研究,其中也可设计相关对照,作前瞻性或回顾性队列研究,或作病例-对照研究。

二、研究对象来源于人群

如临床医学研究凡涉及有关疾病发病率、患病率及其相关的病因,危险因素的调查研究,以及有关联的社会经济和人口学的研究,研究的对象自当来源于社会人群,和依研究的目标确定目标人群,具体的研究对象就要选自目标人群。研究对象选择是否得当,决定了研究的结果是否能准确地反映目标人群的真实情况。研究对象的选择要兼顾科学性和可行性。科学性要求足够的样本量以控制随机误差,同时研究对象要有代表性,这样研究的结果才能外推至目标人群,应用到临床实际工作中。而可行性则要求控制时间和经济成本,使研究得以顺利进行。在实际研究工作中,这些原则并不是简单的对与错的问题,而需要研究者对这两方面的要求进行均衡妥协(图 15-1)。

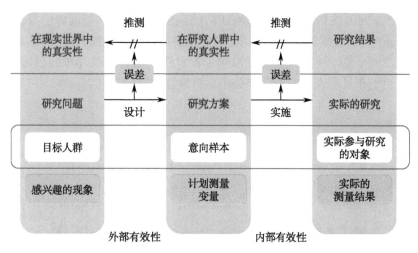

图 15-1 研究对象与目标人群的关系

选择研究对象的过程分为两步,首先要根据研究问题界定目标人群,其次是对目标人群进行抽样,获得研究样本。这里需要明确:人群(population)与样本(sample)两个概念。人群是指符合一定特征的人的总和。目标人群(target population)是根据研究所提出的临床问题所界定的具备特定的临床和地理特征的人群,也是研究所得到的结果可以推广应用的人群。举例来说,在研究上消化道出血的治疗时,所有上消化道出血的成人患者就可以构成一个目标人群。对目标人群中的每一个个体进行研究通常是不可能的,这就需要对目标人群进行抽样。在实际研究工作中,为了方便研究开展,往往并不是对目标人群的整体进行抽样,而是进一步限定一定地理和时间特征,这样所得到的目标人群的子集被称为可及人群(accessible population),抽样通常是在可及人群中进行的,例如,2014 年北京所有的上消化道出血患者就是一个可及人群。

对人群进行抽样所得到的子集就是样本。意向研究样本(intended study sample)是可及人群的子集,是指研究者打算纳入研究的个体的总和。实际研究样本(actual study sample)是真正参与了研究的个体的总和。

第三节 研究对象的选择过程

选择研究对象的过程分为界定研究人群和抽样两部分。首先要根据研究所提出的临床问题界定具备特定临床和地理特征的目标人群,通常,为了方便研究的开展,应根据特定的时间和地理特征进一步界定可及人群,也就是研究抽样的人群。之后,应设计研究抽样的方案(图 15-2)。

界定研究人群是通过建立选择标准实现的。选择标准包括纳入标准(inclusion criteria)和排除标准(exclusion criteria)。入选标准用于界定目标人群的特征。入选标准在设计课题内还通常界定了研究人群的人口统计学特征(性别、年龄、种族 等)、临床特征、地理特征(如在研究者所在医院就诊的患者)和时间特征(研究开始和结束招募受试者的时间)。入选标准所界定的人群也就是研究结果可以外推应用的人群。一些个体虽然符合入选标准,但由于其他原因(如难以配合随访、不能充分知情同意、存在发生不良事件的高危因素等),并不适合纳入研究，因为这些因素可能影响随访的完成、数据的质量或者使得患者不适于接受随机分配的治疗，为了提高研究的质量，我们还要界定排除标准，把具有这些特征的受试者排除在研究之外。简而言之，入选标准用于界定研究结果可以外推的目标人群的特征，而排除标准则用于在目标人群中剔除那些不适合参加研究的个体。

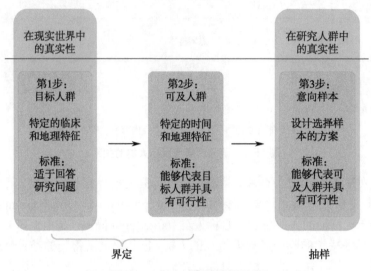

图 15-2 研究对象的选择过程

在界定入选标准时，一个经常遇到的问题是选择医院就诊人群还是社区人群。在医院就诊或住院的患者往往更容易招募和随访，但有时也会带来选择偏倚。例如，在某三级甲等医院就诊的患者可能往往是从各地吸引来的病情较严重的患者，从这些患者中选择研究对象，其疾病的特征和预后往往并不能反映该疾病的一般情况。这时从社区人群中招募受试者可能是更好的选择。从社区人群中招募受试者往往采用邮件、电子邮件、网络、纸质媒体等方式，需要注意的是，通过这些方式招募的受试者可能并不能真正代表一般人群，因为可能某类人群更倾向于成为志愿者或更经常使用电子邮件（如教育程度较高的人群）。真正的以"人群为基础"的抽样是非常困难和昂贵的，但有时为了制定卫生政策和指南，需要采用这样的方法。

第四节　研究对象样本的选择方法

通常，符合选择标准的人数是很庞大的，不可能把每一个个体都纳入研究，这就需要对目标人群进行抽样（sampling）。抽样可以分为非概率抽样（non-probability sampling）和概率抽样（probability sampling）。

一、非概率抽样

在临床研究中，样本往往是那些符合选择标准又容易被研究者获得的个体，这种抽样方式称为方便抽样（convenience sampling），方便抽样经济便利，在很多研究中是很好的选择。方便抽样常常会带来选择偏倚，某些特殊人群由于不容易获得往往会被排除在研究之外，例如：广场恐惧症的患者往往很少离开自己的住宅，在对人群进行精神疾病调查时，就应采取别的抽样方式。

另一种常用的非概率抽样是连续抽样（consecutive sampling），连续抽样是指连续的纳入所有符合选择标准的个体，直到满足研究所需的样本量。连续抽样有助于减少选择偏倚。值得注意的是，有些研究的结果受时间因素的影响很大（如季节性发病的疾病），这种情况下，如果短期内进行连续抽样可能会影响研究的结果。

二、概率抽样

有些情况下，特别是对于描述性研究，样本的代表性对于研究结果的科学性至关重要，这时应采用概率抽样。概率抽样是通过随机的方法确保目标人群中的每一个样本有特定的机会被抽样。

常用的概率抽样方法有如下几种：

（一）简单随机抽样

简单随机抽样（simple random sampling）是指列出目标人群中的所有个体，然后通过随机的方式抽样，人群中每一个个体被抽到的机会是均等的。当研究者需要从一个比所需的样本量大的人群中选择具有代表性的样本时，常常采用这种方式抽样。例如，研究者可以列出某一时间段内某医院所有接受胃镜检查的患者，然后通过随机数表选择研究病历。

（二）系统抽样

系统抽样（systematic sampling）是指按一定顺序排列人群中的所有个体，然后按照固定的间隔抽取样本。在目标人群非常庞大的时候，采用简单随机抽样会比较复杂耗时，这时可以采用系统抽样。例如著名的 Framingham 研究就是采用系统抽样，该研究根据地址簿上的顺序列出居住在 Framingham 的所有家庭，然后抽取每三个家庭中的前两个作为样本。系统抽样虽然简单易行，但却有发生选择偏倚的风险，尤其是当个体的排列顺序本身就有一定的周期性规律时。举例来说，对某部队人群进行抽样，由于一个班由十名战士组成，其中有一名班长，如果采用系统抽样法，每十个人抽取一个作为样本，有可能抽到的都是班长（或都是战士），这时会造成偏倚。另外，由于系统抽样法所抽到的样本是可以预测的，这使得研究者可以操纵抽样的结果，影响研究的科学性。

（三）分层随机抽样

分层随机抽样（stratified random sampling）是指首先将总体根据一定特征（如性别、年龄、种族等）分成不同的亚组，然后对每一个亚组进行随机抽样。当总体中具有某些特征的个体数量较少，但却是研究者特别关注的，这时采用分层随机抽样可以确保一定数量具备该特征的个体被纳入到研究中来（如老年患者、少数民族等）。

（四）整群抽样

整群抽样（cluster sampling）是以人群中自然形成的一组个体（整群）为单位进行随机抽样，随机抽取总体中的某些群组，然后把被抽到的群组中的每个个体都纳入研究。当人群分布非常分散的时候，列出所有的个体，然后以个体为单位进行随机抽样有时是难以操作的，这时通常采用整群抽样。例如，在基层进行食管癌的调查时，以村落为抽样单位，从某一地区所有村落中随机抽出部分村落，然后对被抽到的村落中的每一个居民进行调查，就是一种整群抽样。整群抽样的缺陷在于，自然形成的群组中的个体往往具有一定的同质性

（某个村庄或某个街区的居民往往有相同的社会经济状况或生活习惯），这时整群抽样可能会带来一定偏倚。

虽然概率抽样发生选择偏倚的风险更小，但在临床研究中，有时对目标人群进行概率抽样是难以实施的，尤其是干预性研究，往往采取方便抽样的方法。选择何种抽样方法，要根据研究所提出的问题具体分析，判断不同的抽样方法是否会影响研究的结果，以及哪种抽样方法最方便可行。

（丁士刚　王　晔）

第十六章

临床科研中对照的设置原则与方法

第一节 对照设立原则

临床研究的目的是在复杂的临床环境中,采用科学严谨的设计和方法,通过对患病群体的研究,探索疾病的病因、诊断、治疗和预后的规律,为临床医疗保健决策提供科学依据和指导,进而提高临床医学水平,最终实现提高人民健康水平。因此,临床研究必须最大限度地避免各种非研究因素的干扰和影响,确保研究结果的真实可靠。设立对照(control)是临床研究的重要原则,也是科学研究的一个基本要求。所谓"对照",是指临床研究过程中,设立条件类似、诊断一致的可供相互比较的一组对象,通过与试验组结果进行对照比较,评估和测量两组(或多组)间结果的差异及其程度。

一、设置对照的意义

1. 科学评价研究措施的效果 辩证法认为,事物总是相比较而存在的,有比较才有鉴别。通过比较,可以发现事物的相同点和不同点,更容易找到事物的变化规律。临床研究是在复杂的临床环境中进行的。这种复杂性主要体现在它的研究对象是人,人是生物性和社会性的交叉体,一方面,不同的个体之间和个体自身不同时期都存在生物学属性的差异和变化,如生理、生化指标的波动和变化。我们熟悉的每个人的血压值,一天中并不是固定不变的,有时高,有时低,如果我们将一次测量的高值误诊为高血压,并错误地认为治疗后的正常血压是治疗的效果,很显然是不真实的。因此,我们可采用自身对照,多次测量血压后确定诊断,避免将正常血压误认为高血压给予降压治疗。另一方面,人的社会性又使得个体易受社会、心理因素的影响。如安慰剂的使用,有效性可达30%甚至更高,即我们称的安慰剂效应(placebo effect)。此外,研究对象受关注的程度也对疗效有影响,如霍桑效应(Hawthorne effect)。因此,如果要科学的评价研究措施的效果,必须设立相应的对照,去除这些因素的影响。

2. 排除非研究因素的影响 临床研究中,除研究因素外,研究对象的特征,如年龄、性别、行为习惯、遗传特性,以及疾病的特点,如疾病的类型、病程、严重程度和治疗经过等都对研究结果有影响。此外,还有一些潜在的未知因素和不可测量因素均可能影响结果。为了除外这些干扰因素的影响,我们可通过设立对照的方法,平衡掉这些因素,从而确保研究结果的真实可靠。

二、设立对照的原则

设立对照必须遵循一定的原则,否则容易造成假象,导致错误的结论,失去对照的意义。设立对照的重要原则就是一致性原则，即除研究措施外，其他各方面都应与试验组相同。保持一致性原则应包括以下几个方面：

（1）研究对象：研究对象的特征、一般情况、疾病特点、病情轻重程度等要素对照组和试验组应相同或相似。

（2）试验条件：研究过程中，使用的仪器、设备、诊断和治疗程序、处理步骤、护理以及其他辅助干预措施，如理疗、运动、饮食、健康教育、中医药治疗等，对照组和试验组应该完全相同。

（3）时间：试验组和对照组应该同一个起点，同样的时期，同一个终点。也就是试验组和对照组同时开始，同时结束，确保两者一致（前后对照除外）。

第二节　设立对照方法

一、对照的种类

临床研究中，由于研究目的、设计方案以及疾病特点不同，对照可以有不同的形式。按对照的选择方法分类，可以分为随机对照和非随机对照；按时间分为同期对照和非同期对照；按研究设计方案可分为自身对照、交叉设计对照；以及按对照的性质可分为安慰剂对照、阳性对照、空白对照等。

二、设立对照的方法

（一）按对照的选择方法分类

1. 随机对照（randomized control）　严格按随机化方法将研究对象分为试验组和对照组，以此方法设立的对照类型即为随机对照。随机对照的主要优点是：由于随机化可最大限度地避免研究对象和研究者分组时的主观因素的影响，使得对照组除研究因素外其他非研究因素，包括已知、未知、可测量和不可测量的所有因素，都与试验组达到一致，组间的可比性非常好。随机对照必须采用随机化方法设立，在临床研究中由于临床条件、疾病特性以及医德等方面的限制，实施的可行性有限。

2. 非随机对照（non-randomized control）　是未按随机化方法选择的对照。如临床上常见的实施手术和保守治疗，常按病情程度或有无并发症进行分组，设立对照。这种方法选择对照，简单易行，容易被医生和患者接受。但缺点是由于不同病情或并发症的患者其基本临床特征和主要预后因素可能与试验组有较明显的差异，缺乏可比性，易导致结果的不真实。

近年来随机对照研究逐渐增多，但是否是真正通过随机化的方法产生的随机对照，值得读者仔细推敲。我们对随机对照的研究发现，有些作者为了增加文章的发表机会，将非随机对照写成随机对照；有些作者完全不清楚随机化的方法，误将非随机对照认为是随机对照。谭潇、邹晨双等发表的《2011-2013 年国内期刊发表的帕金森病随机对照研究文献质量评价》中提到纳入的 256 篇文献，其中仅 3 篇（1.2%）文题提示随机对照，63 篇（24.6%）文献描述了随机分配的方法，其余文献仅描述了"将患者随机分为治疗组和对照组"或在摘要中提及"随机"，这部分研究是否真正采取了随机分配方法、采取方法正确与否都无从知晓，研究报告的可靠性有效性大大降低。

（二）按对照的性质分类

1. 安慰剂对照（placebo control）　安慰剂是指感官性状与试验药物相似，但不具有药理作用的制剂。通常用淀粉、蔗糖、葡萄糖、生理盐水等成分制成，其外观、气味等与试验措施极为相似。

尽管安慰剂并不具有任何药理作用，但研究表明安慰剂的有效性平均可达到30%左右，其机制目前还不清楚。因此，设置安慰剂对照的目的是评价一项治疗措施的效果是否超过安慰剂所达到的作用，同时也可较好地评价试验措施的副作用或危害。安慰剂对照适用于病情较轻或研究周期较短，在规定观察期内病情不会恶化的疾病，或目前尚无有效治疗措施的疾病。对于急、重或一些器质性疾病不适宜用安慰剂对照。因此，采用安慰剂对照的临床研究，在研究对象和疾病的选择方面都有一定的局限性，可能无法纳入临床常见、多发的病种和临床各种类型的患者，也就是说并非处于临床"真实世界"中，因此，研究的结果也不能很好地反映临床"真实世界"的真实情况，结果有很大的局限性。由于单纯采用安慰剂对照，有可能导致对照组患者病情加重或恶化，进而导致医德和伦理方面的争议，故在采用安慰剂对照时，也可试验组和对照组均同时使用基础治疗的基础上，试验组加用试验措施，对照组加用安慰剂对照。安慰剂对照研究也可采用随机化方法分配研究对象进入试验组和对照组，同时还可以对患者和研究者采用双盲，这样进一步增加结果评价的真实性。

2. 空白对照（blank control）或不治疗对照（no-treatment control）　指对照组不给予任何措施。空白对照的目的是评价有试验措施与无此措施的效果。空白对照与安慰剂对照有很多类似，都不适用于急、重和严重器质性疾病，使用不当容易涉及医德和伦理问题。此外，空白对照由于对照组完全不给予任何处理，所以不像安慰剂对照可采用盲法，而空白对照则无法采用盲法，无论是盲患者还是盲研究者都是不可能的。因此空白对照比安慰剂对照在研究过程中会受到更多的偏倚影响，如霍桑效应等，从而影响结果的可靠性。

3. 活性对照（active control）或阳性对照（positive control）　也称有效对照（effective control），是指对照组给予目前临床上公认的有效处理方法作为对照。活性对照的目的是比较试验措施是否优于活性对照所采用的有效措施，通常试验措施采用的是前期已经证明有效或优于安慰剂的有效措施。活性对照在临床研究中应用较多，由于研究中各组都能获得有效的处理措施，因此较少涉及医德和医学伦理问题，临床适用性和可行性较好，应用范围也较安慰剂和空白对照更广泛，可以用于急、重症患者，而且可以采用随机分配和盲法设计试验和对照组，从而进一步提高研究质量。但由于采用活性对照，试验措施与活性对照之间的效果差异肯定比与安慰剂等的差异要小，因此研究所需的样本量往往更大。

（三）按时间分类

1. 同期对照（concurrent control）　指试验组和对照组同时开始、同时结束研究，并且经历同样的研究过程和时期。如随机同期对照（concurrent randomized control）就是典型同期对照，也是临床试验设计中最为科学的对照组，特别是通过随机分配方案的隐匿措施，可以避免人为的以及未知的偏倚与混杂因素的干扰，确保对照组和试验组基线和研究过程可比，进而保证研究结果的真实性和可靠性。

设立随机同期对照的基本要求：第一，试验组与对照组应用有明确、一致的诊断标准和纳入排除标准；第二，纳入的研究对象都是同期随机分组的，维持研究实施过程的同步性，干预措施也是同期并行，同时保持试验条件、观察期限的一致性；第三，如果设立多中心对照（multi-center control）：在多中心合作的研究中，不能用一个中心的患者作为试验组，另一个中心患者作为对照组，而应该每个协作中心都应设有对照组。因为各中心的医疗条件、技术水平、患者特征都不完全一致，一个中心只能代表一个独立的单位；第四，除干预措施不同外，其他因素如研究对象的性别、年龄、经济条件、文化程度、病情等都会影响研究结果，也应当使这些因素保持一致。随机同期对照可用于病因、诊断、防治和预后性研究。

其他同期对照还包括安慰剂同期对照、活性同期对照和非随机同期对照等。同期对照的优势在于试验组和对照组经历了同样的起点和终点以及共同的时期，因此去除了有时间经过不同导致的干扰和影响，可比性更强。

2. 非同期对照（no-concurrent control）　指试验组和对照组不是同时进行的，二者经历不同的时期。如前后对照（before-after control）和历史对照（historical control）。前后对照是指试验组和对照组是前后两个阶段，一个组在前，一个组在后，中间有一间隔期——洗脱期。通常为同一群体，故也可称自身前后对照（self before-after control），如图 16-1 所示。例如研究对象前 4 周采用试验措施，中间间隔 2 周，后 4 周采用对照措施。前后对照如果采用随机化方法决定前后顺序，则对照的选择受人为因素干扰和影响的程度更小。由于前后经历不同阶段，因此尽管采用随机分配，但和随机同期对照比较，前后两个阶段起始状态仍可能有较大差异，可比性不及同期对照。如果是不同群体的前后对照即等同于历史性对照。历史对照是指将过去某时间段的同类患者作为对照组，与其进行比较。显然历史性对照是非随机，非同期对照，它可来源于文献或医院的病案资料。其优点是易为患者接受，通常不存在医德和伦理问题，并且时间和经费需要较少。但缺点是：文献和病例由于历史条件的限制，常缺乏可与试验组进行对比的研究所需的研究对象基线特征的详细记载，或记录的方式、方法不同，或信息不完整，进而导致准确性不高，可比性差；此外，由于科技的发展进步，对疾病病因的认识、新的诊疗措施、外界主客观环境等随时间改变而变化，因此，历史对照两组结果的差别并不能完全反映不同治疗方法的差别。历史对照与试验组间隔的时间越长对照的可比性越差。除非试验措施效果足够强大，可以忽略上述因素的影响，否则一般不宜采用。

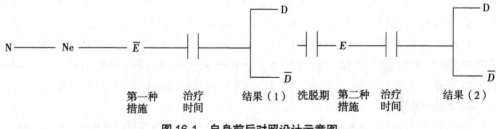

图 16-1　自身前后对照设计示意图

（四）按研究设计方案分类

1. 自身对照（self control）　指同一批研究对象，前后分别接受试验措施和对照措施进行对比。通常分为前后两个阶段，两阶段之间设一个"洗脱期"（通常为 5 个半衰期）以免前一阶段的试验效应影响后一阶段。自身对照由于自身既是试验组也是对照组，因此消除不同个体间的个体差异，研究结果的真实性也更好；同时可以节约样本量；并且可保证参与研究的每个患者都接受试验措施,因而患者的依从性较好,也较少医德和伦理问题。缺点是前后两个阶段的病情很难保证完全一致,因此可比性有限;此外,前后经历两个阶段,适用范围有限,仅适用于慢性反复发作性疾病。

2. 交叉对照(cross-over control)　将整个设计分为两个阶段,第一阶段将研究对象分为试验组和对照组,分别接受试验和对照措施,经过一段时间的观察期,比较两组结果的差异;然后经过一段时间的洗脱期,开始第二阶段,第二阶段两组的试验措施互换,原来的试验组接受对照措施,对照组接受试验措施,经过与第一阶段同样的观察期后,比较两组结果的差异。这种交叉设计的对照就是交叉对照。如图 16-2 所示。交叉对照包括不同群体的组间对照,同时也包括了自身前后对照,因此他具有自身前后对照的优点和组间对照的优点,即消除了个体差异,节约样本量和能满足每个研究对象都接受试验措施的需求。但和自身前后对照相似,缺点是第一阶段和第二阶段起点两组研究对象的病情和一般情况等基线情况很难达到完全相同,而且适用的病种有限,主要限于慢性复发性疾病。

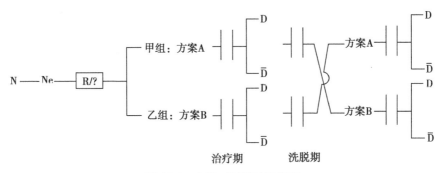

图 16-2　交叉对照设计示意图

3. 配对对照(matching control)　指为了消除混杂因素对临床试验结果的影响,将可能的混杂因素作为配对条件,为每个试验对象选配对照。如年龄、性别、病情等作为配对的因素,为试验组研究对象选配年龄、性别和病情相同或近似的对照组,增加组间的可比性。配对设计多用于病例对照研究设计方案中,一个试验对象可配多个对照,以 1:1 和 1:2 配对设计为多见,最多对照组配对不宜超过 1:4。过度配对不仅会增加工作的难度,也会降低研究效能,反而增加负面影响。

(五)其他

对照的设立主要基于研究的目的,不同的研究目的选择的对照有所不同,多种多样,有时几种情况组合。例如研究目的是确定不同剂量的治疗效果和安全性,因此对照组可能包括多个剂量的对照组。多组对照可以采用随机化的分配方法,随机分为不同剂量的多个组,确保多组之间影响结果的因素一致。

(陈　进　王　静)

第十七章

科学估算样本量

第一节　概　述

如何正确地估算样本量(sample size),是临床研究开展之前所要进行的一项重要工作。只有根据设计的要求选择一定数量的样本,才能确保研究结果能获得科学可靠的结论。若样本量偏小,所得结果往往不稳定,检验效能偏低,易出现假阴性结果;若样本量过大,临床研究难度将大幅增加,同时又造成不必要的人力、物力、时间和经济上的浪费。因此,样本量是在保证科研结论时所确定的最少观察例数。

在临床科研设计中,需要根据科研假设的目的及其测量参数的性质,选择相应的样本量估算公式及进行颇为复杂的计算,这对大多临床医生而言,往往有一定的难度。为此,本章将按照资料性质与假设检验类型,介绍一些常用的样本量计算公式,辅以实例演示,以帮助临床医生了解其原则与方法,进而在临床研究设计过程中,通过与统计师合作,合理估算出临床研究所需的样本量。此外,目前已开发出一些样本含量及检验效能的估算软件,也可帮助临床医生对样本量进行合理估计。

一、样本量估计的基本条件

估计样本量时,一般需要事先确定如下参数:即Ⅰ型错误率、Ⅱ型错误率、拟检出的最小效应量、总体标准差或总体率等。

1. Ⅰ型错误率(α),即假设检验出现假阳性结果的发生概率。需要事先设定,有单侧、双侧之分,单侧设置为α,双侧为$\alpha/2$,α越小所需样本量越大,临床研究中一般取$\alpha=0.05$。

2. Ⅱ型错误率(β),即假设检验假阴性结果的发生概率。$1-\beta$为检验效能(power),用以说明备择假设H_1正确的能力。β一般设定为0.1或0.2,β值越小,检验效能越大,所需样本数量也越多。

3. 拟检出的最小效应量(δ),又称容许误差或差值。一般通过文献复习或预试验,在设计之初由研究者根据研究目的和专业知识加以确定。如对于高血压等数值变量指标,一般认为血压下降5mmHg才有临床意义,则最小效应量设为5mmHg;又如复发率等分类变量指标,假设基线复发率为50%,一般认为复发率下降5%有临床价值,则最小效应量为5%。最小效应量的设置非常关键,一定要实事求是、结合临床实际,若最小效应量降低50%,相应样本量将增至原来的4倍。若无法从专业角度确定最小效应量时,统计学上常采用标准差的1/2或均数的1/5等来估算。

4. 总体标准差(σ)或总体率(π)，一般也是通过查阅文献或作预试验获得，亦可作合理的假设得到。对于数值变量指标，估计样本量需要考虑总体标准差，一般用样本标准差替代；对于分类变量指标，需要考虑总体率，在临床试验中，一般选取对照组或非暴露人群的事件发生率。

上述为样本量估计的基本条件或基本要素，在此基础上，还应进一步结合研究目的、指标性质、假设检验类型及单双侧检验等加以灵活运用。像单个总体率、总体均数的样本量估计，仅需考虑 α 水平、不考虑 β 大小。如拟调查某地高血压的患病率，样本量估算仅需考虑 I 型错误率(α)即可。倘若研究该地患病率是否高于全国患病率水平，需要进行假设检验时，样本量估计则应同时考虑 α、β 情况。

另外，假设检验类型不同，样本量也有所变化。如临床试验中两组率或均数进行比较，检验目的可分为显著性检验、优效检验、非劣效检验和等价性检验。其中，优效性检验可视为显著性检验的一个特例，考虑新药疗效较标准药物疗效好，常用单侧检验(α)。非劣效性与等效性检验方法基本相同，等效性检验既可同时考虑新药疗效较标准药物疗效好与差两个方面、进行双侧检验($\alpha/2$)，亦可只考虑好或差一个方面，进行单侧检验(α)。非劣效性检验仅考虑新药疗效较标准药物疗效差的方面，是单侧检验(α)。

二、样本量估计的注意事项

1. 根据研究目的严格选择相应的样本量估算方法，如单、双侧不同，估计参数与假设检验不同，一般假设检验与等效性、非劣效性检验不同，样本率超过与介于 0.3～0.7(0.2～0.8) 范围的不同；对现有 $P>\alpha(\alpha = 0.05)$ 的假设检验，欲加大样本量再次进行试验，设计时应注意检验效能及以前的样本量，如 $n \geqslant 400$ 或 $1-\beta \geqslant 0.80$ 时建议终止试验。

2. 样本量计算基于统计方法的同等应用条件，否则基于现有样本量的统计分析结果将变得不可靠。对数值变量资料(计量资料)，如方差分析要求方差齐，t 检验与 u 检验不同，但用 u 分布较 t 分布计算更为简便，按 u 分布计算的样本量基础上要增加 1～2 例，即接近按 t 分布计算的结果。无序分类资料(计数资料)一般要求 $np \geqslant 5$(p 为样本率)，或 $n(1-p) \geqslant 5$。

3. 需考虑样本来源的可行性和可及性，特别是考虑有无人力、时间和经费等方面的限制。

4. δ 的约定很关键　在计算样本含量之前，一定要明确欲检测有临床意义的值/差值及其表达方式。δ 既可为置信区间的 1/2 宽度，也可以是能检出的有临床意义的差值。常用绝对值的形式表示，有时为了更好理解，也可改用相对数形式。不能确定 δ 时，需做敏感性分析，即绘制 Power 与样本量间的变化曲线。

5. 所计算样本含量一般为能检测出差别的最小样本量，计算结果应向上取整；同时因未考虑失访、丢失等情况，应按照一定失访率适当扩大样本量。一般要求在样本量估计值的基础上增加 10%～20%。

6. 若有多个重要结局指标，如在临床试验中一般按主要结局指标进行估算，取数量最大者。

7. 在临床研究设计中，若设置两组或多组，一般要求各组间的样本量相等，组间例数相等时的检验效能最大；只有在某些特殊情况下才考虑各组的样本量不等。若组间例数不等时，样本含量需校正，样本量应适当增加。若为非等量临床试验，两组例数之比最大不超过 1:4 或 4:1。

8. 分层整群抽样时,样本量需要校正。有些临床研究的抽样单元不是个体研究对象,而是以一组个体为研究单位(如家庭、班级、村、工作单位等),整群抽样的优势在于易于管理,能减少沾染和提高依从性,但同时增大了抽样误差,需要较大样本量。

9. 对于临床试验,特别是新药临床试验样本量估计必须执行有关规定。如Ⅰ期人体药理学研究,受试者为健康志愿者(必要时包括患者),需要20~30例;Ⅱ期探索治疗作用,受试者为患者,试验组和对照组均不少于100例;Ⅲ期疗效证实试验,受试者为患者,试验组不少于300例;Ⅳ期新药上市后监测,受试者为患者,开放试验应在2000例以上。

三、样本量与检验效能

样本量估算与检验效能估计两者密切相关。一般对估算公式进行适当的恒等变换后,可计算 u_β,进而计算检验效能 $(1-\beta)$。检验效能(power)或把握度,是指两总体参数确有差别,假设检验能发现它们有差别的能力。用 $1-\beta$ 表示其概率大小。检验效能只取单侧,一般认为检验效能至少取 0.80。

假设检验结果出现 $P>\alpha$ 时,则不拒绝检验假设 H_0,称差别无统计学意义,临床常叫"阴性"结果。但"阴性"结果有两种可能:①β 较小,即 $1-\beta$ 较大,或当样本量 $n>400$ 时,就认为比较组间很可能无差别。②β 较大,即 $1-\beta$ 较小,如小于 0.80(也有学者认为小于 0.70),且 $n<400$ 时,便认为所比较的组间很可能差异有统计学意义,由于样本量不足未能发现,是"假阴性"结果。因此在估算样本量的同时,要考虑检验效能大小。

第二节　基于数值变量资料的样本量估计

一、单个总体均数研究的样本量估计

估算公式为:
$$n=\frac{u_\alpha^2\sigma^2}{\delta^2} \tag{式17-1}$$

式中 σ 为总体标准差,一般用样本标准差 s 估计,δ 为容许误差,即样本均数与总体均数间的容许差值、即 $\delta=\bar{x}-\mu$,或者取所求总体均数的 $(1-\alpha)$ 置信区间间距之半;α 取双侧,u 可以查 u 值表,见表17-1。

例 17-1　某医院拟用抽样调查评价本地区健康成人白细胞数的水平,要求误差不超过 0.2×10^9/L。

据文献报道,健康成人白细胞数的标准差约 1.5×10^9/L,$\alpha=0.05$。计算样本量如下。

本例双侧 $u_{0.05}=1.96$,$\delta=0.2\times10^9$/L,$SD=1.5\times10^9$/L

则:$n=1.96^2\times1.5^2/0.2^2=216.1\approx217$。故本次至少需测试 217 名健康成人的白细胞数。

表 17-1　u 值表(部分)

单侧 α	0.40	0.30	0.20	0.10	0.05	0.025	0.01	0.005
双侧 $\alpha/2$	0.80	0.60	0.40	0.20	0.10	0.05	0.02	0.01
β	0.40	0.30	0.20	0.10	0.05	0.025	0.01	0.005
$1-\beta$	0.60	0.70	0.80	0.90	0.95	0.975	0.99	0.995
u 值	0.2532	0.5243	0.8417	1.2816	1.6449	1.9600	2.3263	2.5758

二、单个样本均数与总体均数比较的样本量估计

一般用下式估算：

$$n = \frac{(u_\alpha + u_\beta)^2 \sigma^2}{\delta^2} \qquad (式\ 17\text{-}2)$$

u_α、u_β 可查 u 值表（表 17-1），δ 为差值，σ 为标准差，一般用样本标准差 SD 估计。

例 17-2　某院普查市区 2～6 岁幼儿体格发育情况，其中体重未达标幼儿的血红蛋白平均水平为 100g/L，标准差 25g/L。现欲使用抗贫血药物，若治疗后血红蛋白上升 10g/L 及其以上者，则认为临床有效。假设单侧 $\alpha = 0.05$，$\beta = 0.1$，试估计所需样本量。

本例使用单侧检验，查 u 界值表得 $u_{0.05} = 1.6449$，$u_{0.10} = 1.2816$，$\delta = 10g/L$，$SD = 25g/L$，则：$n = (1.6449 + 1.2816)^2 \times 25^2 / 10^2 = 53.5 \approx 54$。若按 u 分布估算，样本量在此基础上增加 2 例，即 54+2=56。若该药确实有效，那么至少观察 56 例，则有 90%（$1 - \beta = 0.90$）的把握得到差别有统计学意义的结论。

三、配对设计资料的样本量估计

配对设计数值变量资料的样本量估算，估算公式为：

$$n = \frac{(u_\alpha + u_\beta)^2 \sigma_d^2}{\delta^2} \qquad (式\ 17\text{-}3)$$

式中 u_α、u_β 可查 u 值表或表 17-1 获取，α 有单、双侧之分，δ 为差值，σ_d 为差值的标准差，一般以样本差值的标准差 s_d 估计。

例 17-3　某医师拟用新药治疗硅沉着病（矽肺）患者，按照年龄、性别、病程先进行配对，其中预试验中新药组的尿硅排出量比对照组平均增加 15mg/L，标准差为 25mg/L，若 $\alpha = 0.05$，$\beta = 0.10$，问需观察多少患者可以认为该药有效？

本例单侧检验，查 u 值表，$u_{0.05} = 1.6449$，$u_{0.10} = 1.2816$，$\delta = 15mg/L$，$SD = 25mg/L$，则：$n = (1.6449 + 1.2816)^2 \times 25^2 / 15^2 = 23.8 \approx 24$，$n + 2 = 26$。即观察例数不得少于 26 例。

四、两组独立样本均数比较的样本量估计

估算公式为：

$$n = \frac{(u_\alpha + u_\beta)^2 (1 + 1/k) \sigma^2}{\delta^2} \qquad (式\ 17\text{-}4)$$

式中总体方差 σ^2 可用样本方差 s^2 估计，$s^2 = (s_e^2 + k s_c^2)/(1+k)$，差值 $\delta = |\bar{x}_e - \bar{x}_c|$，$\bar{x}_e$、$\bar{x}_c$ 与 s_e、s_c 分别为试验组、对照组的均数和标准差，试验组样本量为 n，对照组样本量为 kn，当 $k=1$ 时两组样本量相等。

例 17-4　某医师研究某药物治疗原发性高血压的疗效，经预试验得治疗前后舒张压差值（mmHg）资料如表 17-2 所示，当 $\alpha = 0.05$，$\beta = 0.10$ 时需治疗多少例可以认为该药物有效？

本例单侧检验，查 u 值表得 $u_{0.05} = 1.6449$，$u_{0.10} = 1.2816$，$\delta = 5$，若考虑安慰剂疗效差，观测人数可适当减少，如取 $k = 0.7$，$s^2 = [8.175^2 + 0.7(3)^2]/(1+0.7) = 5.736^2$。

表 17-2　某药物治疗原发性高血压的疗效

	均数	标准差
试验药物	17.1	8.175
安慰剂	9.9	3

$n = (1.6449+1.2816)^2 \times (1+1/0.7) \times 5.736^2/5^2 = 27.4 \approx 28$，$n+2=28+2=30$。$kn=0.7 \times 30=21$。故试验组至少需治疗 30 例，对照组至少需治疗 21 例。

五、多个独立样本均数比较的样本量估计

估算公式为：

$$n = \frac{\psi^2(\sum\limits_{j=l}^{k} s_j^2/k)}{\sum\limits_{j=l}^{k}(\overline{X}_j - \overline{\overline{X}})^2/(k-1)} \qquad (式 17-5)$$

式中 $\overline{\overline{X}} = \sum\limits_{j=l}^{k} \overline{X}_j/k$，$k$ 为组数，$\overline{X}_j$，s_j 为第 j 组的均数及标准差，ψ（读音[psai]）值以 α、β、$v_1 = k-1$，$v_2 = k(n-1)$ 查 ψ 值表。求 $n_{(1)}$ 时以 $v = \infty$，求 $n_{(2)}$ 时以 $v_2 = k(n_{(1)}-1)$，……，以此类推。求出 n 后再作方差齐性检验，若方差不齐时以对数值再估算样本量，估算后再作方差齐性检验，若方差不齐则建议试验后作 F' 检验。

例 17-5 某医院研究高脂血症与高血压、冠心病之间关系，拟以胆固醇（mmol/L）指标作完全随机设计（$\alpha = 0.05$，$\beta = 0.10$），试估算观察高血压、单纯性冠心病、高血压合并冠心病三组患者的血脂水平有无差别时各需多少例数？

初估数据如表 17-3 所示：

表 17-3 冠心病三组患者的血脂水平比较

	高血压组	单纯性冠心病	冠心病合并高血压
均数	4.336	4.836	4.939
标准差	0.885	1.316	1.290

以 $\alpha=0.05$，$\beta=0.10$，$v_1=k-1 = 3-1 = 2$，$v_2 = \infty$，查 ψ 值表且得 $\psi_{0.05, 0.10, 2, \infty} = 2.52$，则：

$\overline{\overline{X}} = (4.336+4.836+4.939)/3 = 4.703$，$\sum\limits_{j=1}(\overline{X}_j - \overline{\overline{X}})^2 = (4.336-4.703)^2 + (4.836-4.703)^2 + (4.939-4.703)^2 = 0.208$，$\sum\limits_{j=1} s_j^2 = (0.885)^2 + (1.316)^2 + (1.29)^2 = 4.18$，

$n = [2.52^2 \times 4.178/3] / (0.208/2) = 84.96 \approx 85$

经上述计算，每组至少需观察 85 例。若再以 $v_2=3 \times (85-1)=252$，查 ψ 值表得 $\psi_{0.05, 0.10, 2, 240} = 2.53$，则 $n = [(2.53)^2(4.178)/3]/(0.208/2) = 85.64 \approx 86$。

此外，本例经方差齐性检验，得出方差不齐（$\chi_c^2 = 349.7$，$P < 0.005$），改用对数变换（表 17-4）后求得 $n=100$，故各组需观察 100 例。由于原数据经对数变换后仍方差不齐，提示在试验后应做 F' 检验。

表 17-4 各指标对数值

	均数	标准差
高血压	1.446	0.2022
单纯性冠心病	1.540	0.267
高血压合并冠心病	1.564	0.257

附：高血压组数据对数变换

$$\sigma' = \sqrt{\ln\left[\left(\frac{\sigma}{\mu}\right)^2 + 1\right]} = 0.2022$$

$$\mu' = \ln\mu - \frac{(\sigma)^2}{2} = \ln(4.336) - \frac{(0.2022)^2}{2} = 1.446$$

第三节 基于无序分类资料的样本量估计

一、单个总体率的样本量估计

1. 当目标事件发生率介于 0.2～0.8（或 0.3～0.7）之间时，用下式估算：

$$n = \left(\frac{u_\alpha}{\Delta}\right)^2 \times p(1-p) \qquad\qquad (式 17\text{-}6)$$

式中 p 为总体率，Δ 为允许误差，需要自行设置，一般取总体率 $1-\alpha$ 置信区间的间距一半；u_α 查 u 值表（见表 17-1），一般 α 取双侧。

例 17-6 某口腔医院研究青少年龋齿发病情况，拟了解某市青少年龋齿患病情况，期望误差在平均患龋率 30% 的 ±1/6 范围内，当 α=0.05，问需抽样调查多少人？

本例 p=0.30，Δ=0.30/6=0.05，双侧 $u_{0.05}$=1.96，则：

$$n = \frac{(1.96)^2(0.30)(1-0.30)}{(0.05)^2} = 322.7 \approx 323$$

因此，本例经公式计算，至少需调查 323 人。

2. 当目标事件发生率小于 0.2（或 0.3），或大于 0.8（或 0.7）时，应对率进行平方根反正弦变换，用下式计算，式中的角度均以弧度计：

$$n = \frac{u_\alpha^2}{4(\sin^{-1}\sqrt{p} - \sin^{-1}\sqrt{p_0})^2} \qquad\qquad (式 17\text{-}7)$$

式中 P_0 为总体率，其余符号意义同前。

例 17-7 某心血管疾病研究室欲调查某市高血压患病情况，此次期望患病率控制在 10% 水平，1978 年平均患病率为 7.52%，α=0.05，试估计调查人数。

本例 p_0=0.0752，当 p=0.10，$u_{0.05}$=1.96 时，则：

$$n = \frac{(1.96)^2}{4(\sin^{-1}\sqrt{0.10} - \sin^{-1}\sqrt{0.0752})^2} = 496.9 \approx 497$$

若再以 p=0.0752−(0.10−0.0752)=0.0504，估算 n=365，取两者最大值 497 例作为最终样本量估算。

二、单个样本率与总体率比较的样本量估计

同样分为两种情况：

1. 当目标事件发生率介于 0.2～0.8（或 0.3～0.7）之间时，用下式估算

$$n = \frac{(u_\alpha + u_\beta)^2 p_0(1-p_0)}{(p - p_0)^2} \qquad\qquad (式 17\text{-}8)$$

式中 p，p_0 分别为样本率、总体率，α 有单、双侧，u_α、u_β 查 u 值表。

例 17-8 某医师研究药物对产后宫缩、外阴创伤的镇痛效果，若新药比公认稳定有效的标准药物（镇痛率 55%）高于 20%，可说明新药优于标准药物（$\alpha=0.05, \beta=0.20$），需治疗多少例数？

本例为单侧检验，$p_0=0.55$，$p-p_0=0.20$，查表 17-1 得 $u_{0.05}=1.6449$，$u_{0.2}=0.8417$，则：

$n=(1.6449+0.8417)^2 \times 0.55 \times (1-0.55)/0.2^2=38.3 \approx 39$。该研究至少需治疗 39 例。

2. 当目标事件发生率为小于 0.2（0.3）或大于 0.8（或 0.7）时，应对率进行平方根反正弦变换，估算公式为：

$$n=\frac{(u_\alpha+u_\beta)^2}{4(\sin^{-1}\sqrt{p}-\sin^{-1}\sqrt{p_0})^2} \qquad \text{（式 17-9）}$$

式中符号意义同前，其角度仍以弧度计。

例 17-9 某医师研究某市体型肥胖者的高血压病发病情况，据文献报告肥胖者的高血压病患病率为一般人群高血压平均患病率 4.94% 的两倍，当 $\alpha=0.05, \beta=0.10$ 时，对某市需抽样调查多少例能认为肥胖者高血压患病率高于一般水平？

本例为单侧检验，$p_0=0.0494$，$p=2 \times 0.0494=0.0988$，$\alpha=0.05$，$\beta=0.10$，$u_{0.05}=1.6449$，$u_{0.10}=1.2816$，则：$n=\dfrac{(1.6449+1.2816)^2}{4(\sin^{-1}\sqrt{0.0988}-\sin^{-1}\sqrt{0.0494})^2}=234.2 \approx 235$。本研究至少需抽样调查 235 例肥胖者。

三、配对设计资料的样本量估计

配对设计的计数资料形式如表 17-5 所示：

表 17-5 配对计数资料的数据形式

		乙	法	
		+	−	
甲	+	p	p_1-p	p_1
法	−	p_2-p		
		p_2		1

该资料是对同一批研究对象，分别用甲、乙两法处理；亦可同一观察对象作两次检查，估算公式为：

$$n=\left[\frac{u_\alpha\sqrt{2\overline{p}}+u_\beta\sqrt{2(p_1-p)(p_2-p)/\overline{p}}}{p_1+p_2}\right]^2 \qquad \text{（式 17-10）}$$

式中 p_1、p_2 分别为甲、乙两法阳性率，p 为甲、乙两法的共同阳性率，$\overline{p}=(p_1+p_2-2p)/2$。

例 17-10 某医师观察甲药是否比乙药治疗过敏性鼻炎更有效，采用配对双盲设计，预试验甲药有效率为 60%，乙药有效率为 50%，两药共同阳性率为 43%，$\alpha=0.05, \beta=0.10$，试估算试验所需的样本量。

本例 $p_1=0.60$，$p_2=0.50$，$p=0.43$，$\overline{p}=[0.6+0.5-2\times0.43]/2=0.12$，采用双侧检验，$u_{0.05/2}=1.96$，$u_{0.1}=1.2816$。则：$n=[1.96\times2\times0.12+1.2816\times2\times(0.6-0.43)\times(0.5-0.43)/0.12]^2/(0.6-0.5)^2=234.4 \approx 235$。

本试验至少需纳入观察235例过敏性鼻炎患者。

四、两样本率比较的样本量估计

1. 当目标事件发生率介于0.2~0.8（或0.3~0.7）之间时，按下式估算：

$$n=\frac{(u_\alpha+u_\beta)^2(1+1/k)\,p(1-p)}{(p_e-p_c)^2}$$（式17-11）

式中p_e、p_c分别为试验组、对照组的阳性率，试验组、对照组样本量分别为n、kn，$k=1$时两组例数相等，p由下式计算：

$$p=\frac{p_e+kp_c}{1+k}$$（式17-12）

例17-11　某医师研究某药对产后宫缩痛、外阴创伤痛效果，预试验旧药镇痛率为55%，新药镇痛率为75%，当$\alpha=0.05$，$\beta=0.1$时需观察多少例能说明新药镇痛效果优于旧药？

本例$p_e=0.75$，$p_c=0.55$，以单侧检验$\alpha=0.05$，$\beta=0.1$，则$u_{0.05}=1.6449$，$u_{0.10}=1.2816$，考虑新药疗效好，取$k=0.75$，则$p=[0.75+0.75\times0.55]/(1+0.75)=0.6643$

$n=(1.6449+1.2816)^2\times(1+1/0.75)\times0.6643\times(1-0.6643)/(0.75-0.55)^2=111.4\approx112$

$kn=0.75\times112=84$。故试验组观察112例，对照组观察84例。

2. 当目标事件发生率小于0.2（或0.3）或大于0.8（或0.7）时，对率进行平方根反正弦变换，用下式计算：

$$n=\frac{(u_\alpha+u_\beta)^2}{2(\sin^{-1}\sqrt{p_e}-\sin^{-1}\sqrt{p_c})^2}$$（式17-13）

式中p_e、p_c分别为试验组、对照组阳性率，度数仍以弧度计。

例17-12　某心血管疾病研究室初步调查某市高血压组人群冠心病患病率为9.43%，高胆固醇血症人群冠心病患病率为4.65%，当$\alpha=0.05$，$\beta=0.10$时，要探讨高血压、高胆固醇血症及其与冠心病关系时，每组各需抽查多少人？

本例$p_e=0.0943$，$p_c=0.0465$，采用双侧检验，查表17-1得$u_{0.05/2}=1.96$，$u_{0.10}=1.2816$，则

$n=(1.96+1.282)^2/(2\sin^{-1}\sqrt{0.0943}-\sin^{-1}\sqrt{0.0465})^2=584.9\approx585$。本设计各组需观察585人。

五、多个样本率比较的样本量估计

（一）多个样本率比较

每组样本量为n，估算公式为：

$$n=\frac{\lambda}{2[\sin^{-1}(p_{max})^{1/2}-\sin^{-1}(p_{min})^{1/2}]^2}$$（式17-14）

式中λ是以α、β、自由度$v=k-1$（k为组数），可通过查λ值表所得，p_{max}、p_{min}分别为最大率、最小率。当仅知最大率与最小率差值p_d时，则$p_{max}=0.5+p_d/2$，$p_{min}+0.5-p_d/2$。度数以弧度计。

例17-13　某医师观察西咪替丁、山莨菪碱，积极保守疗法治疗消化性溃疡的疗效，初估三种药物的近期愈合率为81.8%、84.6%、70.9%，试估算疗效差别有统计学意义时所需样本量（$\alpha=0.05$，$\beta=0.1$）？

本例$p_{max}=0.846$，$p_{min}=0.709$，以$\alpha=0.05$、$\beta=0.1$、$v=k-1=3-1=2$查λ值表，$\lambda_{0.05,0.1,2}=12.65$，则：$n=12.65/[2(\sin^{-1}\sqrt{0.846}-\sin^{-1}\sqrt{0.709})^2]=228.1\approx229$。本试验中每组至少观察229例。

(二)多个样本率间的两两比较

临床研究中若多个率比较后有统计学意义,还需进一步作 k 次两两比较。在 k 次两两比较中选择差值最小的两个率来估算样本量,同时检验水准 α' 由下式确定:

$$\alpha'=1-(1-\alpha)^{1/k} \qquad \text{(式 17-15)}$$

上式中 α 为多个率比较时 α,k 为比较次数,设有 m 个指标,则 $k=m!/[2!(m-2)!]$。

1. 当目标事件发生率介于 0.2~0.8(或 0.3~0.7)之间时,每组样本量由下式计算

$$n=\frac{2(u'_\alpha+u_\beta)^2 p(1-p)}{(p_1-p_2)^2} \qquad \text{(式 17-16)}$$

式中 p_1、p_2 分别为 k 个两两比较中差值最小的两个率,p 为多个率的平均率,u_α'、u_β 分别以 α'、β 查 u 值表。

2. 当目标事件发生率小于 0.2(或 0.3),与大于 0.8(或 0.7)时,对率进行平方根反正弦变换,每组样本量由下式计算:

$$n=\frac{(u'_\alpha+u_\beta)^2}{2(\sin^{-1}\sqrt{p_1}-\sin^{-1}\sqrt{p_2})^2} \qquad \text{(式 17-17)}$$

式中符号意义同前。角度以弧度计。

继续以例 17-13 为例,试估算西咪替丁、山莨菪碱疗效均高于安慰剂疗效时的样本量为多少?

本例差值最小的两个率是 $p_1=81.8\%$,$p_2=70.9\%$,比较次数 $k=2$,$\alpha=1-(1-0.05)^{1/2}=0.0253$,$\beta=0.1$,单侧 $u_{0.0253/2}=1.955$,$u_{0.10}=1.2816$,按式 17-17 计算:

$$n=\frac{(1.955+1.2816)^2}{2(\sin^{-1}\sqrt{0.818}-\sin^{-1}\sqrt{0.709})^2}=314.6\approx315$$

权衡多个率比较、两两比较的样本量估算结果,最终样本量估算的结果为 $n=315$。

第四节 其他常见类型的样本量估计

一、多因素分析的样本量估计

多因素分析已被广泛应用于临床研究之中。国内外关于多因素分析设计时样本量估算文献较少,如 Self SG 和 Mauritsen RH(1988)根据 Score 统计量提出对广义线性模型的样本大小和检验效能的计算方法。1997 年,Guanghan Liu 和 Kung-Yee Liang 将 Self 与 Mauritsen 的多元分析工作扩展到相关观察研究。Kendall M(1975)倡导作为一个粗糙的工作准则,观测数至少是变量个数的 10 倍。一般认为 n 至少是 m 的 5~10 倍(即一般规则)。按数量化理论,一般样本量 $n \geq 2P$(P 为类目数,即所有因素的水平数目之和);典型相关分析要求大样本,如一组有 8 个变量,另一组有 7 个变量,有的学者认为应大于 200;对判别分析有的学者提出 n 应大于 50;Logistic 回归分析理论上要求大样本,Lubin JH(1981)采用蒙特卡洛(Monte Carlo)法模拟研究一个二值变量,建议条件 Logistic 回归的配对子数应大于 50;当有多个变量时,样本数有更大的增加,如果组数太少,可在每个配对组中加大对照组数目(一般对照组数目小于或等于 4),有助于克服样本量不足的缺点。国内也有学者提出 COX

模型样本量一般不宜小于 40，且随因素的增加，样本量应增加；一般要求每一因素各水平组有足够的例数，一般用调和平均数表示因素内各水平病例数的比例，有人认为调和平均数小于 15 的因素可以剔除。国内也有人根据复相关系数 R 的分布密度计算回归分析时样本量。

二、重复测量设计的样本量估计

在临床研究中对观测指标进行多次、重复测量比较常见。如在随机对照试验中，如每个受试者处理前观测 $p(p=1, 2, \cdots)$ 次，处理后观测 $r(r=1, 2, \cdots)$ 次。对于多个处理组处理前后重复观测数据可进行多层次模型分析，可使用 MLn 等专用统计软件处理。

两个处理组重复观测设计，采用协方差分析时，所需样本量的估算公式为：

$$n = \frac{2\sigma^2(u_\alpha + u_\beta)^2}{\delta^2} \{ [\frac{1}{r} + (1 - \frac{1}{r})\rho] - \frac{p^2}{1/p + (1 - 1/p)\rho} \} \qquad （式 17-18）$$

式中 p 为每个受试者处理前观测次数；r 为处理后观测次数；$\delta = \mu_e - \mu_c$，μ_e、μ_c 分别为试验组和对照组处理后的总体均数，常用样本均数估计；ρ 取值范围常在 0.50～0.75，专家建议 $\rho=0.65$ 或 $\rho=0.70$；σ 是总体标准差，通常以样本标准差 SD 估计；α 取双侧，β 取单侧。

例 17-14　某医师研究运动对原发性高血压患者高胰岛素血症的影响，将原发性高血压受试者随机分为试验组与对照组，重复观测空腹血浆胰岛素，试验前基础观测 2 次，试验后重复观测 4 次。查文献知高血压患者空腹血浆胰岛素的标准差 $SD = 10.32$mU/L，其具临床意义的最小差值为 5mU/L，问各组需观察多少例数（$\alpha=0.05, \beta=0.20$）？

本例 $s=10.32$mU/L，$\delta=5$mU/L，$\rho=0.65$，$r=4$，$p=2$，$u_{0.05/2}=1.96$，$\beta_{0.20}=0.8417$

$$n = \frac{2(10.32)^2(1.96 + 0.8417)^2}{5^2} \{ [1/4 + (1 - 1/4)(0.65)] - \frac{(0.65)^2}{1/2 + (1 - 1/2)(0.65)} \} = 15.07 \approx 16$$

该项研究各组至少需观察 16 例。

（康德英　陈　彬）

第十八章

临床研究效应指标的选择与评估

循证医学实践中，无论分析还是评价临床医学研究文献，或者拟在临床实践中应用研究证据，都要涉及因 - 果效应及其强度，需要准确、可靠的指标及定性、定量的数据为佐证，科学表述效应大小及利弊关系。

鉴于国内发表的临床医学研究文献，无论是临床试验还是观察性研究所涉及的因 - 果效应指标的设置，往往偏重于传统的统计学分析结果且过于简单，忽略了指标的临床意义和价值。为了推动我国临床医学的循证医学实践，用好现有的最佳证据和创造高质量的一流证据，兹就临床研究效应指标的选择与评估应用予以简述。

临床研究涉及研究对象、研究因素和研究结果。任何研究因素作用于研究对象所产生的效应均需研究人员通过具体的效应指标观察、测量出来。因此，临床研究中效应指标的正确选择和测量十分重要，影响对研究因素效应的判断。

第一节　效应指标的选择原则

临床研究结果的真实性与研究的设计、实施和结果测量密切相关，结果测量涉及效应指标的正确选择和测量。选择好的效应指标，是临床研究能够得到可靠结论的前提。为能准确反映研究因素作用于研究对象后的效应，选择效应指标和测量效应指标时应遵循一定的原则。

一、指标的临床意义

临床研究的目的是探讨疾病的病因、危险因素、诊断、防治和预后规律，减少不良事件的发生，提高患者生存质量。研究因素作用于研究对象时所产生的效应有短期的，如实验室指标或症状的改善（中间指标 / 替代指标 / 以疾病为中心的指标），也有长期的如不良事件的发生、死亡等（终点指标 / 硬指标 / 以患者为中心的指标）。无论哪一种指标，要准确反映临床意义，均需要经过以患者为中心的临床研究验证，如病因 / 危险因素的研究指标要能证明某因素与某疾病有因 - 果关系；诊断性试验指标要能反映出该诊断试验结果提高了临床诊断水平，最终改善了患者结局；干预措施的效应指标要能提高疾病的治愈率，或者减少不良事件的发生，降低病死率；而预后研究的指标要能反映患者预后的改善。因此，选择具有临床意义的效应指标时应选择对患者、医生、决策者、公众和管理者重要的、有意义的结果指标，特别是终点指标。

指标是对一个事物或实体外表特征的一种表达形式，并不能完全正确反映被测事物或实体本身属性和价值，其相互间的关系往往十分复杂。如具有明显呼吸困难的慢性阻塞性肺病患者合并急性肺部感染，选用血气分析、肺部体征、呼吸功能改善等指标评估治疗效果，结果发现血气分析时 CO_2 分压明显降低，O_2 分压有提高，肺部体征有改善，但患者自觉呼吸困难没有明显"改善"，生存质量也没有明显提高。因此，若选择以疾病为中心的病理、生化、功能性等中间指标，说明治疗措施是有效的，但以患者为中心的指标却无明显意义。因此，评估研究效应时应综合考虑中间指标和终点指标，若因研究条件所限而选择中间指标时，也应选择中间指标的改善与终点指标改善一致的指标。如氨力农和米力农等非洋地黄类正性肌力药，虽然可以明显改善心力衰竭患者的血流动力学指标，但是却增加患者的病死率。而降压治疗不仅能降低血压，也能降低患者的卒中发生率和死亡率。

二、指标的关联性

指标的关联性是指选择的指标应确切反映课题的题意、研究目的和研究因素所产生的效应，这是选择指标的首要条件。确定效应指标与研究因素的关联性有时比较容易，如降压药物的关联性指标是治疗前后血压的改变和患者发生卒中等重要事件的情况，疫苗的效果则表现为抗体滴度和预防相关疾病发生的情况；有时确定指标的关联性又比较困难，如评估中药方剂，由于是复方制剂，有效成分可能不止一种，哪一个指标更能反映某个方剂的作用有时难以选择。这种情况下，需要广泛阅读文献资料，从基础研究和前期临床研究成果中深入了解研究因素的作用机制。

三、指标的客观性

临床研究的效应指标有客观指标和主观指标之分。客观指标多为定量指标，是指能通过适当的技术手段和方法被客观度量、检测，并能真实地表述健康或疾病的状态和程度的指标，不易受主观因素影响，如实验室检测生化指标、心电图、血管造影、身高、体重等的测量；主观指标多为定性指标，是由患者回答或医生定性判断来描述观察结果，易受研究者和研究对象心理因素的影响，如患者口述的症状、医生查体所获得的结果。临床研究中某些指标看似客观的如胸片，但其结果的判读受判读者本身和不同判读者间误差的影响。临床研究中应尽量选择客观指标，若选择主观指标，应采用措施减少或避免主观因素对测量结果的影响，否则对其结果应持审慎的态度。

四、指标的准确性和精确性

准确性（accuracy）是指测量结果与真值的接近程度和符合程度，主要受系统误差（偏倚）的影响，偏倚越大，准确性越差。测量指标的偏倚可来自3个方面：①观察者偏倚（observer bias）：来自观察者仪器操作的系统误差或主观判断的差别，如测量血压时的四舍五入、访谈研究对象时采用诱导性提问；②仪器偏倚（instrument bias）：来自仪器的性能差别，如一电子血压计因最近未校准，导致所测量的血压一致性的偏低；③研究对象偏倚（subject bias）：来自研究对象的差异，如因研究因素发生时间太久，研究对象记不清楚导致回忆偏倚，或者研究对象因知道吸烟与肺癌有关系而夸大吸烟情况。评估测量的准确性最好与标准的测量方法（金标准）进行比较。提高准确性的方法包括规范操作流程、培训和认证观察者、改进测量工具、采用自动化测量方法、无干扰性测量、校正仪器和对观察者和研究对象实施盲法等。

精确性(precision)也称可靠性(reliability)、重复性(reproducibility)和一致性(consistency)，是指相同条件下对同一对象的某指标进行重复测量时，结果的一致程度，主要受随机误差的影响，随机误差越大，精确性越差。杆称可以非常精确地测量体重，但不同测量者通过面谈评估同一患者的生存质量时，结果可能就不完全一致。精确性对研究效能影响非常大，样本量一定的情况下，精确性越好，统计检验效能越高。随机误差来源于 3 个方面：①观察者变异(observer variability)：来自观察者因面谈时用词的选择或仪器操作技能的差别造成的变异；②仪器变异(instrument variability)：因环境因素改变如温度、仪器零件老化或试剂改变等导致仪器性能发生变化所致的变异；③研究对象变异(subject variability)：由于研究对象的生物学变异，如个体之间、同一个体不同时间之间测定结果的差异。精确性采用反复测量后结果的重复程度进行评估，包括比较同一观察者多次测量的结果(观察者内变异)或不同观察者测量的结果(观察者间变异)，同样也可用于同一仪器或不同仪器测量结果的比较。连续性变量的重复性用变异系数(coefficient of variation)表示，分类变量的重复性常用组内相关系数(interclass correlation coefficient)和卡帕(Kappa)值表示。提高精确性的方法包括规范操作流程、培训和认证观察者、改进测量工具、采用自动化测量方法和多次测量等。

准确性和精确性是两个不同的概念，两者并不一定一致(图 18-1)。如测量血脂水平时无意中用了稀释两倍的标准，虽然测量的结果不准确，但多次测量的结果可能是精确的。

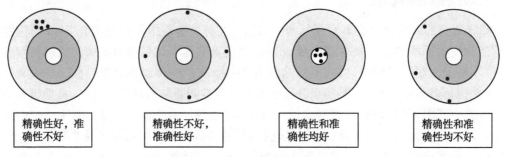

精确性好，准确性不好　　精确性不好，准确性好　　精确性和准确性均好　　精确性和准确性均不好

图 18-1　准确性与精确性的关系

五、指标的敏感性和特异性

指标的敏感性是指测量方法所能测出的指标的最低水平，敏感性高的指标能如实反映出研究对象出现的微小效应变化，减少假阴性结果的概率。例如评估某药治疗缺铁性贫血的效果，既可选用临床症状、体征，也可选用血红蛋白含量等作为观察指标，但这些指标均不够敏感，只在缺铁比较明显的情况下才有较大变动。若选用血清铁蛋白作为观察指标，则可敏锐地反映出干预因素的效应。提高指标的敏感性主要靠改进检测方法和仪器。

指标的特异性是指效应指标能准确反映研究因素的效应本质，特异性高的指标最易揭示处理因素的作用，不易受混杂因素的干扰，可减少假阳性结果的概率。

六、指标的数目

研究对象是一个复杂的有机体，效应的表现可能是多方面的，因此观察指标也可有多种。但临床研究中采用的效应指标数目并无具体规定，根据研究目的而定。指标太多，浪费人力、财力和物力，统计分析时可能也用不上；指标太少，可能漏掉关键信息，影响某些统计方法的应用。因此，临床研究中应权衡并选择合理的指标数量。

第二节　效应指标的分类

效应指标根据具体情况，有多种分类方法。

一、根据研究目的分类

根据研究课题的意图和目的，研究的效应指标可分为主要指标（primary variable）和次要指标（secondary variable）。主要指标是体现主要研究目的的效应指标，包括有效性、安全性、经济性等，应选择客观、易于量化、相关研究领域共识的 1～2 个指标作为主要指标，并在研究方案中明确定义和说明选择的依据。主要指标通常也是用于样本量估算的指标，研究的样本量至少应达到足够回答研究的主要目的。次要指标是与主要研究目的相关的附加支持性指标或与次要研究目的相关的指标，在研究方案中也应明确定义和说明。评价研究因素的效应时应以主要指标为依据并根据主要指标作结论。

有时主要指标不是由单一的一个指标组成，而是由多个指标组合构成，称为复合指标（composite variable），患者出现复合指标中的任何一个指标即表示发生了事件。采用复合指标增加了事件的发生率，可减少样本量，易于达到统计检验效能。但组成复合指标的多个指标对患者应具有相似或相同的临床意义，否则复合指标就不合理。如 CAMELOT 研究评价降压药物对血压正常的冠心病患者心血管事件的影响时，其主要指标心血管事件即为复合指标，包括心血管死亡、非致死性心肌梗死、心脏骤停复苏术、冠状动脉血管重建、因心绞痛入院、因充血性心力衰竭入院、致死性或非致死性脑卒中、短暂脑缺血发作以及新诊断的周围血管疾病。

二、根据数据类型分类

根据数据类型对效应指标进行分类十分重要，因为不同类型数据所提供的信息量不同，影响统计检验效能、样本量的需求、数据的分布类型和统计分析方法的选择。通常将临床研究中的数据划分为两大类：数值变量（numeric variables）和分类变量（categorical variables）。

（一）数值变量

数值变量是指可以定量或准确测量的变量，分为连续型变量（continuous variables）和整数变量（discrete numeric variables），前者为专用仪器的测量结果，并有计量单位，如身高（cm）、体重（kg）等，能提供丰富的信息；后者只能取整数值，如 1 个月中手术患者数、妇女怀孕次数等。

（二）分类变量

分类变量没有数值大小而只有互不相容的类别或属性，为定性观察结果，分为二分类变量（dichotomous variables）和多分类变量（polychotomous variables），后者又可分为无序分类变量（nominal variables）和有序分类变量（ordinal variables）。二分类变量只有两种相互对立的属性，如"阳性"或"阴性""男性"或"女性""正常"或"异常"等；多分类变量有两种以上互不包含的属性，如受试者的血型有"A，B，AB 和 O 型"四种分类，为无序分类变量，而疾病的严重程度"轻、中、重"三种分类存在次序，为有序分类变量或称为等级变量。

（三）数据类型的选择

统计分析方法的选择与变量类型密切相关，数值变量根据一定的界值可以转换为分类变量。若同一效应指标既可用数值变量，也可用分类变量表示时，选择的原则是数值变量优于分类变量，因为数值变量提供更多信息、可提高统计效能和减少样本量。例如，评估某降压药的疗效，以 mmHg 测量血压具体数值，可了解每个研究对象的血压变化程度，而以高血压与正常血压表示则限制了其评估。另外，数值变量适合于分析某些复杂的关系，如研究维生素 D 与各种肿瘤关系，测量维生素 D 的具体数值后分析发现，维生素 D 与肿瘤呈"U 形"关系，过高或过低的维生素 D 均会增加死亡风险。

三、根据结局类型分类

临床研究问题不同，涉及的研究因素及其产生的效应也不同，如病因 / 危险因素研究中，关注的是致病因素或危险因素的致病效应或对疾病发生风险的影响；诊断性研究中，关注的是待评估的诊断技术诊断疾病的准确性，漏诊或误诊情况；治疗性研究中，关注的是干预措施的疗效、安全性和经济性；预后研究中，关注的是疾病发生、发展为各种结局的可能性及预后因素对结局影响。在各种研究因素中，干预措施的效应最为复杂，因此，此部分是专门针对干预措施效应的分类。

干预措施作用于人体所产生的效应是多层次、多方位的，涉及人体生理、心理、社会功能以及周围资源环境等多个方面，必须有效、安全。同时，干预措施不仅直接影响患者，还可能影响患者家庭、周边人员和社会。因此，评估干预措施效应时需要从三个层次考虑：一是患者本身，指干预措施直接对患者症状、体征、各种实验室或影像指标、心理、社会功能和并发症等的影响；二是患者家庭或陪护人员，指患者患病后需要家庭照顾或他人陪护，影响家庭的正常生活，如精神分裂症、老年痴呆患者等；三是社会，疾病会影响社会和社会经济，而干预措施的实施会消耗多种社会资源，如何合理、高效利用有限的卫生资源也是评估时需要考虑的。据此，评估干预措施效应的指标应分为三类：有效性、安全性和经济学指标。

（一）有效性指标

有效性指标根据其临床意义可分为终点指标、中间指标（替代指标）、症状和体征指标以及生存质量。

1. 终点指标　也称为硬指标或以患者为中心的指标，是指对患者影响最大、患者最为关心、与患者切身利益最相关的事件，如生存或死亡、功能、残障水平、生存质量、患者满意度和一些重要临床事件如卒中、非致死性心肌梗死等，与临床决策密切相关。终点指标通常用率表示，如死亡率、残疾率、复发率、心血管事件发生率等，多数需要在大样本、长随访的研究中方可观察到。

2. 中间指标　也称为替代指标或以疾病为中心的指标，主要是一些实验室检测、影像学征象和体征变化等较易测量的指标，如肝功能、肾功能、血糖、血脂等生化指标和肿瘤体积的缩小,通常在临床研究中因人力、物力、财力和技术力量等条件不允许测量终点指标时可考虑采用中间指标,但中间指标的选择需要有充足的证据证明其与终点指标的一致性,若选择不当可能错误评估干预措施对终点结局的影响。例如,为抑制心肌梗死患者发生室性心律失常而应用Ⅰ类抗心律失常药恩卡尼和氟卡尼,结果患者频发、复杂室性期前收缩或非持续性室性心动过速的发作确实减少了,却明显增加患者猝死和死亡的风险。

3. 症状和体征　患者的主观症状如疼痛的性质和程度,医生在诊疗过程中发现的体征如心脏杂音、下肢水肿、肝脏肿大等也可用于评估干预措施的效应,这些指标也称为软指标,不同观察者间的结果常不一致、易受主观因素干扰、可靠性较差、有些也难以量化。有些症状和体征可采用半定量方法进行量化,如疼痛采用视觉模拟标尺(visual analogue scale,VAS)进行测量。

4. 生存质量　随着疾病谱的改变,威胁人类健康的疾病主要不是传染病,而是与生活习惯和生活方式密切相关的慢性疾病。虽然药物或手术可以使慢性疾病得以控制,延长了患者的寿命,但疾病却使患者的生活受限、影响患者的身心健康、自身价值的实现和对社会的作用,而患者自身体验到的这些不良影响用传统的效应指标是难以评估的,需要一个综合评价指标,即与健康相关生存质量(health-related quality of life,HRQOL)。生存质量通常用经过严格验证的量表进行评估,分为针对一般人群健康状况的普适性生存量表和针对特种疾病患者的特异性量表如肺癌 QLQ-LC13。国内目前采用的量表包括引用国外现成的量表和自行设计的量表,均应经过严格的量表信度、效度验证,并针对研究课题的目的和研究对象合理选择。

(二)安全性指标

干预措施作用于人体不仅会产生有益的疗效,也可能对患者造成不适甚至伤害。临床上主要通过观察、记录或及时报告不良反应、不良事件(包括严重不良事件)和副作用,评估治疗的安全性。干预措施实施过程中清楚告知研究对象潜在的风险,有助于及时发现发生的所有不良反应,获得有关不良事件的信息。

(三)经济学指标

随着人口增长、年龄老化、新技术和新药物的应用、人类健康需求层次的提高,使医疗费用以高于国民生产总值的速度增长,国家卫生总费用已超过了社会经济的承受能力;而高新技术、高档设备、高价药品的层出不穷,更加剧了有限卫生资源与无限增长的卫生需求之间这一全球性的矛盾。当临床用药、诊疗方案、医疗器械等面临诸多选择时,不仅要考虑疗效和安全性,还应考虑费用,选择成本 - 效果好的干预措施,合理、高效使用有限卫生资源。对干预措施进行经济学评价的常用方法包括 3 种:成本 - 效果分析(cost-effectiveness analysis,CEA)、成本 - 效用分析(cost-utility analysis,CUA)和成本 - 效益分析(cost-benefit analysis,CBA)。CEA 是将成本和效果结合在一起考虑,表示方法为每一效果单位所耗费的成本(成本 - 效果比),或每一个增加的效果所需要耗费的增量成本(增量比),用于比较同一种疾病的不同干预措施的投入和产出比,是完整经济学评价中最常用的、确定最有效使用有限卫生资源的一种分析方法。CUA 是 CEA 的一种特殊形式,用于比较不同病种的治疗方案的投入和产出比,如肾移植治疗慢性肾功能衰竭与抗高血压预防卒中的项目,因病程不同,结局指标也不同,不能使用 CEA 比较两者的经济效果。如果将不同结局转化换为相同的效果单位如质量调整生命年(quality adjusted year,QALY),则可进行比较,称为成本 -

效用分析,用来确定投入哪些病种可以获得最大的整体健康回报。CBA 将医疗服务的成本和效果都用货币单位来表示,用相同的单位来分析所花的成本是否值得,常用效益 - 成本比或净效益来表示。

经济学评价十分重要,但在我国发表的临床研究中却极少涉及经济学指标,今后研究中应加强不同干预措施、诊断技术等的经济学评估,帮助临床医生、患者和决策者合理选择质优、价廉的诊治措施。

第三节　常见临床研究中效应指标的选择和应用

一、效应指标意义的表述方式

临床研究的效应可从两个方面进行表达:统计学意义和临床意义,两者含义不同。有统计学意义并不等于有临床意义(表 18-1),如 A 药比 B 药多降低收缩压 2mmHg,$P<0.05$,虽然两药降低血压的差异有统计学意义,但没有临床意义,因为从专业上我们不认为 A 药降压效果比 B 药好。反之,若 A 药比 B 药多降低收缩压 10mmHg,$P>0.05$,从专业上我们认为 A 药降压效果比 B 药好,但却未达到统计学意义,这种情况可能与样本量不够有关,检验效能太低,不能检验出两组本身存在的差异。因此,在比较不同研究组间差异的假设检验中,P 值大小所能回答的问题是研究组间是否存在差异或者说差异是否源于抽样误差,经检验若 $P<0.05$(设检验水平 α 为 0.05),认为差异由于抽样误差所致的可能性不大,即组间差异有统计学意义,从而为得出组间存在差异的结论提供了统计学证据。显然,假设检验根本就不涉及差异的程度;也不涉及差异本身的显不显著;更不涉及效应的差异程度"A 药疗效显著高于 B 药"等专业性问题。

表 18-1　统计学意义与临床意义的关系

临床意义	统计学意义	结论
+	+	①样本量足够时,真实;②小样本时要考虑机遇的影响
+	−	计算 β 错误水平,若过大,应扩大样本再试
−	+	无论样本量大小,均无应用价值
−	−	样本量足够时,否定其应用价值

采用何指标表达临床研究的效应取决于临床研究问题类型和研究数据的类型。而临床研究中主要从数据类型和临床意义阐述效应指标的表达方式。

二、病因 / 危险因素与不良反应研究

研究暴露因素 / 干预措施与疾病 / 不良反应的效应关系可采用不同的设计方案,因而衡量因 - 果相关强度的方法也不同。

(一)相对危险度

对于随机对照试验和队列研究,采用相对危险度(relative risk,RR)表示因 - 果相关强度,即暴露 / 干预措施组疾病 / 不良反应的发生率与非暴露 / 非干预措施组疾病 / 不良反应的发生率的比值。以 1963 年 McBridge 采用队列研究观察"孕妇服用沙利度胺与胎儿海豹肢畸形关系"为例,将结果总结于四格表(表 18-2),计算相对危险度。

表 18-2 孕妇服用沙利度胺与胎儿海豹肢畸形关系

	胎儿海豹肢畸形		合计
	+	−	
服用沙利度胺组	10(a)	14(b)	24($a+b$)
未服用沙利度胺组	51(c)	21434(d)	21485($c+d$)
合计	61($a+c$)	21448($b+d$)	21509(N)

服用沙利度胺组胎儿海豹肢畸形的发生率为 $a/(a+b)$=10/24

未服用沙利度胺组胎儿海豹肢畸形的发生率为 $c/(c+d)$=51/21 485

相对危险度为：$RR=[a/(a+b)]/[c/(c+d)]$=176

此结果表示，服用沙利度胺的孕妇，其胎儿发生海豹肢畸形的风险是未服用沙利度胺孕妇的 176 倍。

（二）比值比

对于回顾性研究如病例－对照研究，由于研究的时相顺序不同于前瞻性研究，选择的是发生疾病／不良反应者与未发生者作为研究对象，不能计算疾病／不良反应的发生率。因此，采用比值比（odds ratio，OR）间接衡量因-果相关强度，即病例组暴露史比值与对照组暴露史比值的比。以"饮用咖啡与尿失禁的关系"为例模拟一病例-对照研究（表 18-3），结果总结如下：

表 18-3 饮用咖啡与尿失禁关系模拟病例-对照研究

	尿失禁患者	无尿失禁者	总计
有饮用咖啡史	90(a)	45(b)	135
无饮用咖啡史	10(c)	55(d)	65
合计	100	100	200

病例组暴露史的比值 = a/c=90/10

对照组暴露史的比值 =b/d=45/55

比值比 $OR=(a/c)/(b/d)=ad/bc=(90×55)/(45×10)$=11

此结果表示，尿失禁组饮用咖啡的机会是无尿失禁组的 11 倍。

RR 或 OR 值愈高，则暴露因素／干预措施与疾病／不良反应相关强度愈强。由于高质量的随机对照试验受偏倚影响较队列研究和病例-对照研究小，在判断相关强度的大小时，对 RR 值和 OR 值的要求不同。一般来说，要求 $RR>3$，$OR>4$ 更具说服力。

（三）需要暴露的人数

需要暴露的人数（number needed to harm，NNH）是指多少人暴露于危险因素／干预措施，就可能比非暴露／非干预组多发生 1 例疾病／不良反应。NNH 是一种更直观、更易被临床医生理解的表示因-果相关强度的指标。要了解 NNH 的计算方法，需要先介绍绝对危险度增加率（absolute risk increase，ARI）和相对危险度增加率（relative risk increase，RRI）。

ARI 是指暴露组与未暴露组疾病／不良反应发生率的差值，表示暴露因素导致疾病／不良反应增加的绝对水平，此值越大，说明暴露因素的作用越强。

ARI= 暴露组发生率 − 未暴露组发生率

RRI 是指暴露组与未暴露组疾病 / 不良反应发生率的差值，与暴露组疾病 / 不良反应发生率的比值，表示暴露因素导致疾病 / 不良反应增加的相对水平，此值越大，说明暴露因素的作用越强。

RRI＝（暴露组发生率－未暴露组发生率）/ 暴露组发生率

NNH 为绝对危险度增加率的倒数，即 *NNH*＝1/*ARI*。

以"孕妇服用沙利度胺与胎儿海豹肢畸形关系"的队列研究为例：

NNH＝1/（10/24－51/21485）≈ 2.4，即每 3 位孕妇服用沙利度胺，就比未服用沙利度胺组孕妇多 1 名胎儿出现海豹肢畸形。

随机对照试验和队列研究可直接根据上述公式计算 *NNH*，但病例 - 对照研究的计算较复杂，方法如下：

如果 *OR*<1，*NNH*＝[1－*PEER*（1－*OR*）] / *PEER*（1－*PEER*）（1－*OR*）

如果 *OR*>1，*NNH*＝[1＋*PEER*（*OR*－1）] / *PEER*（1－*PEER*）（*OR*－1）

公式中的 *PEER*（patient expected event rate，患者预期事件发生率）或称 *CER*（control event rate）是指非暴露组疾病 / 不良反应的发生率，在相同 *OR* 的情况下，不同的 *PEER* 可使 *NNH* 产生很大的波动，*PEER* 越小，*NNH* 值越大。例如，如果 *OR*＝0.9，当 *PEER*＝0.005 时，*NNH*＝2000，而 *PEER*＝0.40 时，*NNH*＝40。

三、诊断性研究

研究和评价诊断性试验是为了明确其是否具有准确鉴别患者有无某种疾病的能力，即诊断性试验的准确性。方法是将金标准划分的病例组和对照组，以及由诊断性试验测试所有研究对象获得的阳性、阴性结果列成四格表（表 18-4），计算敏感度、特异度、预测值、似然比等指标，分析诊断试验的诊断能力（详见相关章节）。

表 18-4　评价诊断性试验的四格表

		金标准（标准诊断）		合计
		有病	无病	
诊断性试验	＋	真阳性 *a*	*b* 假阳性	*a*＋*b*
	－	假阴性 *c*	*d* 真阴性	*c*＋*d*
	合计	*a*＋*c*	*b*＋*d*	*N*

四、防治性研究

在防治性研究中，通常采用的研究设计方案为随机对照试验，可用 3 种效应指标表述干预措施的疗效大小。下面以 Colhoun 等的 CARDS 试验为例（表 18-5）。该试验评估阿托伐他汀预防 2 型糖尿病患者心血管事件的疗效和安全性，2838 例 2 型糖尿病患者随机分配入阿托伐他汀组（1428）和安慰剂组（1410），随访 4 年后，阿托伐他汀组 51 例（3.6%）患者发生缺血性心脏病，称为试验组事件发生率（experimental event rate，*EER*）；安慰剂组有 77 例（5.5%）患者发生缺血性心脏病，称为对照组事件发生率（control event rate，*CER*），两组差异有统计学意义，但如何采用疗效指标表述其临床意义呢？

表 18-5 阿托伐他汀预防 2 型糖尿病患者心血管事件研究结果（CARDS）

试验分组	有缺血性心脏病（例）	无缺血性心脏病（例）	合计	事件发生率
阿托伐他汀	51（a）	1377（b）	1428	3.6%
安慰剂	77（c）	1333（d）	1410	5.5%

（1）试验组事件发生率（EER）=$a/(a+b)$=51/1428=3.6%

（2）对照组事件发生率（CER）=$c/(c+d)$=77/1410=5.5%

（3）绝对危险度降低率（absolute risk reduction，ARR）=CER−EER=1.9%

ARR（也称危险度差值，risk difference）为对照组事件发生率与试验组事件发生率的绝对差值，即 ARR=|CER−EER|，用 % 表示，值越大，疗效越大，也称为绝对效益增加率（absolute benefit increase，ABI）。在 CARDS 试验中，ARR 为 1.9%，表示与安慰剂组比较，阿托伐他汀可将 2 型糖尿病患者的缺血性心脏病发生率降低 1.9%。

（4）相对危险度降低率（relative risk reduction，RRR）=（CER−EER）/CER=35%

RRR 为对照组与试验组事件发生率的绝对差值，与对照组事件发生率的比值，即 RRR=|CER−EER|/CER，表示某事件发生率下降的相对水平。在 CARDS 试验中，阿托伐他汀治疗 2 型糖尿病将缺血性心脏病的发生风险降低了 35%，也称为相对效益增加率（relative benefit increase，RBI）。如果试验组增加不良事件的发生率，可采用同样公式计算出相对危险度增加率（relative risk increase，RRI）。

（5）需要治疗的人数（number needed to teat，NNT）=1/ARR=53

NNT 为绝对危险度降低率的倒数，表示与对照组相比，需要采用试验组措施治疗多少例同类患者，才能多预防 1 例事件的发生，NNT 越小，疗效越显著。在 CARDS 试验中，NNT 为 53，表示每采用阿托伐他汀治疗 2 型糖尿病 53 例，即可比安慰剂组多预防 1 例患者发生缺血性心脏病。

在应用 NNT 表述治疗措施的疗效时，需要注意随访时间与 NNT 的关系。不同随访时间，NNT 可能不同，特别是应用 NNT 比较不同治疗措施或相同治疗措施治疗不同类型患者的疗效大小时，如果随访时间不同，必须进行调整后方能比较（调整的前提是假定治疗措施在整个治疗过程中疗效保持恒定）。例如，采用某降压药治疗有靶器官损害的严重高血压病患者 1.5 年，每治疗 8 例患者可比对照组多减少 1 例心脑血管并发症的发生（NNT1=8），而治疗没有靶器官损害的轻度高血压病患者 5.5 年，需要治疗 128 例患者才可比对照组多减少 1 例心脑血管并发症的发生（NNT2=128）。如果要比较该降压药治疗哪一种类型的高血压病患者更有效，因随访时间不同，不能直接比较 NNT，需要进行调整。我们将轻度高血压病患者 5.5 年随访的 NNT 调整为 1.5 的 NNT，方法如下：

$NNT2_{(1.5 年)}$=$NNT2_{(5.5 年)}$×（轻度高血压病患者随访时间 / 重度高血压病患者随访时间）
=128×（5.5/1.5）=470

显然，该降压药治疗严重高血压病患者的疗效明显优于治疗轻度高血压病患者，产生这种差异的原因是两类患者发生心脑血管并发症的风险（基础危险度）不同，前者高于后者。

为进一步明确上述指标在循证医学实践中的应用，现在 CARDS 试验基础上虚拟一试验结果并与之进行比较（表 18-6）。

表 18-6　阿托伐他汀预防 2 型糖尿病患者心血管事件的疗效和安全

	缺血性心脏病发生率		绝对危险度降低率（ARR）	相对危险度降低率（RRR）	需要治疗的人数（NNT）
	安慰剂组（CER）	阿托伐他汀组（EER）			
CARDS 试验结果	5.5%	3.6%	1.9%	35%	53
虚拟试验结果	0.00055%	0.00036%	0.00019%	35%	526316

相对危险度降低率是文献资料中最常报告的疗效指标，但 RRR 表示的是相对水平的改变，不能反映未治疗情况下的危险度，即基础危险度水平，难以区分疗效的大小。以表 18-6 中的模拟试验为例，当试验组和对照组的事件发生率非常低时，ARR 明显降低，而 RRR 仍然保持不变。若文献报道经过阿托伐他汀治疗，缺血性心脏病发生率降低了 35%，似乎阿托伐他汀预防缺血性心脏病发生的效果非常显著，但读者一定要明确文献报道的是绝对降低率还是相对降低率。若报道的是 RRR，一定要计算 ARR，ARR 才能正确反映治疗的净效应，克服 RRR 的缺点。否则，有可能被误导。

五、预后研究

预后研究是研究疾病发生后将来发展为各种结局（痊愈、复发、恶化、伤残、并发症、死亡）的概率及其影响因素。常用的评价疾病预后的指标有：病死率、治愈率、缓解率、复发率、致残率、生存率等，详见本书第十一章。

随着疾病谱变化，肿瘤、心脑血管病等慢性疾病均位居前列，对这些疾病的预后观察需作长期临床随访。若要了解某病患者在任一时点发生某种结局的可能性大小，临床常用的疗效指标如治愈率、有效率和病死率等难以反映相关信息。而生存分析是将研究对象的随访结果和随访时间结合在一起的统计分析方法，能充分利用所得到的信息，可以更加准确地评价和比较随访资料，是疾病预后的主要评定方法。

临床研究中，合理、恰当选择效应指标至关重要。然而，目前临床研究中普遍存在随意选择临床研究效应指标，且同一指标的定义、测量方法和判断标准在不同研究中也有差别，导致同类研究之间无法进行比较，大大降低了临床研究的应用价值。早在 20 世纪 70 年代，某些疾病领域已认识到临床研究中指标选择存在的问题，并建立了临床研究的标准化结局指标称为核心指标集（core outcome set，COS），如肿瘤、风湿病、创伤和疼痛等领域，同时国际临床研究领域的方法学专家们提出了有效性试验核心结局测量指标（Core Outcome Measures in Effectiveness Trials，COMET）行动，期望通过构建 COS 来规范临床研究结局指标的选择、测量与报告，提高临床研究结果的标准化、实用性、可比性和透明度，这对提高临床研究质量，同时生产高质量系统评价、临床指南具有重要意义。

（李　静）

第十九章

防止偏倚因素对临床研究的干扰

例子：某一城市有常住人口 1000 万，他（她）们分居于市内与郊区，市辖区有 5 个，下设街道办事处 120 个。该市拟调查高血压病的患病率，以期为人群防治提供依据。参考有关城市的高血压病的成人患病率（限于 20～60 岁）为 15.8% 左右；该市的成年高血压患病率究竟有多高，尚不得而知。有人提出要获得真实的患病率（人群），应该将全部合格者一个不漏地检查，而该 20～60 岁的群体约为 600 万人。事实上没有足够的力量（人力、财力、技术等）完成这一巨大任务。因此，只能从这部分合格人群抽取一定的对象进行调查，希望这个调查的结果能够尽可能真实地反映该市 20～60 岁成年高血压的患病率！这里全市常住人口，我们称之为该市的总人群（total population）；现在要调查的是全市 20～60 岁的人群，是我们设置的调查目标。因此，可称之为目标人群（target population）；因为它的量太大，我们只能从中抽样调查研究。因此，被我们从中抽取出来的一定量的样本则需要进行人人调查的。故对这部分调查的人群称为"抽样人群（sample population）"，也可称之为"研究人群（study population）"：因为他们全部是要调查研究的对象。（图 19-1）

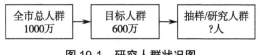

图 19-1　研究人群状况图

根据调查研究要求，高血压的诊断标准定为：BP≥140/90mmHg；并设计了系列调查表供调查之用。

Q_1 现在的问题是：你如何抽样调查？从哪里去调查？要调查多少人，其结果才可反映目标人群的真实情况（患病率）？由什么人来调查？用什么工具（如血压计等）来调查？调查中可能有哪些因素干扰？调查的结果可靠程度有多大？可信度又如何？结果的整理和统计分析能否准确？总结报告是否反映调查的真实情况……，都需要有明确的答案。

在全市组织与实施这项调查任务时，竟出现了以下几种情况（模拟）：

A 单位：根据负责调查的 3 万名对象，就其附近的单位调查了 10 个，完成任务后，其 3 万合格对象中有高血压患者 2800/30 000，患病率为 9.3%。

B 单位：自行挑选学校、研究机构、集中居住大型居民区共调查了 4 万名合格对象，发现高血压患者 8000/40 000，患病率 20%。

C单位：将全市120个社区，按20%比例随机抽样了24社区分布全市城乡的合格居民10万人，检出高血压患者14 800/100 000，患病率=14.8%。

以上三个单位调查结果分别为9.3%、20%和14.8%。

Q_2您认为上述哪个单位调查结果可信？为什么？

Q_3上述三个单位的调查人员，经考核的合格率：

A单位：调查人员10名中有1人"色盲"；2人操作仪器不正规，合格率70%；

B单位：调查人员10名中，眼"白内障"1人；高度近视1人。合格率80%；

C单位：10名调查人员，技术考核均合格，合格率100%。

上述三个单位调查人员测试血压可信度如何？为什么？

Q_4上述三单位所用血压计合格率：

A单位：10台，合格者6台，合格率60%；

B单位：10台，合格者8台，合格率80%；

C单位：10台，全部合格，合格率100%。

上述三单位哪个单位测试结果可靠？为什么？

Q_5上述三单位调查对象血压复测率及可重复性如何？

A单位：复测率65%；可重复率70%；

B单位：复测率80%；可重复率78%；

C单位：复测率90%；可重复率95%；

上述三单位哪个结果可信度高？为什么？

Q_6检查调查资料合格率：

A：78%

B：82%

C：96%

哪个资料合格率高？

Q_7各单位调查对象漏调率：

A：18%

B：15%

C：19%

漏掉率合格吗？影响结果真实性吗？

从上述7个方面的结果分析：三个单位的调查结果A、B单位差，他们是哪些偏倚因素影响的呢？C单位质量好，但是不是没有问题？能反映目标人群的真实性（患病率）吗？读者可带着有关问题，参阅本章内容，并作循证评估该研究的真实性。

我们做临床医学研究，无论是试验性的还是观察性的；无论是前瞻性的还是回顾性或横断面的，都期望能取得真实可靠的结果，然而在研究的整个过程中，无不受除研究因素之外的各类可能产生的偏倚（bias）因素的影响。如不认识以及采取相应的防止措施，则可导致研究的结果远离真值（truth），从而得出错误的结果和结论。因此，如何在不同性质的临床研究中认识可能发生的偏倚并采用相关防止措施是至关重要的。

通常在临床研究中有可能发生的偏倚因素有哪些呢？一般大致归纳为四类：选择偏倚、测量/观察偏倚、混杂因素以及机遇因素等。

第一节　偏倚及其防止措施

干扰临床医学研究真实性的偏倚（bias）在研究全过程中所遇的机会是颇多的。按 Dr. Sackett 阐述多达数十种，颇为复杂。多数学者则进行了归类即：选择偏倚（selection bias）、测量偏倚（measurement bias）、混杂偏倚（confounding bias）以及有关研究对象的机遇（chance）等（图 19-2）。

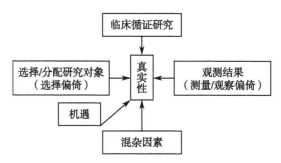

图 19-2　影响研究真实性的偏倚因素

一、选择偏倚

临床研究可以采用连续病例纳入或随机抽样方式，从研究的目标群体中，抽取一定的样本量，作为仔细研究或观察的对象，以期将研究的结果颇为真实地反映或代表目标人群的情况。因此，如何从目标群体中抽取或选择被研究的对象，面临着选择研究对象的方法是否正确的问题。如果研究设计合理，抽样的方法正确，并且严格实施，那么研究结果就可能趋于真值；反之，如果任意选择或任意分配研究对象，那么就不可避免地出现选择（对象）偏倚，从而导致研究失真。

（一）调查研究中的选择偏倚

如前述高血压患者群调查执行单位：A 与 B，他们调查的目的是要了解该市成年高血压的患病率，为人群防治提供最佳证据（best evidence）。然而，他们调查的对象却是自主地随意选择了就近单位或人群集中并方便调查的单位，显然其调查的结果会偏离该市成年高血压病患患病率的真值，此乃选择偏倚所致，而被调查的成员组成，也难以反映目标人群的真值，这种偏倚又称之为组成成员偏倚（membership bias）。

（二）诊断性研究中的选择偏倚

在临床新的诊断性研究中，选择偏倚往往出在选择研究对象的时候，研究者往往会将疑似目标研究的对象纳入"有病组"，把正常人或无类似表征的患者分到"无病组"，于是新诊断试验会得到十分"理想"的结果，这种人为的选择性分组偏倚，称之为归类错误偏倚（miss classification bias）。

（三）治疗性研究中的选择偏倚

在治疗性研究时，研究者往往期望某一新药物疗效有着"理想"的效果，如非严格的随机对照试验，则可能选择轻型或单纯性患者作为研究对象，而且在分组时，可能将易治疗且病情较轻的分到"试验组"；较难治或颇重者分到"对照组"，试验结果必获新药疗效"优于"

对照组的结果。对此，应特别注意组间在试验之前重要的基线特征是否均衡可比，以及结果是否分层分析。

（四）病因/预后的前瞻性队列研究

在病因或预后研究的队列研究中，要注意选择偏倚，可能发生将隐性或临床早期的对象分到目标疾病观察队列；而将正常非危险对象进入对照队列，从而使研究结果获得人为的"差异性"结论。

至于回顾性的病例-对照试验，对探讨病因或某种预后因素则颇为常用。鉴于病例组与对照组的对象选择更易发现人为选择偏倚，因为源于医院病案资料，从中选择皆难免主观的选择行为，病历、多种检查的记录均为史实，其或全或缺，或正确或错误，本身也难免多种偏倚干扰，很难验证，因而其研究结果受多种偏倚影响，论证强度或真实度不会理想，仅供参考。（有关病例-对照研究的多种可能偏倚可参考《临床流行病学》教材或专著）。

（五）防止选择偏倚的措施

对于临床医学研究中防止选择偏倚的唯一有效措施，是采用随机抽样和随机分组的方法，使目标人群中的对象都有同等的机会被纳入试验或被观察，而被纳入研究的对象都有同等的机会被随机分配到有关的试验或对照组，以有效地避免人为的选择性偏倚。对此，只有在研究课题设计时，能予明确地界定。

此外，在资料统计分析阶段，进行有关临床特点的分层分析，排除选择偏倚的干扰也是重要措施之一。

二、测量偏倚

测量偏倚指的是人们在观测事物的特征或应用各种测试工具测试某种物体的度量衡结果与其真实情况之间差异。在临床研究中，可能发生的几率和范围十分得广泛，可能发生在设计对研究对象的观察或有关诊治测试项目和试验指标的任一环节，因而如不警觉或认识，则对整个研究的成败影响极大。

（一）对研究对象的临床整体观测

临床研究对象绝大多数像患者，因此，对患者的临床病史的采集，重要的阳性与阴性的体征检查及记录是否完整正确，有无测量偏倚，或来自患者提供的信息失真（信息偏倚，information bias）。这类资料与信息是临床循证医学实践的基础，应高度防止偏倚。

（二）实验室检查项目

研究课题设计的实验室测试的项目：如病理、生化、体液免疫学等指标，所用仪器是否规范、试剂是否标准与标化、重复性程度以及试验环境（如温度、湿度、光线等）是否合适。否则，由于仪器、试剂或环境因素的影响，即使测试方法规范也可使测试的结果偏离真实值固定单向或大或小，或高或低，这类误差称之为因测试不当所致的系统性偏倚（systematic bias）。

（三）影像学项目

临床研究中设置的影像学项目，如X线片、CT、MRI以及超声影像等检查资料的采集是否规范，应据实报告，应注意是否存在诱导性偏倚，即影像学诊断受临床医生（研究者）提供临床信息的诱导而造成误诊偏倚（diagnostic suspicion bias）。

（四）研究者观测偏倚

研究者观测偏倚（observation bias）往往表现在对测试结果有意地导向一方，如对测试的"临界值"于试验组判断为"正常",对照组判断为"异常",则认为造成"差异",这种现象也可因观测者生理情况(如色盲、弱视等)而造成观测偏倚。

（五）源于患者（被研究者）的偏倚

有的病史或某种（事件）因素，研究者需要患者提供的，可是由于记忆的缘故，提供不全或不准确而致研究受影响者，此乃所谓回忆性偏倚（recall bias）；或者患者因故而不予回答，此乃不应答偏倚（non-response bias）；或者干脆失访，则为失访偏倚（loss-to follow-up bias）；后两者当属患者的不依从性（non-compliance）。这类偏倚应尽可能缩小，以充分改善患者的依从性。

（六）混乱偏倚

混乱偏倚（noise bias）即研究者或观察者在研究工作中测试指标，记录事件往往杂乱无章；或实验室测试项目无序，造成对研究失真的现象（结局）。

（七）研究资料的整理分析

对研究资料的整理或分析，务必力求完善和科学，严防任意取舍，必须实事求是，一丝不苟，对矛盾的现象，应予反复核查与校正，以防出现分析偏倚（analysis bias）或解释偏倚（interpretation bias）。

（八）发表偏倚

临床研究可能是阳性有效的结果，也可能是阴性的无效结果，无论如何，绝不能"报喜不报忧"；或者报了真实的无效研究结果，而杂志社又不予发表，这些均属发表偏倚（publication bias），造成研究结果失真。

（九）防止测量偏倚的措施

对于测量偏倚的防止措施，重在研究设计的科学性，严格执行盲法，研究者不知何种干预，对照组的对象仅作如实的观察与测试；实验室等检查的标本，不知源于何种患者；总结分析者只看资料而不知患者的组别等；对于试验测试仪器与试剂必须标化，并严格观测，力争重复性合格；影像学资料力争作重复性 Kappa 检验，保证诊断的高度一致性。

此外，训练合格的研究观察与实验人员，提高业务技术和科学素质与能力，具备高度的责任心和一丝不苟的科学精神，这些是消除测量偏倚的至关重要的核心措施。

对被研究的对象—患者，务必增强对他（她）们的爱心和责任心，努力的改善他（她）们的依从性，帮助他（她）树立为科学奉献的精神，使其能提供可信度高的信息资料。

第二节 混杂及其防止措施

在临床研究中，特别是对病因／危险因素以及治疗性研究时，往往受到混杂偏倚（confounding bias）的影响，倘若研究者认识和处理不当，可使研究结果的真实性大受影响。

一、混杂

什么是研究工作中的混杂（confounding）呢？根据《国际流行病学辞典》的经典意义，指在因果效应的研究中，有着一种现象，即共存一体的两（多）个因素所产生的总体效应，彼此的作用并不可分；当研究某一因素的因果效应时，与其共存的另一因素也可以影响其效应的结果；它们所产生的总体效应（结果），也很难评价任一因素的逻辑性贡献；因此，在研究中如对某单一因素的因果效应探讨时，其共存的另一因素也会影响研究的结果，从而导致研究结果的真实性受到影响或失真,这种现象就叫做研究工作中的混杂。

混杂因素(confounder)指的是当研究某一因素(研究因素)的效应时,与其共存的另一因素,也可以产生相同的效应,那么,后者就是前者(研究因素)的混杂因素,如果在研究中存在,并且受其影响,这个混杂因素就是混杂偏倚(confounding bias),也就会造成研究结果的失真。混杂偏倚对研究结果的影响,可以产生正负两种效应:

(一)混杂偏倚的正效应

即由于混杂偏倚的影响夸大了研究因素的单一因素效应。人们常引用的例子:研究饮酒者致冠心病的发病率并较之非饮酒者显著增高;然进一步分析,嗜酒者多吸烟,而吸烟同样是冠心病的危险因素,有着共同的效应,因此,吸烟乃是饮酒者对冠心病因果效应的混杂因素;饮酒者因嗜烟致冠心病的因果效应因而也被夸大了。

又如:治疗组(新药)比对照组的疗效十分显著,可后来在资料分析中发现治疗组的研究对象爱运动者显著得多,且超体重者少,因而运动及体重低乃为治疗试验中的混杂偏倚,因为其可在糖尿病患者的治疗中产生一定的降糖效应,因而导致试验组疗效的提高,这种现象乃是混杂偏倚的正效应,夸大试验组疗效的结果。

(二)混杂偏倚的负效应

由于混杂因素的干扰,致使真实的因果效应被减小(低)或被掩盖导致了研究结果的失真。

例如:一个病例-对照研究方法观察口服避孕药(OC)与发生心肌梗死(MI)的关系。首先计算比值比(cOR 又可写为 $c\hat{O}R$,在 O 字上所加的"^"符号表明系抽样资料,如为人群资料则不加"^"),所收集的资料来自心肌梗死(MI)234 人,无心肌梗死的对照组为 1786 人,两组合计 2020 人,列四格表如表 19-1 所示:

表 19-1　口服避孕药与心肌梗死的关系

OC	MI组	对照组	合计
+	29	131	160
−	205	1655	1860
合计	234	1786	2020

$$c\hat{O}R = \frac{29 \times 1655}{131 \times 205} = 1.79$$

由表 19-2 可见,各年龄组内,服 OC 发生 MI 的危险性均大于分层前的(即 cOR)值 1.79。如果未按年龄组分层分析,可掩盖 OC 与 MI 的真实联系。这就是年龄为混杂因素在总体效应的负效应。

表 19-2　口服避孕药与心肌梗死关系的分层分析

年龄组(岁)	近期服 OC	MI组	对照组	按年龄分层后的 aOR
25~29	+	4	62	7.2
	−	2	224	
30~34	+	8	33	7.9
	−	12	390	
35~39	+	5	22	4.3
	−	20	378	

续表

年龄组（岁）	近期服 OC	MI组	对照组	按年龄分层后的 aOR
41～44	+	6	9	3.4
	−	70	362	
45～49	+	6	5	3.6
	−	101	301	

二、防止混杂偏倚的措施

（一）在研究课题的设计阶段

对纳入研究的对象，宜严格纳入与排除标准，尽可能排除已知的混杂因素；凡涉及人口与环境因素者，宜将实验与对照进行配对，例如年龄、性别的对等；为消除未知混杂因素的影响，则对纳入的研究对象施行随机分组或进一步作有关因素分层后随机分组，以力求两组在"未知混杂"因素方面，两组相对平衡的消除其影响。

（二）在研究资料整理统计分析阶段

在研究中可能存在的混杂因素的干扰，于统计分析阶段无论在发现混杂偏倚或在消除其干扰的影响方面，均有非常重要的地位。

第一，对整体资料的分析，如涉及混杂因素的存在或干扰，可将整体的结果，按涉及的有关混杂因素进行分层分析。如总体结果有异于分层的结果，且有显著差异者则证明混杂偏倚的存在。但不宜做过多的分层分析。

第二，对统计学分层资料，可进一步作校正分析法（adjusted analysis）、加权平均法（weighted average）使之标准化，再求校正后的相对危险度或比值比。

第三，在多种因素存在且影响较为复杂者，则采用有关多因素统计分析法，对可能存在的混杂效应作必要的统计分析，求其真值。

总之，在用统计学方法分析混杂影响时，必须参阅相应的统计学专著并要与统计学家合作，防止统计分析应用的差错，而导致错误或不当的结论。

第三节　机遇及其控制措施

临床科研的样本来源往往都是从目标人群中抽样。而抽样的样本研究期望能反映目标人群中有关事件（如疾病的发病率、患病率、某种药物的疗效率等）的真实情况。然而即使应用能防止选择偏倚随机抽样的方法抽样，其观察研究的结果也难免与目标群体中的真实状况出现大小不同的差异，而这种差异是由于在抽样过程中被抽个体的机遇所引起的。因此将这种机遇误差称之为抽样误差（sample error）或亦可称为随机误差（random error），常以百分率表示，但要注意，这种误差的百分率并不意味是某一事件发生的概率（probability）。

一、机遇误差

（一）单项调查机遇误差的影响

在临床研究中，因研究课题的性质不同，其影响的形式不一。例如：高血压病在成年目标人群(3000人)的真实患病率假设是15%,如在不明的情况下,做10次随机抽样各200例(分次或一次)作为观测样本调查,其结果如表19-3所示:从表中的数据分析,如10次是分别不同时点单次调查的话,多时点与真实值的差异是大小不同的,因样本量小,抽样误差值是较显著的;如果总数2000例是十个调查点随机抽样调查的话,因样本较大,故抽样误差值小,接近其真实患病率真值。

表19-3 高血压患病率调查结果

序次	例数	高血压患病率	与真值差异
1	200	21%	+6%
2	200	18%	+3%
3	200	13%	−2%
4	200	10%	−5%
5	200	15%	−
6	200	14%	−1%
7	200	17%	+2%
8	200	11%	−4%
9	200	9%	−6%
10	200	20%	+5%
	2000	14.8%	

(二) 对照试验中机遇因素的影响

在治疗性临床试验中,至少设置一个试验组和一个对照组。同时接受研究与对照相应的干预措施,鉴于研究对象源于抽样的样本,因此必受机遇因素的影响。例如:在评价血清肌酸磷酸激酶(CK)测定对急性心肌梗死的诊断价值。现抽样了260例疑似患者,按照金标准有230例诊断为急性心肌梗死,非急性心肌梗死有30例,同期测定全部疑似患者的血清CK水平。若以CK≥80U作为诊断AMI参考值。可见AMI组(病例组)与对照组(非AMI)抽样的例数分布情况。AMI组中有CK正常者,非AMI组也有部分呈现CK异常的两种互为交叉的情况,可视为受试者的机遇因素影响。其影响程度则分布以假阳性表示称为机遇影响的I型错误(α-error),以及假阴性表示,称为Ⅱ型错误(β-error)。

统计学规则用于临床研究,为保障研究结果的真实性,将α-error限于5%以下的可接受范围(P值表示);β-error限于10%至多不应大于等于20%,否则受机遇影响过大,而损害研究的真实性。就将此值作为样本量估算以及因果效应评价显著性差异的标准(程度)。

二、控制机遇因素影响临床研究真实性的措施

1. 严格应用随机抽样的方式,以抽取合格的研究样本;
2. 尽可能扩大研究样本量,缩小机遇因素的影响;
3. 控制I型错误与Ⅱ型错误水平,使机遇的影响降至可接受的范围。

在临床医学多类课题的研究中,于实施的各个阶段和环节,都存在着多种偏倚因素可能的干扰,从而,会不同程度使得研究结果失真,研究结果失真则一切皆废!因此,识别、防止、处理消除各种偏倚因素对临床医学研究的干扰,保障研究结果的真实性是临床流行病

学和循证医学非常重要的任务。本章仅属一般性抛砖引玉的概述性介绍。如读者在此基础上，拟作临床研究则需结合实际，参阅临床流行病学、流行病学以及医学统计学专著的有关内容，方能作出科学的决策。

（刘金来　王家良）

第二十章

临床研究中医患间的依从与合作

循证医学的临床医疗实践，通常医生为解决患者的疾病难题，都是尽心尽力为取得最佳效果而不懈努力，与患者的关系是平等和友爱的；对患者本人及其家属是尊重的；因而，医患间的关系通常是友好的合作和相互尊重的，因此，医生对患者的有关诊疗措施及其执行，患者的依从性往往是比较好的。

然而，当医生从循证临床实践中发掘的难题升华为临床研究课题时，则涉及研究人员和研究对象，对研究课题设计的干预措施、观测指标的接受、执行、合作与依从了。鉴于依从性好或差，事关研究课题的质量和成败，因此，如何构建循证医学研究中医患合作的依从性则是十分重要的。

第一节　依从性的概念和重要性

一、依从性的概念

依从性（compliance 或 adherence）属于行为科学范畴，是人为规定的对行为量化的一种概念。临床研究的依从性包括两层含义：一是指临床研究在实施过程中按照研究设计方案执行的程度，主要指研究者的依从性；二是指研究对象接受干预措施的依从性，主要指患者的依从性。临床研究患者的依从性是指患者对治疗方案的遵从程度，包括对药物和行为指南的遵从，或者说执行医嘱的程度。

二、依从性的重要性

在临床实践和临床研究中，良好的依从性是决定治疗效果或研究质量的重要因素之一。在临床医师建立正确的诊断和制订合理的治疗方案后，依从性对疗效起着关键作用，两者呈正相关。

临床研究中，研究对象的依从性越好，所得结果的说服力就越强，越具有代表性。在前瞻性队列研究或随机对照临床试验中，一般要求最终总结分析的病例数，最好达到进入试验时总病例的 90% 以上。如果退出、中止试验的不依从者高于 20%，研究结论的可信性将受到严重影响。此外，即使是自始至终坚持者，也应作依从程度的分析，比如有的患者虽然坚持服药，但却自行减少剂量或漏服药物，也会影响疗效。如果一个特殊的治疗通过研究发现无效，首先要检查患者和研究执行者的依从性，如果依从性均很高，才可以判断真正的无效。

在临床医疗和研究的实践中，要求患者 100% 地依从，但实际上常常难以达到。国外研究依从性的多项报道显示依从率一般为 20%～80%，慢性疾病患者需服药 1 年疗程者，仅 50% 左右能坚持完成试验，其中达到理想疗效的约为 65%。例如美国报道高血压患者用药依从率为 43%，我国报道 31.2% 高血压患者依从性较好。所以如何提高临床科研、临床实践中的依从性是一个十分重要的问题。

国内的一些前瞻性研究，常常在结论分析时简单地将失访者剔除而未予原因分析，故其结论的可靠性令人生疑。例如某随机对照研究，原来 A、B 每组各 200 例患者，假设 A 组失访 40 例，失访率达到 20%，治疗有效的患者 120 例，剔除失访者后计算有效率为 75%（120/160），如果失访者均是由于疗效不佳或不良反应而退出，不剔除失访者计算的有效率只有 60%（120/200），所以该研究的结论真实性将受到质疑。

第二节　不依从的原因

一、不依从的原因

可能影响患者依从性的因素有患者的年龄、性别、受教育程度、社会经济状况、个性和疾病特征（如疾病的种类、症状的轻重缓急）、治疗不良反应、医患关系等（表 20-1）。不依从的原因概括如下：

表 20-1　患者依从性差的原因

患者原因
- 年轻
- 男性
- 未婚
- 教育程度低
- 对疾病认识程度低
- 有抑郁等心理问题
- 合并其他疾病

医疗原因
- 疗效不佳
- 出现不良反应
- 治疗措施复杂
- 随访不方便或随访时间过长
- 疾病症状较轻
- 医患关系不佳，交流不畅

社会原因
- 家庭关系不和睦
- 生活、工作不稳定
- 经济状况不良

1. 患者本身的原因　主观原因主要是缺乏医学知识或健康意识不强，对积极治疗的意义认识不足；其次是因症状轻微，缺少要求诊治的迫切性，一般病情越重，依从性越好；再次是有被试验感，担心试验有害健康等。客观原因有新患其他疾病、工作调动或迁居等。

男性、未婚、教育程度低也是依从性低的原因。

2. 医疗方面的原因　①防治措施过于复杂,检查项目过多,随访时间过长;②医患关系不和谐,医生只关心研究结果而缺少服务意识,医患之间不能充分交流,或对患者可能出现的不良反应或后果不能提供明确的保障措施;③药物的不良反应或病情恶化。

3. 社会、家庭及经济的原因　社会稳定、民风古朴、人民安居乐业,无疑有利于保持良好的依从性;家庭的关心与支持对提高患者战胜疾病的信心往往起着关键作用;药物价格昂贵也是依从性差的原因,在市场经济条件下,对被试验者提供免费医疗或承诺意外事件的费用等,也是保障依从性的一些必需条件。

二、不依从的表现

不依从的表现形式多样,有时不易觉察。具体表现有:①患者拒绝参加试验;②部分地接受治疗,如在一个较长时间的疗程中,断续地接受治疗,尤其是当症状暂时缓解时;③在试验的中途退出;④试验中患者自行换组治疗或加服其他药物;⑤过量服药。

第三节　改善依从性的方法

改善和提高依从性要从多方面进行,首先在设计临床研究方案时就要考虑依从性这个问题,从研究对象的选择、干预的复杂程度和干预措施的负担、随访间隔,到研究结局的评价测量,几乎所有的设计因素均可能影响依从性。研究者不仅要认识到这些问题,还应该在不增加偏倚的情况下尽量设计提高依从性的方案。

其次,研究方案的依从性与研究执行者相关,所以制定加强执行者对研究方案的依从性的方案是必要的,比如设计阶段要求执行者一起参加设计,考虑他们的意见;研究开始之前举行培训会,让研究执行者充分、透彻理解设计方案,明确实施的各个环节,意识到研究的重要性;研究实施阶段多次、分阶段召开研究执行者会议,了解研究执行情况,及时纠正实施过程中的偏差。

最后才是设法提高患者的依从性。

改善患者依从性的前提是:①疾病诊断正确;②防治措施有效;③无严重不良反应;④患者自愿参加。在改善依从性前提的指导基础上,针对引起患者不依从的原因,有的放矢地提出相应对策:

1. 加强疾病知识和健康意识的教育　通过集体授课、面对面交流、发放健康手册、多媒体教育等多种方法,让患者和家属树立正确的健康观念,有一定的医学常识,认识到依从性的重要性,认识到提高依从性可以提高治疗效果。例如经过 3 年的强化健康教育和综合干预,一项研究中他汀类药物的治疗率从 13.4% 上升到 37.8%,总胆固醇的平均水平下降了18.4%,甘油三酯的平均水平下降了 10.8%。

2. 改善科研和医疗的各个环节

(1) 医师应向患者交代清楚整个治疗程序,必要时采用书面形式,书面形式更有利于患者明确治疗方案,有利于依从性的提高。

(2) 防治措施力求简便,为了降低服药遗忘率,尽量使用长效制剂、复合制剂。有研究证明每天 2 次服药方式比每天 1 次服用方式依从性要下降 6%。

（3）采用督导式治疗，如对肺结核患者实行直接督导下的短程化学疗法（DOTS），此种方法也可以用于其他临床研究或临床实践。由于手机的广泛使用，现在通过手机远程健康督导已经是一种提高依从性的管理方式，每日发送短信提醒患者服药或改变生活习惯等。有一项系统综述研究认为使用该方案65%的研究可以提高患者依从性、增加研究结果的可信性。但这种方法应同时在治疗组和安慰剂组应用，使两组具有均衡性，不能仅仅提醒治疗组，否则会产生信息偏倚。

（4）及时了解和处理不良反应，例如有的降压药导致下肢水肿、干咳等不良反应，这时需要医师及时解释和处理，消除患者的恐慌，否则患者会自行停药或换药。

（5）随访的间隔期不宜太长等，一般每个月至少应该随访1次。

3. 改善医疗服务质量，保持良好的医患关系 如专科医生的预约门诊、社区医生的全程服务。研究表明医师与患者沟通不良、交流少会影响依从性，训练医师的沟通能力，有助于提高患者的依从性。

4. 得到社会和家庭的支持 让家庭成员积极参与到临床研究中，意识到治疗的重要性，起到监督作用。

5. 临床试验签订合约，合理补偿：如免费赠药、就诊交通费的报销。

6. 鼓励患者参与临床决策，增加互动，会提高依从性。

为了保证研究治疗方案的准确执行，要定期检查方案执行者、患者的依从度，这称为操作检查，包括不同执行者执行方案的一致性、治疗效果是否符合预期效果（药物试验中可以检测血药浓度）、患者接受干预的真实情况等。如果发现依从性低，要及时寻找原因，及时纠正。

第四节 衡量依从性的方法

衡量依从性的方法有多种，结果也不一致，至今尚无任何一种完善而简明的衡量方法。衡量依从性的结果是否可信，除了方法本身外，关键还取决于患者和研究者的忠实性，即衡量依从性时的态度。

（一）患者自我汇报法

患者依从性的自我汇报是一种传统的，也是目前较常使用的依从性评测方法。患者向医疗人员汇报当天或最近几天的服药信息，包括服药种类、服药时间、服药剂量等信息，医疗人员根据患者提供的信息对患者的依从性进行评估。患者依从性根据以下公式计算：

依从性（%）＝一定时期内实际服用的药物剂量/规定的药物剂量×100%

患者依从性的自我汇报测量法最大的优点是简单、经济、快捷，医疗人员只需通过询问患者，包括当面询问、电话询问、问卷询问等形式即可获取患者最近的服药信息，经过公式计算评估患者的依从性。

不足之处：首先，患者在向医疗人员汇报服药信息时可能存在客观误差。由于患者向医护人员的汇报是对之前服药情况的回忆，一些患者（比如老年患者）很难准确地回忆最近的服药情况，所汇报的信息也就不可避免地存在误差。其次，患者在向医护人员汇报服药状况时可能存在主观误差。一些患者在向医疗人员汇报服药情况时，担心因为未按规定服药会受到医疗人员的批评而刻意美化服药记录，造成依从性良好的假象。这些问题单纯依靠患者的自我汇报是无法解决的，因此有必要辅助以其他依从性测量方法。

（二）人工药片计数法

药片计数（pill counting）也是较常用的衡量依从性的办法，特别用于一些大规模的临床研究。在研究对象每次接受随访时，比较患者瓶中实际剩下的药片数和应该剩余的药片数（可以从处方和用药时间推算出），以衡量患者服药的依从性。例如某研究第一次随访规定应该服用 90 片，实际只服药了 86 片，第一次随访的依从性为 95.6%。

依从性（%）＝　实际已服用的处方药物量 / 处方的药物总量×100%

患者服药多少才算依从性好？一般采用经验性判断法，即根据大多数患者服用一定处方药量后达到了治疗目的，所服药量的百分比定为依从性的标准。不同药物可能采取不同的依从性标准水平。大多数临床试验规定各次随访的依从性以及总的服药情况（依从性）为 80% 以上为依从性较好，低于此值为依从性较差。

药片计数法简单易行，所得结果也比较可靠，已为许多临床研究所采用。但有时得出的依从性结果偏高，因为有的药物如降血压药、抗菌药、止酸药，家属中其他成员亦可享用，亦可能是患者将药遗留他处，甚至是为了讨好经治医师，就诊前人为减少药片。

（三）电子治疗监测仪

随着医用电子技术的发展，电子治疗监测仪（electronic medication monitor，EMM）已成为衡量依从性最准确的方法之一。EMM 的种类包括：药盒监测仪（pili box monitor）、滴眼剂监测仪（eyedrop monitor）和吸入计量仪（metered dose inhaler，MDI）等。EMM 自动记录开盒和用药的具体日期、时间、次数及用量。为了防止伪依从，确保药物真实进入患者体内，一种配备流量传感器的新型 MDI 已用于临床测量患者实际吸入药量。国外已将 EMM 作为评价依从性衡量方法的"金标准"。

MDI 记录依从性的定量指标包括：①每天平均吸入次数；②每天平均分为几次治疗（sets）；③每次治疗的平均吸入数；④"依从日"（compliant days），即按医嘱治疗的天数，亦可表示为总监测天数内依从日的百分比；⑤"不依从日"（noncompliant days）的百分比，包括用药量不足（underuse）或过量用药（overuse）。利用上述客观指标，总依从性（overall compliance）可定为特定监测期内依从日的百分比，如 75%。以上资料可制成依从性的时间趋势图，以反映依从程度随着时间的动态变化

（四）生物化学法

生物化学法（biochemical validation）是衡量依从性的最基本方法，准确性较高。应用药物代谢动力学的知识，采用生物化学或放射免疫等技术，测定患者的血药浓度或尿内的药物代谢产物，作为衡量患者对治疗依从性的指标。如测定血浆中碳氧血红蛋白水平以了解研究对象对戒烟的依从性。

采用生物化学法，必须了解所测药物在人体内的吸收和排泄规律，了解检测方法本身的敏感度和特异度，以及根据检测结果来确定依从性的标准。

根据药物疗效与剂量相关的剂量 - 效应曲线，当患者用药趋向稳定水平时，以达到治疗效应的血药浓度范围或以上水平者，定为对治疗依从性好的标准；临床无效的血药浓度水平，则为不依从者。

对不能直接测定原药物或代谢产物者，有时可加入某种便于检测的指示剂（如荧光

素）。对指示剂的要求是：①无毒性、无药理或化学活性；②不受体液理化性质（pH、温度）改变的影响；③能被排出体外，无体内蓄积；④测定方法简便，敏感度和特异度高；⑤不为患者觉察。

生物化学法的缺点是：技术要求高、价格贵、报告慢和不易被患者接受；不能检测复合制剂或局部用药（如吸入剂）；仅反映近期用药情况，不能除外患者就诊验血前短期内异常积极服药现象，类似看牙医前的"刷牙效应"。

（五）智能化药片评测法

美国 FDA 批准了一项通过在药片中植入镁铜合金微芯片监测患者依从性的新技术。该项技术利用药品中植入的镁铜合金微芯片与消化液相互作用产生微电压，微电压经传感器传输至手机，患者每次服用药品的种类、数量、时间都可被微电压记录下来，医护人员可以根据手机传回的信息实时监测患者服药依从性。该项新技术是目前为止最为完美的依从性评测技术，这种数字化药片将成为未来发展的方向之一。但是该技术成本太高，大规模普及有困难。

第五节　不依从资料的处理

一般而言临床研究患者的依从性不可能是 100%，可能存在不依从的情况，对这些不依从的资料可以采用意向性治疗分析（intention-to-treat analysis，ITT）法或敏感性分析，根据其结果然后下最后的结论。

（一）ITT 方法

指参与随机分组的对象，无论其是否接受该组的治疗或没有遵从医嘱服药，最终仍纳入所分配的组进行疗效的统计分析，保证了随机化分组的均衡性，是一种保守的、低估疗效的分析方法。

（二）敏感性分析

主要用于失访病例。如果结果为计数资料的研究，由于不能确定试验组和对照组退出患者的结局，通常将退出的病例作为治疗失败处理，或者将治疗组退出的病例作为治疗失败，而对照组退出的病例作为治疗成功处理，这种分析方法称为"最差情况的演示分析"。如果结果为计量资料，可以采用结转（carry forward）的方法，将治疗前或最后一次随访测定的结果作为最后分析的测定值，也是选择最差的数值。

如果经过 ITT 分析或敏感性分析处理后，临床和统计学意义与没有经过这样处理的结果一致，则结论具有稳定性、真实性。如果处理后，前后结果不一致，则应该慎重下结论，说明结论的稳定性和真实性存在问题。

例如，研究钙片对绝经后妇女脊柱骨折的预防作用（虚拟数据），将 400 例绝经后妇女随机分为 2 组，每组 200 例，分别给予钙片和安慰剂治疗，随访 3 年，共有 40 例失访（10%）。按照剔除失访患者的统计分析，$\chi^2=1.43$，$P=0.23$，2 种治疗方案之间无统计学差异（表 20-2）。进行敏感性分析，按照最差情况演示分析，把试验组失访的病例计算入骨折例数，把对照组失访的病例计算入未骨折病例，重新统计分析，$\chi^2=0.53$，$P=0.47$，2 种治疗方案之间无统计学差异（表 20-3），与前面的统计结果类似，说明钙片治疗与安慰剂比较并不能预防脊柱骨折的发生，这个结论可靠稳定。

表 20-2　钙片对绝经后妇女脊柱骨折的预防作用结果

分组	研究开始时例数	失访例数	结束时例数	骨折例数	未骨折数
钙片	200	10	190	20	170
安慰剂	200	30	170	25	145

表 20-3　钙片对绝经后妇女脊柱骨折的预防作用的敏感性分析

分组	研究开始时例数	失访例数	骨折例数	未骨折例数
钙片	200	10	20+10	170
安慰剂	200	30	25	145+30

（王小钦）

第二十一章

临床科研中抉择与应用医学统计学方法

临床实践的特殊性决定了用于指导循证临床实践的"证据"，应为真实可靠、重要且又具有实用价值的最佳证据（best evidence），而"最佳证据"的判定，则依赖于一系列原则和标准，这其中就包括统计学方法。

最佳证据来源于大量的临床研究结果，既可以是单个临床研究结果，也可以是多个临床研究结果的系统评价（或 meta 分析）。尽管形式多种多样，但无论是何种形式的研究结果，都有其相应的研究目的、假设、设计方案、终点效应等，而由此产生各种类型的数据资料，主要集中于 PICO 类指标的测量，如研究对象特征指标（population/patients，P），干预或暴露测量指标（intervention/exposure，简写 I 或 E），对照（comparison，C）以及结（局）指标（outcome，简写 O）等，这些就构成了临床统计学分析与效果评价的数据基础。

根据以往临床流行病学和循证医学的教学经验，从临床研究的"创证"到循证医学的临床"用证"，均涉及统计学的正确应用问题，应用不当，会影响研究结果的真实性和可靠性。因而"最佳证据"的判定，应首先从临床研究所获得的资料、数据及其所得出的分析结论等入手，评估其真假及确定精确度的允许范围。为此，实践循证医学除了应具有临床专业知识、经验和技能之外，还应具备分析和评价临床研究证据必需的医学统计学知识和技能。

本章将从循证医学研究与实践的角度，对涉及的统计学知识与方法应用做些阐述，以利于对证据质量的综合分析与评价。至于有关统计学的具体公式及其理论推导，可参阅医学统计学专著的相关内容。

第一节 临床科研资料的收集与整理

在临床研究中，数据资料的收集与整理均非常重要。原始数据的真实可靠，是临床研究成功的基础。

一、临床科研的数据来源

临床科研的数据来源很多，例如病历、病例报告表（case report form，CRF）、调查表或问卷、专题调查与实验记录、实验室化验数据、病理报告、各类统计报表、年鉴等。

其中，病历作为重要的临床工作记录，同时也成为临床科研的重要数据源。收集病历信息时应特别注意收集的质量，做到如实、全面、可靠。CRF 一般为临床研究专门设计，要结合研究目的而"量身定做"。如果研究对象是社区人群，则需要根据研究方案与目的，设计专门的量表或调查问卷，供资料收集之用。这些研究量表由一系列观察指标组成，既有一般标识性指标，又有特异性观察指标。这些指标的设置不是盲目的，同时在测试过程中也要遵循一定的科学原则。

二、临床科研中的观察指标设置与测试

观察指标是指能反映临床科研有效性和安全性的观察项目。统计学中常将观察指标称为变量，按属性可分为数值变量和分类变量。在设计之初应明确定义并设置相应观察指标，一旦确定，则不宜随意删改。

（一）主要指标和次要指标的设置

临床研究中的主要指标又称主要结局指标，是与研究目的有内在联系、确能反映有效性或安全性的观察指标。主要指标应在研究设计阶段确定，通常不超过两个，若存在多个主要指标时，在设计方案中，应同时考虑控制Ⅰ类错误的方法。主要指标应根据研究目的选择易于量化、敏感性好、客观性强、重复性高，并在相关研究领域已有公认的标准。目前包括三大类：临床/生物学指标（病死/复发/残疾、生化等），生存质量及相关指标，卫生经济学指标等。而次要指标是指与研究目的相关的辅助性指标。在研究方案中，也需明确次要指标的定义，并对这些指标在解释研究结果时的作用以及相对重要性加以说明。次要指标数目也应适当，不宜过多。

（二）单一指标与复合指标的设置

临床研究设计时，若难以确定单一的主要指标，可按预先确定的计算方法，将多个指标组合构成一个复合指标。如临床上采用的量表就是一种复合指标。复合指标被用作主要指标时，组成这个复合指标的单个指标如果有临床意义，也可同时单独进行分析。

（三）全局综合评价指标的设置

全局综合评价指标是将客观指标和研究者对疗效的总印象有机结合后形成的综合指标，它通常是有序等级指标。用全局综合评价指标来评价整体有效性或安全性，一般都有一定的主观成分在内。如果必须将其定义为主要指标时，应在研究方案中有明确判断等级的依据和理由。全局综合评价指标中的客观指标一般应同时单独作为主要指标进行分析。

（四）中间替代指标的设置

当无法直接测定临床效果或最终临床结局时，考虑使用中间替代指标用以间接反映临床效果或临床结局。替代指标应与临床效果存在内在关联，同时能用生物学作用机制加以诠释，最好能具备两者一致性的研究背景依据作为支撑。

三、临床科研中的数据管理与质量控制

数据质量是统计分析的根本，否则再先进的统计学方法也不能弥补数据上的缺陷。为此，在记录、测试、收集资料时，应做到正确、完整，便于计算机录入；在录入数据时，应认真复核，避免数据缺失、错误；变量变换时宜慎重。尤其要注意以下问题。

（1）质量控制应贯穿于临床数据资料的收集、整理与分析的全过程。在资料收集过程中，一些混杂因素会影响数据的收集质量。如在测量临床软指标（如生存质量等）时，其态度的好坏与提问方式等都将影响到研究对象是否能如实回答问题（霍桑效应）；此外，测量工具（或仪器）本身也可能因系统误差导致结果失真，特别是在大规模多中心临床试验中，

若各中心实验室条件不一,使用的仪器、试剂与度量衡单位不统一,会造成数据混乱,直接影响结果的真实性。因此,需要采取一系列质控措施,如对资料收集人员进行严格的培训,制定统一标准与操作规范,采用盲法测量、重复测量,选择信度与效度俱佳的测量工具等,以保证原始资料的采集质量。

(2)录入数据时,同样应采取质量控制措施,例如制定严格的录入规范和说明、双输双录等,以确保数据录入的准确可靠。

(3)根据临床评价的需要,有时需将数值变量资料转换为二分类或多分类变量资料,如:根据一个测量指标改变程度等于或超过某一数值时作为分类的界值(阈值)。但由于转换过程中会损失部分信息,导致检验效能有所降低,此类变量变换应慎重。

第二节 统计学方法的正确抉择

无论是单个研究还是多个研究的系统评价,均涉及一系列的统计学方法,不同类型、不同条件下的资料分析所选用统计学方法有所不同。若方法选用不当,会直接影响结论的真实可靠性。本节主要从统计学方法基本原则与要求出发,明确证据中所选用方法是否合理,至于具体的公式和运算程序则需参考有关医学统计学专著。

一、单个研究及其统计方法的正确抉择

无论何种类型的单个研究,其统计分析应包括两个方面的内容:即统计描述与统计推断,而推断又包括假设检验与置信区间估计。判断单个研究的统计方法选用是否合理,应首先明确是否满足了相关统计方法的基本条件。

(一)统计描述的基本要求

1. 数值变量资料的统计描述 对于临床研究中的数值变量资料,若服从正态分布或近似正态分布者用均数 ± 标准差;服从对数正态分布者改用几何均数;对于其他不服从上述条件者,改用中位数和四分位数或四分位间距(*IQR*)表达。然而,大量的研究表明,有相当一部分数据资料在不符合正态或近似正态分布的情况下,仍错误选用均数 ± 标准差进行统计描述。

2. 分类变量资料的统计描述 对于分类变量类证据,其统计描述常用率和比(构成比和相对比)。例如,临床研究中常用的事件发生率(event rate),如复发率、病死率、致残率、有效率等,用这些率表示事件发生的强度和频率;也可利用构成比表达事件发生的相对比重,如出血性脑卒中在脑卒中患者中所占的百分比;相对比的应用则更为丰富,如人口性别比、率比、比值比(odds ratio, *OR*)等。此外,由率及比等可进一步衍生出一些重要临床指标,如某一事件率(死亡、有效、副效应)与另一组相应事件发生率相比而产生的绝对危险降低率(absolute risk reduction, *ARR*)、相对危险度(relative risk, *RR*)以及 *NNT* 等。其中 *NNT* 是与对照组比较,新的措施需要处理多少例数才能防止一例不良事件的发生。有关这些指标的具体计算与意义,参见本专著的相关章节,这里就不再赘述。

(二)统计推断方法的正确选择

统计推断旨在用样本信息推断总体特征,包括参数估计和假设检验。

1. 假设检验 假设检验方法的正确抉择常与研究目的、资料类型、设计类型、样本大

小、分布类型、数据结构、特定条件综合分析等有关。

（1）研究目的及资料类型：研究目的不同，相应的统计分析方法不同。研究目的主要包括以下几个方面：①比较：一般假设检验方法，如 t 检验、u 检验、方差分析、χ^2 检验等可用于差别比较；②筛选主要影响因素：可供选用的方法有逐步回归分析、Logistic 回归等；③相关分析：包括直线相关、等级相关、复相关、典型相关以及行列有序分类资料的相关分析等；④校正与控制混杂因素：可选用协方差分析、M-H 分层分析等；⑤因果关系分析：选用通径分析等；⑥预测、预报分析：选用回归分析等。

同时方法的选择应进一步结合资料类型，资料类型不同，选用方法各异。①两样本均数比较的资料：可选用 t' 检验、t 检验、u 检验等；②多个样本均数间比较的资料：可用方差分析，若有统计学意义，需进一步做两两比较；③两个或多个样本率间比较的资料：可供选择的方法较多，包括 χ^2 检验、二项分布、Poisson 分布、确切概率法等；④有序分类变量资料：基于不同的研究类型与资料特点，选用相应的统计方法；⑤多因素、多指标的资料：可选用多元分析，如对于多组多指标数值变量资料，考虑使用多元方差分析或调整检验水准的方差分析；⑥遗传研究资料：选用遗传相关数理统计方法，如：Hardy-Weiberg 平衡检验；两样本基因型频率比较可用一般 χ^2 检验；两样本基因频率比较，选用理论频数与实际频数比较的 χ^2 检验等。

（2）设计类型及样本大小：在临床研究中，为消除某种（些）混杂因素的影响，常采用配对设计。对此，应按照配对统计方法处理，取其差值进行统计分析。如治疗前 SBP 测量值为 162mmHg，治疗后为 132mmHg，其配对的前后差值为 30mmHg，像这种配对资料，其价值远优于非配对的、成组设计的变量资料，真实性更好。因此，所采用的统计分析方法也有别于成组资料。不同的设计方案对应着不同的统计方法。

很多统计方法的应用条件与样本大小有关。例如，多元统计分析要求 n 为观察指标数的 5～10 倍；再如成组设计的两样本率比较时，只要 $n<40$ 或任意一个理论数小于 2，只能使用确切概率法。

（3）数据结构及特定条件：多因素分析时，应首先考虑其数据结构。①若应变量与自变量均明确，可选用回归分析：如应变量为数值变量时，选用多元线性回归分析；当应变量为两项或多项分类变量时，选用 Logistic 回归；②不分应变量与自变量时，可供选择的方法较多，需进一步结合分析目的加以抉择。若以减少指标为目的，但又尽可能不损失或少损失信息时，可选用主成分分析、因子分析；若类别清楚：选用判别分析；当类别不清楚时，选用聚类分析；③当变量间有因果关系时：用通径分析等。

一些统计方法有其特定条件。如 Poisson 分布分析，正态近似法条件是总体均数 $\lambda \geqslant 20$；二项分布正态近似法条件：当 $np \geqslant 5$ 或 $n(1-p) \geqslant 5$ 等。

（4）资料分布类型与综合分析：许多统计方法都以抽样分布作理论基础。如两样本均数比较时，小样本的抽样分布符合 t 分布，用 t 检验；而大样本的抽样分布服从正态分布，使用 u 检验等。

在临床研究中，应从资料各方面特征出发，综合考虑设计类型、资料类型、样本大小等要素，提出适宜的方法。

2. 参数及其置信区间估计　置信区间（confidence interval，CI）又称可信区间，是按一定的概率（$1-\alpha$）去估计总体参数所在的范围，包括准确度和精度两种属性。其中，准确度是指区间内包含总体参数的可能性，如总体均数的 95% 置信区间，其准确度为 95%，意味着在该估计区间范围内有 95% 的可能性包含总体均数，或者说从总体中做 100 次随机抽样，得到 100 个置信区间，那么理论上有 95 个置信区间包含被估计的总体均数；精度是指置信区间的宽度，宽度越窄，则精度越高。精度与样本量和准确度有关，样本量越大，精度越高；在样本量固定的情况下，准确度越高，精度越差；99% 置信区间较 95% 置信区间的精度差，反之亦然，因此，多数统计分析软件包常选用 95% 置信区间作为默认值。当然也可根据实际需要，选用 90% 或 99% 置信区间。

置信区间同样具有统计推断的功能，且与上述的假设检验相比，置信区间能提供更多的信息。如两组样本均数比较的数值变量资料，若两组均数差值的 95% 置信区间不包括 0，说明两均数差别有统计学意义，反之，无统计学意义。同时置信区间还能显示差别的程度，并由此可判断出差别程度有无实际价值或临床意义，但置信区间无法提供确切概率（P 值），后者可通过假设检验获得。因此，统计推断结果的表达应同时报告：P 值与置信区间。

（三）分层分析与亚组分析

在临床研究中，有时为观察某个新治疗措施的效果，直接将试验组与对照组作整体分析，也许不具备统计学意义，读者有可能否定其临床价值。倘若按病情程度等重新进行分层分析或亚组分析，则可能发现有重要临床与统计学意义的结果。例如对颅脑血肿患者施以 A、B 两种不同手术方式，并比较临床疗效。A 组与 B 组各有 490 例，尽管 A 术式从临床意义上要优于 B 术式，然而假设检验发现 $P=0.08$，按照 $\alpha=0.05$ 水准，整体比较并无统计学意义。当按颅内 CT 所定量的出血灶大小（小量、中量和大量出血）分层，仍以死残率作为终点指标，再次进行分层分析后，会发现小量与中量出血灶组 A 式与 B 式手术的死残率差异无统计学意义，而在大量出血组 A 术式则显著优于 B 术式，进一步依据出血量分层的 Logistic 分析结果发现，A 组死残风险仅为 B 组的 70%；出血量每增一个等级，则死残风险平均为原等级的 1.9 倍，且具有临床与统计学双重意义。可见，对于一些临床研究，分层分析有时对判断最佳证据的质量也是有所帮助的。但要注意亚组分析应在研究设计之初，就应确定，否则可能增大 I 型错误率。

（四）特殊类型资料的统计分析

1. 主观性 / 隐匿性指标　应选择能够处理主观指标和潜隐变量的统计方法。在临床研究中，人文关怀可能会干扰实际效应的观测，直接影响分析结果。如医患行为会影响安慰剂效应，研究者会影响干预效应的准确评价，如霍桑效应等。对主观指标的处理，一些传统的统计方法，如 t 检验、方差分析、一般线性回归模型等，常因应用条件限制而不能使用，可参考生存质量资料的分析方法，使用 Markov 模型、多水平模型（multilevel model）、质量 - 数量 COX 回归分析、结构方程模型（structural equation model，SEM）、时间序列模型等方法。

2. 纵向或重复测量数据　重复测量设计是对每个研究个体分别在不同的时点多次测量的一类研究方式。由于每个个体的各测试点并不独立，而是按固定顺序排列的，其中测试时点间既可以等间距，也可间距不等。分析这类纵向重复的数据资料，可考虑使用重复设计方差分析（repeated measure ANOVA）、线性混合效应模型（linear mixed effect model，LMEM）。若反应变量为分类变量资料，考虑使用广义线性混合模型（generalized linear mixed effect model，GLMEM）或广义估计方程（generalized estimating equations，GEE）。这些处理纵向研究数据的统计模型，可对符合正态分布、二项分布、Poisson 等特定分布的应变量进行模型拟合。因在模型中对随机误差项的方差 - 协方差结构加以定义，解决了同一对象不同测评时点间的相关问题，同时借助固定效应项可对多个协变量（影响因素）的作用加以分析，从而避免了多次重复使用 t 检验或 χ^2 检验、导致 I 型错误率增大的问题。

3. 多指标联合分析　鉴于临床效果多靶点特性，在研究设计阶段，常联合设置多个观察指标，以反映整体性及其变化规律；在分析阶段，同样需从整体观出发，对多指标联合分析，考虑使用多元方差分析（MANOVA）、轮廓分析（profile analysis）等。不宜重复多次使用单变量假设检验，否则不仅不能加强结论的可靠性，反而增大了 I 型错误率。

对多维、多次重复、多阶复杂数据的统计分析，可考虑使用多水平模型（multilevel model），分析和处理具有层次结构特征的纵向数据资料。若将时间序列引入多水平模型，可使具有相互联系的变量作为一个整体来进行建模，能有效表达系统内变量间相互影响的动态机制，并提高了变量预测的精度。若进一步测量分析潜隐变量，可考虑使用潜隐结构分类分析（HLCA）等。

二、多个研究及其统计方法的正确抉择

单个临床研究由于样本量往往有限，难免会受到机遇因素的干扰和影响。如果出现多个类似的临床研究，假设干预措施相同、设计方案又一致时，就可将这些临床研究集中起来，在严格评价的基础上，进行综合量化分析，从而获得更为精确可靠的量化结论，这种方法就称为系统评价（systematic review）或 /meta 分析（meta-analysis）。

这里要强调的是任何系统评价 /meta 分析，一定要有明确的解决某个临床问题之目的，要有严格的设计和计划，纳入的文献一定是高质量的研究成果，千万不要采用低质量的证据来做这一工作，否则，会以讹传讹，造成误导。此外，做这项工作的实施者除了需要掌握系统评价的方法外，还应具备良好的临床专业知识、经验和临床思维方法，这对正确认识与应用有关系统评价的证据，十分关键。与单个研究的要求一样，基于多个研究的系统评价，其统计方法也要做到正确抉择。

（一）描述指标的选择

1. 二分类变量资料　结果描述可以选用比数比（OR）、相对危险度（RR）等相对指标，也可选择绝对危险度（RD）、NNT 等绝对指标。这些结果描述指标各有优缺点，其中 OR 使用广泛，在样本分布及模型拟合上有一定统计优势，但 OR 有可能被曲解，且与其他统计量相比，稳定性差。RR 与 OR 同为相对测量值，当结果事件罕发时，两者数值接近，常被用于估计合并效应量；而 RD、NNT 为绝对测量值，反映了基线危险度以及干预后危险度的改变量，能提供更多的信息，与临床关系密切，可用于直观描述某种卫生保健服务的效果。但由于其置信区间可能随基线危险度变化而变化，不宜用于合并效应量的置信区间估计。此外，NNT 通过 RD 计算得到，常与时间因素有关，只有当所纳入研究的随访时间均相同时，才能做合并分析。因此，结果描述与汇总分析所用的统计量，可以不同。当然，理想的结果表达最好是相对指标（如 OR、RR、RRR）和绝对指标（RD、NNT）同时报告。

2. 数值变量资料（连续性变量资料）　目前数值变量资料的结果表达仍采用均数 ± 标准差形式。应用此类证据时，要警惕可能出现的偏态数据及其潜在的影响。数据资料是否呈偏态分布，最简单的判断方法就是计算均数与标准差的比值，若该比值小于 1.645 及以下时，说明标准差过大，该组数据可认定为正偏态。合并效应量可以选均数差值和标准均数差值。选均数差值（mean difference, MD）的最大好处就是合并结果有自然单位，易于理解和解释。当结果变量所采用的尺度或度量衡单位不一致时，其合并效应量表达宜采用标准

化均数差值（standardized mean difference, *SMD*），但应慎重解释此类结果。

3. 个体患者资料 若能直接获得个体患者资料，可与统计师联系，重新分析这些原始数据，并根据具体数据类型，选用适当方法加以描述。

（二）系统评价中汇总分析方法的抉择

尽管有很多汇总分析方法可供选择，但选用哪一种模型以及如何处理异质性等方面，仍存在一些争议。目前较为一致的看法是在决定是否进行汇总分析以及采用哪种模型，应综合权衡以下几个方面的内容：

首先，应结合异质性检验结果和效应量的分布假设，选择随机效应模型或固定效应模型实施汇总分析。其中异质性分析尤为关键，当存在较为明显的临床异质性时，最好不要进行合并分析，应设法弄清异质性的来源，如干预因素、研究对象、结果测试指标以及研究质量等方面是否存在不同，必要时考虑进行亚组分析和敏感性分析。

其次，利用固定效应模型检验合并效应量的假设是否成立，其结果是稳健的。合并效应量的假设检验若有统计学意义，则表明至少其中一个原始研究的效应量是有意义的。同时应注意无论异质性是否存在，利用固定效应模型估计的结果只是所纳入研究效应量的平均值。

相对于固定效应模型，随机效应模型是假设研究的效应量不固定，但服从某种分布，一般假定为正态分布。研究间效应量的变异大小可用组间方差加以测量，并以此为权重，对效应量进行校正估计。即较小样本量的研究在合并分析中给予较大权重，较大样本量研究结果所占的权重适当减小；然而由于小样本研究的质量普遍较差，且易受发表偏倚的影响，因此，应慎重选择随机效应模型。在实际应用中，可同时采用两类模型分别计算结果，与固定效应模型结果相比，随机效应模型的估计结果更保守一些（即置信区间较宽）。若无异质性，两个模型的合并分析结果应该一致；当异质性检验有统计学意义且假设研究间效应量不固定、但服从正态分布时，应选择随机效应模型的估计结果，倘若异质性过大，应进行亚组分析或 meta 回归分析。

另外，相对于不同模型，均有多种估计算法，如何操作可以向统计师寻求帮助。尽管固定效应模型的估计方法多，但估计结果间差别一般不会太大；而随机效应模型的估计方法较少，目前依以基于方差倒置法和 MH 法的 DerSimonian-Laired 校正为主（表 21-1）。

表 21-1 常用统计方法一览表

数据资料类型	合并统计量	模型	方法
二分类变量	*OR*	固定效应模型	方差倒置法、Peto 法、Mantel-Haenszel 法
		随机效应模型	DerSimonian-Laired 法
	RR	固定效应模型	Mantel-Haenszel 法、方差倒置法
		随机效应模型	DerSimonian-Laired 法
	RD	固定效应模型	Mantel-Haenszel 法、方差倒置法
		随机效应模型	DerSimonian-Laired 法
数值变量资料	均数差值（*MD*）	固定效应模型	方差倒置法
		随机效应模型	DerSimonian-Laired 法
	标准均数差值（*SMD*）	固定效应模型	方差倒置法
		随机效应模型	DerSimonian-Laired 法
个体患者资料（IPD）	*OR*	固定效应模型	Peto 法

第三节　统计分析结果的正确解读

一、统计分析结果的正确表达

完整的统计分析结果应同时包括假设检验与参数估计结果。假设检验是以统计量的抽样分布为理论依据,根据统计量与自由度的大小来确定 P 值。P 值则是在由检验假设所规定的总体中做随机抽样获得等于及大于(或等于及小于)现有统计量的概率,再通过与检验水准 α 比较,做出组间总体参数是否有差异的结论。以 t 检验为例,若 $P \leqslant \alpha$,说明两总体均数间的差异有统计学意义,$P > \alpha$,表明差异无统计学意义。若 P 值在 α 附近时,应具体表明确切概率值。假设检验只能表明差别有无统计学意义,但不能说明差别的程度以及是否实际意义。而置信区间却能提供更多的信息,既能表明差别有无统计学意义,同时又能显示差别程度,并由此结合临床专业知识判断有无临床价值或实际意义,但置信区间不能提供确切概率。

因此统计结果的正确表达应是 P 值与置信区间相结合,两者同时报告。

二、正确解释统计结果

(一)统计结论具有概率性,不能绝对肯定或否定,统计推断可能出现Ⅰ型或Ⅱ型错误

真实情况是总体参数间无差别(H_0 成立),但统计推断出有差别(拒绝 H_0),推断结论与真实情况不符,则犯了错误,称之为Ⅰ型错误,大小用 α 表示,相反则推断正确;若真实情况是总体参数间有差别(H_0 不成立),统计却推断出无差别(不拒绝 H_0),结论与真实情况不符,则也犯了错误,称之为Ⅱ型错误,大小用 β 表示(表 21-2)。

表 21-2　假设检验中的Ⅰ、Ⅱ型错误

真实情况	假设检验结果	
	拒绝 H_0	不拒绝 H_0
事实上 H_0 成立	α	推断正确
事实上 H_0 不成立	推断正确	β

因此当 $P \leqslant \alpha$,差别有统计学意义(或称阳性结果)时,有可能犯Ⅰ型错误;当 $P > \alpha$,差别无统计学意义(或称阴性结果)时,有可能犯Ⅱ型错误。Ⅰ型错误、Ⅱ型错误、样本含量三者密切相关。当样本含量固定不变时,Ⅰ型错误率降低,Ⅱ型错误率将增加,反之亦然;样本含量增加时,可使Ⅰ、Ⅱ型错误率同时降低。

(二)无统计学意义结果(阴性结果)与有统计学意义结果(阳性结果)同样重要

特别是在样本含量偏小,出现阴性结果时,要格外注意,有可能犯了Ⅱ型错误,得到假阴性结果。因此在临床研究中,若得到阴性结果(无统计学意义)时,应评价结果的真实性,方法之一就是考察检验效能(power)。检验效能是指事实上总体参数间确实存在差别,推断正确(假设检验拒绝 H_0)的可能性大小,用 $1-\beta$ 表示。若检验效能为 0.8,是指当总体参数间确有差别时,做 100 次假设检验,其中 80 次能检验出有差别。检验效能的计算,实际上是由样本含量估算公式演化而来,有兴趣者可参阅相关统计参考书。

三、统计学意义与临床意义的综合评价

临床研究的最终目的是创造最佳研究证据，为临床实践服务。因此一个临床研究仅有统计学意义是不够的，还应结合临床专业知识，考察其临床价值。例如在高血压干预研究中，结果测量指标为收缩压的降低值，在样本量足够大（如超过 20 000 例）时，即使两组的差异仅为 2mmHg，结果仍可能有统计学意义，但 2mmHg（<5mmHg）的临床意义却不大。又比如在一个临床研究中，差异有临床价值，即便无统计学意义，也应重点关注，必要时需要扩大样本量，进一步研究。

第四节　统计学方法在证据质量评价中的应用

当在循证医学实践中拟采用某一证据时，无论该证据是采用何种最佳设计方案，甚至被誉为"最佳证据"，亦不能盲从，应结合具体的临床研究类型，按照病因学研究、诊断试验、临床干预性研究以及预后研究的评价原则，对其进行严格评价。其中，分析证据的基础数据资料是否可靠，以及方法学质量的高低等是非常重要的一个环节。统计学评价应贯穿于证据质量评价的全程。

一、统计分析结果的真实性评价原则

（一）研究方案的设计是否科学合理

对照设置是否合理？组间的均衡性是否满足？是否随机？随机方案是否隐匿？

（二）统计分析结果是否全面

在临床研究中的利弊结果应同时报告，不能报喜不报忧。这里"利"主要指疗效，"弊"指副作用（或不良反应）与费用等，无论假设检验结果如何，都应如实报告；除报告主要研究结果外，还应报告失访或（和）未纳入分析的研究对象数量与原因。

（三）统计分析方法的选择是否合适

数据资料是否满足应用条件？选择的方法与分析目的是否匹配？

（四）是否考虑了混杂与偏倚因素并纳入分析

混杂与偏倚直接影响结果的真实性，造成真实效应低估及假阴性结果。对于能够准确测量的混杂因素，可采用多元统计分析方法加以控制；对于不能够准确的混杂因素，则需要通过严格的设计加以控制，如分层、配对或盲法及隐藏等。

（五）结果解释是否综合考虑了统计学意义与临床价值

（六）统计结果的适用性如何

在临床研究中，统计分析结果实际反映了效应的平均水平，个体效应可能高于或低于平均水平，因此在推广应用时，忌生搬硬套，要注意分析总体与有关亚组情况。

二、单个研究证据的质量评价

在循证医学实践中所获取证据往往以单个研究成果居多，对其质量的评价应围绕以下几个方面进行：

（一）资料完整性的判断

资料的完整性是指纳入分析的研究对象数量以及重要指标数应前后保持一致，不能有

遗漏或进行选择性分析。特别是应比较临床研究中不同阶段的研究对象数量是否前后一致，如在设计之初与统计分析阶段，研究对象数量应尽量保持相同。仍以临床试验为例，若试验前后例数一致，则说明病例资料完整；若试验前后例数不等，则应计算丢失率：丢失率 =（入组例数 − 终末例数）×100%/ 入组例数。当丢失率<10% 时，质量基本合格；当丢失率在 10%～20%，甚至 >20% 时，则表明资料质量较差，这样的结果往往会偏离真实性。

此外，还应核对设计阶段设置的重要结局指标与最终纳入分析的指标，两者是否一致，不能任意删减结局指标或有选择性地加以分析，否则也会人为造成偏倚。

（二）组间的基线资料是否可比

在单个临床研究中，通过设置对照组，可增加可比性。但前提条件是除研究因素外，组间基线资料应尽量做到组间均衡。例如，试验和对照两组的重要临床基线资料应该相对一致，特别是例数、性别和年龄构成、病情严重程度、病程以及其他主要影响预后的因素等的组间差异应无统计学意义，这样的结果可信；否则应考虑进一步作分层分析、多因素分析等。

（三）重复性检验

对于临床研究中的一些特定观测指标，有可能在测量过程中产生偏倚，需要进行重复性检验。例如，对于临床影像学观测指标，如 X 线片、CT、MRI 或者病理资料，除了有明确的诊断标准外，医生的观测诊断水平不同可能造成某种差异。因此，当应用此类证据于临床实践时，应检查证据的原始资料是否做过一致性检验，可信度有多大？若作了一致性检验，其 *Kappa* 值是多少？若 *Kappa* 值<0.4，说明质差；当 *Kappa* 值 >0.7 及以上，则表明质佳。

另外，对来自实验室的数据资料，还要分析实验室的操作条件、试剂是否标准化？应用试剂的批内及批间差异度有多大？是否在容许范围之内等。为此，可分别计算批内和批间差异度。其中，批内差异度 =（第一次测量值 − 第二次测量值）/ 第一次测量值，批间差异度 =（第一批测量值 − 第二批测量值）/ 第一批测量值。通常重复性检验中这两类差异度均应控制在 5% 以内。

（四）缺失值分析及其处理

在临床研究中，即使设计严格、实施规范，所收集的数据资料中，总会或多或少地出现一些缺失值。缺失值（missing value）是指因种种原因不能得到观测指标的具体测量值，出现数据缺失。评判数据缺失对临床研究结果的影响程度，应视缺失其属性及比例而定。缺失主要分两种，一种称为随机性缺失，即缺失值的出现与组别、干预措施等无关，缺失一般无固定规律、是随机产生的。如临床试验中试验组与对照组均可能出现缺失值，若缺失比例相近，说明缺失与临床干预措施无关，缺失比例只要不超过 10%，对结果影响不大。虽然随机性缺失不可避免，但可以采取一系列质量控制措施，使缺失比例控制在允许范围之内；另一种则称为非随机性缺失，这种缺失常有规律可循，要么集中出现在特定组别，要么出现于某些特别个体。假如药物的毒副作用过大，势必会造成患者的大量失访，直接表现在试验组与对照组的缺失比例出现差异，会对结果产生较大的影响。这种缺失由于与组别、干预措施等有关，在临床研究中应尽量避免，特别是在设计阶段，应考虑好相应处置措施。对于小样本临床研究，缺失值对结果的影响尤为明显，对缺失值应正确处理。

1. 分类变量资料的数据缺失及其处理　一般通过敏感性分析，观察结果的稳健性，继以考察缺失值对结果的影响程度。例如，临床试验中的试验组和对照组各丢失了 10 例，那么可以把试验组丢失的 10 例，当作"无效病例"，而对照组丢失的 10 例，则当作"有效病例"处理，然后再作差别比较，倘若两组的率差仍有临床及统计学意义，则说明结果可靠，缺失对其影响不大；反之，若结论截然相反，说明结果对缺失值敏感，对相应结果应审慎解释。

2. 数值变量资料的数据缺失及其处理 证据中的数值变量资料表达往往以均数 ± 标准差形式出现，有时还可得到均数差值及其 95% 置信区间（95% confidence interval）等方面信息，对判断缺失值的可能影响很有帮助。假如 95% 置信区间的间隔小、精度高，则意味着数值资料可靠性高，结果较为可信；反之则精度差，考虑是否是由于原始数据"丢失"过多或样本数量较少所致。若数值变量资料中出现了随机性缺失值，且缺失比例在允许范围之内，如小于 10%，缺失值可以该指标的平均值替代。

（五）样本量的分析

如果设计科学合理，样本量大的临床研究较之小样本的临床研究，其数据资料自然更为真实可靠。然而，临床研究的样本量也不是越大越好。这里要强调的是，在被引证资料的设计中，其样本量要适当，应进行样本量的估算，特别是重点考察最小效应量以及 Ⅰ、Ⅱ 型错误的水平。如在一个临床治疗性试验中，新药组假设疗效率为 80%，而对照组的疗效为 60%，则试验组比对照组临床效果好 20%，Ⅰ 型（α）错误率限制在 <0.05，Ⅱ 型（β）错误率限制在 <0.1，这时可应用相应公式重新计算样本量，借以判断每组的样本例数是否合适。若遇到样本量小于 40 例的资料，特别是当 $P>0.05$（无统计学意义），而效应量却又有一定的临床价值时，应计算 β 错误率，如果其 >0.2，则表明样本量不足，扩大样本再试是必要的，而不宜简单作结果无统计学意义的结论。

相反，若样本量很大时，即使是组间差异很小，甚至无临床价值或实际意义，也有可能出现 $P<\alpha$ 水准、差别有统计学意义的情况，这样的结果同样不可取。

（六）资料的分层分析

有些大型（样本）研究或许整体上两组基线不一或效果差异不显，此时可考虑进一步作分层分析，可能会发现其中某种（些）有意义的重要差异。分层分析有助于提高统计分析的质量。

三、多个研究证据的质量评价

自上个世纪末开始，基于原始研究的系统评价 /meta 分析数量日益增多，但存在着质量参差不齐的问题，如何对这些系统评价 /meta 分析的质量展开评价，一直是一个难点问题。系统评价的质量评价，可分为报告质量评价以及方法学质量评价两种。报告质量实际上反映了系统评价报告内容的完整性和全面性，以及与系统评价标准格式的吻合程度；而方法学质量是指系统评价及其过程中能否遵循科学标准、有效控制混杂与偏倚、使结果达到真实可靠的程度。一个系统评价的报告质量高，能为读者提供充分的信息资料，然而有很好的报告质量，并不意味着其方法学质量也高，其结果就真实可信；但倘若报告质量差、报告内容不完整，则又会增大方法学质量评价的难度，甚至无法评价。因此，系统评价的质量评价应兼顾两者，进行综合分析。鉴于质量评价带有很强的主观性，为保证评价的质量，可以借助一些现成的评价工具，特别是那些已经过信度和效度反复验证的量表，如 OQAQ 量表（the Oxman-Guyatt overview quality assessment questionnaire）、AMSTAR、QUOROM 量表（the quality of reporting of meta analysis）等。其中 OQAQ 主要用于评估方法学质量，量表中条目的设置主要围绕系统评价的基本步骤来进行，从选题立题、文献检索与筛选、原始文献质量的严格评价以及汇总分析等诸多方面，评估避免或减少混杂与偏倚的程度。其中涉及统计分析的条目有 3 项，分别是"条目 7：是否报告了文献结果的汇总分析方法？""条目 8：针对研究问题，汇总分析是否合理？""条目 9：最终结论是否有数据或分析结果支持？"

显然，合并分析的统计方法是否得当，将左右系统评价的质量评价结果和方向。

（康德英　王家良）

第二十二章

"大数据"时代对临床科研的机遇与挑战

一、大数据

近年来,随着云计算、物联网等新技术在医疗卫生领域的应用,大量新型数据应运而生,数据种类多元化和数据量呈爆炸式增长,导致"大数据(big data)"一词不断升温。但大数据不是一项技术,而是由于不断增长的数据量和数据类型逐渐衍生出来的一种现象。大数据又称巨量资料、海量资料,是指所涉及的资料容量规模巨大到无法通过目前主流软件工具,在合理时间内达到撷取、管理、处理,并整理成可供决策的资讯。它的起始计量单位已经不能再用 GB(10 亿个 Byte)或 TB 来衡量数据的存储容量,至少是以 PB(1000 个 T)、EB(100 万个 T)或 ZB(10 亿个 T)为计量单位。大数据是由数量巨大、结构复杂、类型众多数据构成的数据集合,是基于云计算的数据处理与应用模式,通过数据的整合共享,交叉复用形成的智力资源和知识服务能力。

大数据是网络时代的产物。首先是互联网的用户数量,以及用户使用网络时间的增长,使用户行为数据激增;其次是随着网络应用的多媒体化,网络数据由纯文本演变为图片、音频、视频等多种格式,造成数据量大增;第三是随着物联网和云计算、云存储的出现和发展,互联网节点由单一的个人电脑(PC)变为包括 PC 在内的各种智能终端,用户随时随地在线,使互联网成为一个充满海量信息流的立体网络。

随着互联网的普及和技术的发展,大数据和云计算已经渗透到生活的各个方面。而对于生物信息来说,生命科学的数据来源和形式多样,包括基因测序、分子通道、不同人群的临床试验数据等。而 DNA 测序的每个样本产生的数据则以兆兆位计算。如果能高效、高速地利用这些大数据,无疑将为生命科学领域带来无限机遇,但如何分析利用也带来了全新的挑战。生物云计算便能很好地解决这些问题:①云存储:利用世界上成百上千台服务器云,通过分布式计算系统,取得廉价、便捷的服务;②云计算与大数据分析:通过大数据处理软件将复杂、烦琐的数据通过可视化、简单化的方式呈现出分析结果。

二、云计算

云计算已经普及并成为 IT 行业的主流技术,其实质是在计算量越来越大、数据越来越多、越来越动态、越来越实时的需求背景下催生出来的一种基础架构和商业模式。一方面,云计算是大数据成长的驱动力,而另一方面,由于数据越来越多,就更加需要云计算去处理,所以二者是相辅相成的。

（一）云计算的概念

云计算（cloud computing）是一种提供可用的、便捷的、按需的网络访问并按使用量付费的模式，进入可配置的计算资源共享池，去分享这些资源，只需投入很少的管理工作，或与服务供应商进行很少的交互。云计算的"云"就是存在于互联网上的服务器集群上的资源，它包括硬件资源（服务器、存储器、CPU等）和软件资源（如应用软件、集成开发环境等），本地计算机只需要通过互联网发送一个需求信息，远端就会有成千上万的计算机为你提供需要的资源并将结果返回到本地计算机，所有的处理都在云计算提供商所提供的计算机群来完成。云计算由分布式计算（distributed computing）、并行处理（parallel computing）和网格计算（grid computing）发展来的，是一种新兴的商业计算模型。

（二）云计算的形式

1. SaaS——软件即服务　SaaS（Software as a Service）是一种通过互联网提供软件的模式，用户无需购买软件，而是向提供商租用基于Web的软件。服务提供商将应用软件统一部署在自己的服务器上，用户根据需求通过互联网向厂商订购应用软件服务，服务提供商根据客户所定软件的数量、时间的长短等因素收费，并且通过浏览器向客户提供软件的模式。客户不再像传统模式那样花费大量资金在硬件、软件、维护人员，只需要支出一定的租赁服务费用，通过互联网就可以享受到相应的硬件、软件和维护服务，这是网络应用最具效益的营运模式。Salesforce.com是这类服务最成功的公司之一，Google Doc、Google Apps和Zoho Office也属于这类服务。

2. PaaS——平台即服务　PaaS（Platform as a Service）指将软件研发的平台作为一种服务，以SaaS的模式提交给用户。这是一种分布式平台服务，厂商提供开发环境、服务器平台、硬件资源等服务给客户，用户在其平台基础上定制开发自己的应用程序并通过其服务器和互联网传递给其他客户。PaaS能够给用户提供研发的中间件平台，提供应用程序开发、数据库、应用服务器、试验、托管及应用服务。PaaS也是SaaS模式的一种应用。但是，PaaS的出现加快了SaaS的发展，尤其是加快SaaS应用的开发速度。Google App Engine是PaaS的代表产品。

3. IaaS——基础设施即服务　IaaS（Infrastructure as a Service）指消费者通过互联网可以从完善的计算机基础设施获得服务。即把厂商的由多台服务器组成的"云端"基础设施，作为计量服务提供给客户。它将内存、I/O设备、存储和计算能力整合成一个虚拟的资源池为整个业界提供所需要的存储资源和虚拟化服务器等服务。IaaS的优点是用户只需低成本硬件，按需租用相应计算能力和存储能力，大大降低了用户在硬件上的费用。

目前，以Google云应用最具代表性，例如GoogleDocs（类似于微软的Office在线办公软件）、GoogleApps（包含通信、协作与发布、管理服务三方面的应用）、Googlesites（包括文档、视频、相片、日历及附件等与好友、团队或整个网络分享）和云计算应用平台GoogleApp Engine。用户只需一台接入互联网的计算机和可以使用Google文件的标准浏览器即可在线创建和管理、实时协作、权限管理、共享、搜索能力、修订历史记录功能，以及实现随时随地访问的特性，大大提高了文件操作的共享和协同能力。用户还可以在Google的基础架构上开发和部署运行自己的应用程序。

（三）云计算的核心技术

云计算系统运用了许多技术，其中以编程模型、海量数据分布存储技术、海量数据管理技术、虚拟化技术、云计算平台管理技术最为关键。

1. 编程模型　MapReduce 是 Google 开发的 Java、Python、C++ 编程模型，它是一种简化的分布式编程模型和高效的任务调度模型，用于大规模数据集（大于 1TB）的并行运算。严格的编程模型使云计算环境下的编程十分简单。MapReduce 模式的思想是将要执行的问题分解成 Map（映射）和 Reduce（化简）的方式，先通过 Map 程序将数据切割成不相关的区块，分配给大量计算机处理，达到分布式运算的效果，再通过 Reduce 程序将结果汇总输出。

2. 海量数据分布存储技术　云计算系统由大量服务器组成，同时为大量用户服务，因此云计算系统采用分布式存储的方式存储数据，用冗余存储的方式保证数据的可靠性。云计算系统中广泛使用的数据存储系统是 Google 的 GFS 和 Hadoop 团队开发的 GFS 的开源实现 HDFS。

GFS 即 Google 文件系统（Google file system），是一个可扩展的分布式文件系统，用于大型的、分布式的、对大量数据进行访问的应用。GFS 的设计思想不同于传统的文件系统，是针对大规模数据处理和 Google 应用特性而设计的。它运行于普通硬件上，但可以提供容错功能，给大量的用户提供总体性能较高的服务。

一个 GFS 集群由一个主服务器（master）和大量的块服务器（chunkserver）构成，并被许多客户（client）访问。主服务器定期通过 HeartBeat 与每一个块服务器通信，给块服务器传递指令并收集它的状态。GFS 中的文件被切分为 64MB 的块并以冗余存储，每份数据在系统中保存 3 个以上备份。客户与主服务器的交换只限于对元数据的操作，所有数据方面的通信都直接和块服务器联系，这大大提高了系统的效率，防止主服务器负载过重。

3. 海量数据管理技术　云计算需要对分布的、海量的数据进行处理、分析。因此，数据管理技术必须能够高效地管理大量的数据。云计算系统中的数据管理技术主要是 Google 的 BT（BigTable）数据管理技术和 Hadoop 团队开发的开源数据管理模块 HBase。

BT 是建立在 GFS、Scheduler、Lock Service 和 MapReduce 之上的一个大型的分布式数据库，与传统的关系数据库不同，它把所有数据都作为对象来处理，形成一个巨大的表格，用来分布存储大规模结构化数据。

Google 的很多项目使用 BT 来存储数据，包括网页查询、Google earth 和 Google 金融。这些应用程序对 BT 的要求各不相同：数据大小（从 URL 到网页到卫星图像）不同，反应速度不同（从后端的大批处理到实时数据服务）。对于不同的要求，BT 都成功地提供了灵活高效的服务。

4. 虚拟化技术　虚拟化（virtualization）技术是云计算系统的核心组成部分之一，是将各种计算及存储资源充分整合和高效利用的关键技术。虚拟化是为某些对象创造的虚拟版本，如操作系统、计算机系统、存储设备和网络资源等，它是表示计算机资源的抽象方法。通过虚拟化技术可实现软件应用与底层硬件相隔离，将单个资源划分成多个虚拟资源的裂分模式，或将多个资源整合成一个虚拟资源的聚合模式。虚拟化技术根据对象可分成存储虚拟化、计算虚拟化、网络虚拟化等，计算虚拟化又分为系统级虚拟化、应用级虚拟化和桌面虚拟化。

5. 云计算平台管理技术　云计算资源规模庞大，服务器数量众多并分布在不同的地点，同时运行着数百种应用，如何有效地管理这些服务器，保证整个系统提供不间断的服务是巨大的挑战。云计算系统的平台管理技术能够使大量的服务器协同工作，方便进行业务部署和开通,快速发现和恢复系统故障,通过自动化、智能化的手段实现大规模系统的可靠运营。

三、大数据/云计算与生物医学

在传统的医疗系统中,服务器、网络和存储等 IT 基础设施往往是分散而隔离的,由不同的医疗机构或者同一医疗机构的不同部门单独维护和使用。这些分离的系统无法做到对信息的有效共享和对医疗系统的统筹管理。而云计算平台则为医疗信息系统的联合优化、动态管理以及临床研究的进行提供了巨大的存储空间和快捷的计算资源。云计算可以将这些分散的系统整合在一起,形成统一的医疗信息基础设施,提供类型多样的健康管理应用,为每一个人制订个性化的医疗方案。当数字化技术发展到能够将病理切片扫描存储为数字格式后,计算机图像处理技术可以在病理图像的处理中大展身手。如用云计算处理 6TB 以上的肠癌切片数据,计算机的判断接近了医生的诊断结果,达到了临床运用的价值。计算机辅助诊疗系统不仅可以大大提高医生的工作效率,而且能够为医生的判断提供定量的依据。

此外,在生物医学和药物研发过程中会涉及大量的数据处理和计算,一次需要分析几亿兆或几十亿兆数据。大数据、云计算、生物医学——三者结合在一起,把云端生物学大数据应用到基因测序、临床药物研发以及健康管理,由此催生了众多的生物云计算公司。著名的公司有:① Explorys。它是一家临床医疗数据管理应用公司,是克利夫兰诊所派生的创新公司。它是基于私有云的模式,向第三方机构提供服务,第三方机构可以把自己临床数据、运维数据财务数据托管到这个平台来,这个平台能提供实时数据分析。公司利用大数据提高医疗水平和服务质量,通过最强大的医疗计算平台把各个系统的数据联系在一起,提供完整的临床整合、高危人群管理、医疗费计算解决方案以及业绩计薪解决方案。该平台拥有 2050 亿临床、财务、运行数据元,覆盖 3800 万名患者、300 家医院、215 000 多名医疗服务提供者。18 家大型综合医疗系统正在使用 Explorys 云计算平台来确定疾病的类型、治疗方案和治疗效果。② DNAnexus。它是一家云端 DNA 数据库创业公司,将 DNA 数据提供给研究人员和科学家。目的是将更多基因存储至云端,实现基因的便捷访问和对比分析。同时还提供人类基因数据备份,基因检索和配对等。通过检索和配对,医生可以从数千万的基因信息中找到对患者有效的治疗药物,也可以通过 DNA 信息来诊断病情。目前 DNAnexus 的用户已经包括了斯坦福大学和哈佛大学等高校和制药公司。③ Illumina。它是遗传变异和生物学功能分析领域的优秀产品、技术和服务供应商。销售各种各样的 DNA 相关产品,包括基因测序仪、分析相关数据的软件和服务。通过帮助客户加快实现生物信息的采集、分析和应用,来改善人类健康。当前,基因组测序已经不再是一个简单的研究工具,读取人类全部 DNA 的费用已经降至足够低,甚至可以用来解决一些医疗问题,并确定治疗方案。④ Seven Bridges Genomics。它是美国一家主要提供基因排序研究和生物制药产品服务、实现生物信息的可视化、数据分析的创业公司。它在人类基因组排序和分析中综合应用了云计算和 NoSQL 数据技术,如 EC2、S3 和 MongoDB。Seven Bridges PaaS 提供了一个设置数据通道的界面,这些通道可以基于预定义的模型,也可以根据当前任务进行调整。⑤ Crossbow。是一款能够用于完整基因组重新排序分析的工具。这是全基因分析的流程软件,通过亚马逊云平台的 Hadoop 把时间明显缩短了。经过对多个类库进行整合,它可以借助 AWS 只花不到 100 美元的成本在 3 小时之内分析完一个人类基因组。

四、大数据与真实世界研究

（一）从大型研究结果引出的思考

Symplicity HTN-1 是首个肾交感神经消融（renal sympathetic denervation，RDN）治疗高血压的临床研究，45 例难治性高血压患者接受了 RDN 治疗，结果显示术后即刻与术前相比平均诊室血压降低，术后 1 个月显著降低。随后，该研究进一步扩大样本量至 153 例，随访 2 年结果显示患者血压水平有显著的下降。最终 3 年的随访结果显示，术后 12、24 个月和 36 个月，患者血压分别下降 27/12mmHg、30/13mmHg 和 32/14mmHg。术后随访 1、6、12、24 个月和 36 个月时，分别有 69%、81%、85%、83% 和 93% 的患者收缩压降低 10mmHg 以上，提示部分患者可能存在延迟起效。虽然该研究提示 RDN 具有良好的安全性和有效性，但是不能排除安慰剂效应和观察者偏倚，因此提出需要前瞻性随机对照临床研究。

为解决 HTN-1 试验设计的局限性，2010 年 Symplicity HTN-2 试验采用多中心、前瞻性、随机对照设计，106 例难治性高血压患者按 1∶1 随机分组，一组接受导管消融术和常规降压药物治疗，另一组接受抗高血压药物治疗。6 个月随访时，与基线血压水平相比，手术治疗组血压下降 32/12mmHg，药物治疗组血压无显著改变，两组间平均血压差值为 33/11mmHg，存在显著差异。随后，该试验对照组中 35 例患者接受了 RDN 治疗，再随访 6 个月后平均收缩压显著下降 24mmHg。此项随机试验证实了以前的研究结果，但也同样有局限性。第一，样本量相对较小。第二，随访时间有限。第三，继发性高血压筛查有限，患者用药依从性不可控。第四，以诊室血压作为主要观察结果而非 24 小时动态血压监测易产生测量误差和观察者偏倚。第五，顽固性高血压定义和药物治疗不严格。第六，患者不设盲故不能排除安慰剂效应。

基于以上理由，Symplicity HTN-3 多中心试验于 2011 年开展。该研究为单盲、随机、对照研究，入选 530 例难治性高血压患者，随机分为 RDN 组和假手术 + 单纯药物治疗组（按 2∶1 随机分组），主要研究终点为术后 6 个月患者诊室收缩压变化，次要终点是术后 6 个月患者 24 小时血压动态监测的平均变化，主要安全性终点是术后 6 个月内主要不良事件发生率。该试验设有非常严格的入选标准，排除首次动态血压评估平均收缩压 < 135mmHg 的患者，同时，对临床观察人员设盲并应用自动血压计监测诊室血压。此外，所有随机进入对照组的患者均需接受假手术治疗。然而，出乎意料的是，试验没有达到最初设定的主要终点。尽管没有安全性方面的相关事件发生，但受试者的收缩压未曾持续性下降。这是一个让人意外的结果，但底特律医学中心医学博士 Cindy Grines 说："我认为这个研究结果并不能终结这种去肾神经支配手术的开展。相反这个试验结果可能仅仅是由于方法学的错误所造成"。

随机对照试验（randomized controlled test，RCT）是目前公认的治疗性或预防性临床研究方法的金标准，已用于临床医学研究有 50 多年的历史。RCT 是将符合要求的研究对象分别分配到实验组和对照组，在同一条件下，同期按预期方案给予干预措施和观察，对试验结果进行测定和评价。RCT 的严谨设计可以避免研究中可能存在的选择性偏倚和测量性偏倚，确保研究结果的真实性，是获得证据、制定诊疗策略的主要依据之一。RCT 研究获得的只是理想条件下或某一年龄段或疾病亚组人群干预措施的结果，尚不能代表临床实践中的真实状况。此外，RCT 研究经常涉及医学伦理学问题；观察时间很有限，有时不可避免出现过多的失访、退出、沾染或干扰影响研究结果事件;不能满足不同危险度个体的循证治疗;甚至某些疾病无法实施 RCT 研究(如手术治疗与非手术治疗比较)。

那么我们是否会有更好的选择来进行临床研究呢?

(二)随机对照试验和真实世界研究

真实世界研究(real world study,RWS)起源于实效性临床试验,是指在较大的样本量(覆盖具有代表性的更大受试人群)基础上,根据患者的实际病情和意愿非随机选择治疗措施,开展长期评价,并注重有意义的结局治疗,以进一步评价干预措施的外部有效性和安全性,1993 年 Kaplan 首次在论文中使用。其涵盖的范围较随机对照试验更宽,除治疗性研究外,还可用于诊断、预后、病因等方面的研究。

针对严格的解释性随机对照试验纳入人群限制较多,用药条件控制严格,使得研究结果的内部真实性较高,外部真实性却较差,研究结果的实际应用推广受限等问题,国际上在实效性随机对照试验的基础上,提出了真实世界研究的概念和方法,通过"真实世界样本"来反映真实世界总体,最初主要用于对药物临床不良反应的监测,就某药物在现实临床中监测到不良作用,采用药物流行病学分析方法,予以辨别是否属于该药的不良反应;其后逐步发展到上市药物有效性和安全性再评价和临床干预措施的评价,主要是在不限定临床干预措施的情况下研究其效果。随机对照试验(RCT)从医疗者角度评估医疗手段的"效力"(efficacy),是确定医疗手段有效性和安全性的标准方法。真实世界研究(RWS)在真实医疗过程中进行的观察性临床研究,用于观察药物、新疗法在广泛真实医疗过程中的疗效和不良反应,是从患者角度评估医疗措施的"效果"(effectiveness)。需要注意的是,效力并不等于效果。RCT 关注效力研究(efficacy trials),即药物与干预措施能否在理想、严格控制的环境下产生预期的效果,着重于内部有效性,不易普遍化;选择人群观察时间短,人群样本小,测量手段主要有中间终点如 HbA_{1c}、肺功能 FEV_1、血压等,当然如果随访时间较长也有硬终点如病死率等。RWS 关注效果研究(effectiveness trials),即评价药物在真实临床环境下的治疗效果,重在外部有效性;缺乏控制,存在选择性偏倚、观察性偏倚等混杂因素,需要有不同于 RCT 的统计方法进行校正,测量手段有死亡率、无症状时间、患者生存质量等。

真实世界数据或真实世界研究覆盖多种研究类型及大数据资源,包括患者注册研究、已有的电子健康记录、常规收集的服药数据、患者原始数据、人群健康调查等,数据来源广泛。在多种数据类型中,临床终点(如发病率、死亡率)、患者报告的终点事件、安全性数据、疾病进展的自然病史均可直接供他国参考,而处方类型、经济学模型数据、流行病学数据则要分别结合当地经济及政策、疾病及国家具体考虑,治疗路径、使用资源、患者服务经验则因各国具体国情不一无法参考。

在具体的设计和各自的局限性上,RCT 和 RWS 有很大的差别(表 22-1)。由于 RWS 是观察性研究,研究对象纳入限制较少、人群异质性较大、自主选择治疗措施等造成的选择偏倚,以及重要预后因素在组间分布的不均衡性,需要进行多重倾向性评分减少这些影响。倾向性评分的概念最早由 Rosenbaum 和 Rubin 在 1983 年首次提出,其基本原理是用一个倾向指数表示多个协变量的影响,根据倾向指数进行不同对比组间的匹配、分层或加权,即均衡对比组间协变量的分布,最后在协变量分布均衡的层内或者匹配组中估计处理效应。在大样本的情况下,经过倾向评分值调整的组间个体,除了暴露因素和结局变量分布不同外,其他协变量应当均衡可比,相当于进行了"事后随机化",使观察性数据达到"接近随机分配数据"的效果。

表 22-1　RCT 与 RWS 设计的区别和局限性

	RCT	RWS
患病人群	严格有限样本,设计者制定纳入标准和排除标准	宽泛大样本,无需制定纳入标准和排除标准,符合治疗适应证的患者均可纳入
分组方法	按随机、安慰剂对照的原则将样本分为治疗组及安慰剂对照组	在非随机开放、无安慰剂对照的情况下将患者分为暴露组和公认有效对照组
研究过程	在较短时间内通过研究方案的治疗和随访得出结果	长期专门的治疗和随访(质控伦理),在完备注册信息和数据库支持下得出结果
局限性	结论外推性差,这一直是制约其发展的重要原因	观察者偏倚,且样本量大、随访时间长造成其研究成本高,庞大的数据收集量也增大了工作难度,并有可能存在潜在编码错误和数据丢失的问题

虽然二者差别巨大,但并不是对立关系,而是互补与承启关系。RCT 是评价任何临床干预措施的基础,用于评价有效性和安全性,没有 RCT,任何外部有效性的结果都将受到质疑。在 RCT 的基础上制定相应的治疗指南,新的临床干预措施得以真正用于临床,但指南是一种推荐,它告诉医生哪些应该做或可以做,而不是哪些必须做,指南不能替代临床经验。所以,就需要 RWS 作为有效补充,RWS 用于决定效应性,能够用于决定临床实践中真实的效益、风险和治疗价值,使临床研究的结论在 RCT 后回归真实世界。

(三)真实世界研究举例

例 1:2012 年 Chitnis AS 等用多重倾向性分析的方法比较几种血管紧张素转换酶抑制剂(angiotensin-converting enzyme inhibitors, ACEIs)对心力衰竭患者死亡率的影响,这是真实世界研究的一个例子。该研究纳入了 139 994 例心力衰竭患者,其中 69.50%(97 293)接受赖诺普利、21.79%(30, 503)接受福辛普利、8.41%(11 775)接受卡托普利和 0.30%(423)接受依那普利的治疗,以卡托普利为参照,比较不同 ACEIs 治疗的粗略死亡率。研究中共有 47 个基线危险因素(协变量),在这些基线危险因素中仅 11 项治疗组间无差异,36 项有统计学差异,但是建立倾向性评分模型,经过标准化倾向性权重评估后,绝大多数协变量无统计学差异,仅 3 项(肾衰竭、消化系统疾病、贫血和凝血异常)仍有差异,倾向性评分后显示各治疗组间具有可比性(图 22-1)。最终研究结论显示,与卡托普利相比,福辛普利和赖诺普利显著降低心衰患者死亡风险,依那普利与卡托普利则无显著性差异。该研究首次在现实世界的人群证实了不同 ACEIs 对于心衰患者预后会产生不同的影响,对未来 ACEIs 的治疗及研究提供了新的参考思路,可以使更多患者受益于更好 ACEIs 的治疗。同时,多重倾向性分析方法的应用,为现实世界治疗数据分析提供了有效的方法和思路。

例 2:2011 年 Petrella RD 等在《临床治疗学》杂志发表血管紧张素受体拮抗剂(angiotensin receptor blockers, ARB)vs 其他类降压药物真实世界研究回顾性分析,回顾性分析纳入 17 万加拿大高血压患者数据,坚持降压药治疗大于 9 个月,旨在比较 ARB vs 非 ARB 治疗方案的降压疗效,主要观察终点为血压达标率(目标血压值<140/90mmHg)。真实世界临床数据显示,以 ARB 为基础的联合治疗方案血压达标率更高,其中,ARB/氢氯噻嗪联合治疗方案血压达标率较高。

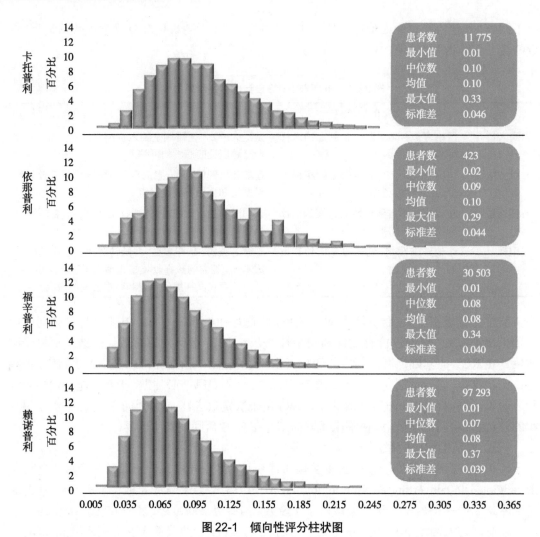

图 22-1 倾向性评分柱状图

注：各组之间的重叠允许对治疗和对照药物的效应进行直接估计，体现了对所有观测的背景特征差异的校正。各组间的重叠相当大，显示各组之间具有可比性

例 3：2011 年 Vegter S 等进行 ACEIs 和 ARBs 的依从性、坚持率及换药模式的研究，纳入 1999—2010 年间的超过 50 000 例患者处方，处方用药包括 ACEIs：卡托普利、依那普利、赖诺普利、培哚普利、雷米普利、福辛普利；ARBs：氯沙坦、缬沙坦、厄贝沙坦、坎地沙坦、奥美沙坦。用药模式包括：剂量、依从性、坚持率、换药。研究结果显示，ACEIs 与 ARBs 之间的依从性无差别；治疗 3 年后，ACEIs 与 ARBs 之间的坚持率无显著性差异，福辛普利的依从性高于培哚普利，且显著高于依那普利；福辛普利的坚持率高于培哚普利。

通过以上三个例子，我们可以看到 RWS 的重要作用，作为试验与实践的两个组成部分，RCT 与 RWS 相互补充。高血压领域"真实世界研究"类文献逐年递增，通过 PubMed，以 hypertension + real-world 为关键词搜索高血压领域在 2003—2012 年发表的实效研究相关文献资料结果（图 22-2）表明，真实世界研究正越来越多地应用到临床研究中。计算技术支持的临床实践所产生的大量临床数据为进行科学研究奠定了基础。在大数据背景下，可基于现有数据库中的数据进行分析，来支持不同种类的业务，如医疗费用及报销、患者病史分析、归档影像分析、实时临床数据分析，并可应用于远程会诊，无线移动技术医疗信息采集、分析及共享，以支持医疗协同、临床决策支持和公共卫生管理。过去的医学模式是经验医学，强调的是个人经验与实践，随着 RCT 的发展，现在是循证医学的年代，RWS 则可将经验医学与循证医学结合起来。

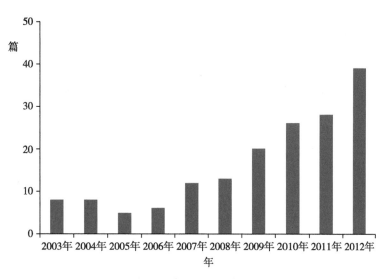

图 22-2　2003—2012 年之间高血压领域发表的 RWS 相关文献资料

五、"大数据"时代带给临床科研的机遇

随着医疗和健康数据的急剧扩容和几何级的增长，如何充分利用包括影像数据、病历数据、检验检查结果、诊疗费用等在内的各种数据，基于云计算技术，搭建合理先进的数据云服务平台，为广大患者、医务人员、科研人员及政府决策者提供服务和协助。"从数据到发现（from data to discovery）"，探讨大数据时代云计算如何推动科学发现，如何为科学家提供最有效的一种方式来帮助他们提升计算能力，从而加速从大数据到大发现的进程，必将成为未来信息化工作的重要方向。

很多国家都在考虑将云计算应用到医疗行业。例如，美国的医疗计划有一个雄心勃勃的目标，通过云计算改造现有的医疗系统，让每个人都能在学校、图书馆等公共场所连接到全美的医院，查询最新的医疗信息。丹麦政府计划通过云计算建立全国性的医疗体系，从而改善该国药品管理局的工作流程，并将优化的流程推广至药商甚至全丹麦的医药行业。

一些知名医疗研究机构开始使用"健康云"。例如，美国哈佛医学院所建立的私有"医疗云"已经成为其在日常医疗和研究工作中不可或缺的一部分。哈佛医学院的研究人员和工作室分布在波士顿的多个地点，其中有 6 个基础研究实验室，50 个门诊部，17 个附属的研究所和医院等。其间进行的个性化医疗和基因研究等项目往往需要海量的数据处理能力，不同的研究小组对 IT 环境和资源的要求也不尽相同。因此，哈佛医学院采用一系列成熟的云环境管理工具，希望通过云计算解决在各个研究小组和机构之间实时、动态、按需调配计算资源的问题，将研究人员从底层的管理实施细节中解放出来，以减少日常的管理和维护成本，将主要精力投入到与医学研究相关的任务上来。

在临床上针对门诊高血压患者建立血压管理电子档案,从而实现临床医师对每个患者血压变化的长期监测与记录,可以对患者的信息进行自动整合,分辨最具特异性的临床参数,从而给予该患者情况的整体评估报告,以帮助医师做出最佳的个体化治疗方案。同时也可以对大量数据进行汇总、整理和分析,为高血压管理提供趋势分析和整体评估报告。2014年由北京力生心血管健康基金会主持的中国高血压筛查公益项目(CHTCH-iSTATUS),使我们看到了大数据对临床诊疗工作起到了一定的推动作用。该项目对门诊高血压患者进行血压筛查和患者教育,目的是提高高血压的知晓率和控制率。通过蓝牙血压计 + 平板电脑,将筛查数据自动上传至后台数据库。项目从2014年3月启动,至2014年12月,覆盖了全国56个地区,267家医院,611名医师参与。共入组高血压患者177 920例,已有32 996例患者复诊。入组时的血压达标率为47.3%,复诊患者的血压达标率上升为75.1%。

大数据给医疗领域带来了机遇,有助于实现"信息化、电子化和数据化"系统跟踪式医疗模式。构建医疗云分析平台及对大数据进行挖掘,有助于医师做出最佳的临床决策和进行临床研究。

(一)基于Hadoop系统构建医疗云分析平台

Hadoop是一个进行分布式计算和海量数据处理的基础平台。它是一个框架,程序员可以借助Hadoop编写程序,将所编写的程序运行于计算机机群上,从而实现对海量数据的处理。Hadoop可分为多个层面。第一,基础层,基于Hadoop集群实现医疗海量数据存储。针对医学影像资料中常见的CT、MRI的图像及快速获取图像资料并撰写诊断报告的PACS实时应用等需求,构建S-DICOM文件存储架构。第二,平台层,以MapReduce并行计算引擎为核心,实现从多个数据源(主要是医疗机构的各个业务系统)抽取数据、清洗、转换格式并装载入基于HBase的数据存储模型;并提供Bayes判别分析、聚类、决策树、关联度算法和推荐算法等多种算法库,为辅助临床疾病诊断、行为分析等提供算法支撑。第三,功能层,基于基础层强大的数据存储能力和平台层以MapReduce并行计算引擎为核心的强大数据处理能力,提供医疗海量数据的即时查询、统计分析、深度挖掘和机器学习等功能,为业务层提供功能支持。第四,业务层,在功能层的支撑下提供在线实时查询、统计报表、患者行为分析、疾控预警和临床决策等应用。在并行机器学习/数据挖掘引擎和并行计算引擎的支持下,海量医疗数据将在疾病的早期诊断和预防、疾控和最优治疗等方面得到更好的应用。

(二)医疗与临床科研的大数据挖掘应用

1. 公众健康 大数据挖掘可以改善公众健康监控。公共卫生部门可以通过覆盖全国的患者电子病历数据库,快速检测传染病,进行全面的疫情监测,并通过集成疾病监测和响应程序,快速进行响应。通过提供准确和及时的公众健康咨询,大幅提高公众健康风险意识,同时也将降低传染病感染风险。

2. 临床决策支持系统 大数据分析技术将使临床决策支持系统更智能。例如可以使用图像分析和识别技术,识别医疗影像数据,或者挖掘医疗文献数据建立医疗专家数据库,从而给医生提出诊疗建议。此外,临床决策支持系统还可以使医疗流程中大部分的工作流向护理人员和助理医生,使医生从耗时过长的简单咨询工作中解脱出来,从而提高诊疗效率。

3. 医学图像挖掘　医学图像（如超声、CT、MRI 和 PET 等）是利用人体内不同器官和组织对超声波、X 线、光线等的散射、透射、反射和吸收的不同特性而形成的。它为对人体骨骼、内脏器官疾病和损伤进行诊断、定位提供了有效的手段。医学领域中越来越多地使用图像作为疾病诊断的工具。

4. 生物信息学——DNA 分析　我国深圳国家基因库中的样本量已达 130 万份，2015 年年底预计达到 3000 万份生物样本。而美国 GenBank 数据库中登录的 DNA 序列总量在 2002 年就已超过了 280 亿个碱基对。随着人类基因组计划的开展产生了巨量的基因组信息，区分 DNA 序列上的外显子和内含子成为基因工程中对基因进行识别和鉴定的关键环节之一。使用有效的数据挖掘方法从大量的生物数据中挖掘有价值的知识，提供决策支持。目前已有大量研究者努力对 DNA 数据分析进行定量研究，从已经存在的基因数据库中得到导致各种疾病的特定基因序列模式。一些 DNA 分析研究的成果已经得到许多疾病和残疾基因，以及新药物、新方法的发现。推动早期筛查、诊断、治疗、康复的防治技术研究。

六、"大数据"时代临床科研面临的挑战

在大数据迅速发展的背景下，医学信息化发展及临床科研也面临着挑战，存在一些必须解决的问题。

1. 数据共享的问题　目前我国多数生物医学科研部门和医疗机构因为利益的原因，对于拥有的医学科研数据和诊疗资料都持保护态度，不愿意向社会和同行提供数据服务。所积累的海量科研和临床数据一直处于孤立使用的状态，机构之间的数据共享应用非常有限。数据孤岛现象限制了提高生物医学研究效率、建立社会医疗健康保障体系和减轻患者重复消费的经济负担。而美国国立生物技术信息中心（NCBI）存储了分子生物学、生物化学、遗传学领域的海量数据，其数据是对科学家无偿提供的。但是根据规定，美国科学家要想拿到政府经费，必须在申请课题时就承诺在课题完成后，将详细的研究数据提供给 NCBI，这是 NCBI 获得大量数据的根本保证。因此我们需要有相应的政策和措施，让医学研究机构和医疗机构的数据相互共享，真正形成开放的临床科研、生物医学研究、居民健康档案和医药信息大数据平台。

2. 标准化问题　为了更好地进行临床科研，必须建立国家或区域建立统一标准的电子病历系统，但现实并非如此，各个医院存储的数据标准不同，而且不同系统存储的信息也不一样。目前不同系统和科研机构之间的信息数据标准很难统一，这主要是由于设备生产厂商、软件供应商之间技术标准不统一和科研机构的研究方法各异造成的，例如不同的医院信息管理系统的电子病历数据格式和标准不同，信息中心的数据存储设备的架构也有可能不同，这造成医院间的数据信息无法流通和共享，这就为同一患者在不同医院进行治疗制造了障碍。因此大数据要在医疗信息领域得到应用，必须打破技术壁垒，解决信息标准化的问题。我们应该更积极地加入国际标准的讨论、设计和制定，参与国际的生物医学信息共享。

3. 数据安全性问题　如何保证存放在云服务提供商的数据隐私，不被非法利用，不仅需要技术的改进，也需要法律的进一步完善。云计算数据的安全性问题解决不了会影响云计算的应用。

4. 医学大数据应用所需的复合型人才缺乏　医学信息学是生物医学与信息技术、统

计、管理等学科相结合的交叉学科，在应用领域里真正掌握精通生物医学和信息科学知识的人才少而又少。为促进多学科研究和教育，美国 2009 年在特拉华大学创立生物信息学与计算生物学中心，并创立或负责多个生物信息学教育项目。目前我国很少有高校设置生物医学与信息学相交叉的学科专业，在生物医学研究领域里的复合型研究人才多数是自学或者由不同学科的导师共同培养的，这种情况造成了目前医疗大数据应用缺乏人才推动力的困境。

目前我国医疗领域的大数据应用还属于起步阶段，如上所述所面临的共享壁垒、标准统一和人才短缺的问题制约着大数据在生物医学研究和医疗信息化发展等领域发挥更大的作用。相信在政策推动和信息科学技术不断发展的前提下，大数据在医学信息化中的应用将会不断深入，在生物医学研究的发展和社会医疗保障体系的完善过程中发挥作用。

七、结语

毋庸置疑，21 世纪是循证医学时代，是大数据引导策略的新纪元！"RCT—指南推荐—RWS—完善临床实践—提出新的临床问题—RCT"共同成为一个螺旋上升的完整循证医学证据链。RCT 为指南推荐提供证据，RWS 检验指南推荐的可实践性，进而使疾病的治疗策略逐步完善，最终优化治疗，回归临床实践，这是医学治疗方式从设想到真正成为临床医生深刻认知的完整过程。RCT 提供证据，荟萃分析确定证据，RWS 验证证据，临床治疗经验个体化应用证据，这一切源自临床实践，回答临床问题，总结治疗推荐，回归实践检验。大样本数据库所能带给我们的绝不仅仅是数字的堆砌，其真正价值在于能帮助我们深入、全面和准确地研究或解决重大临床问题，使结论更接近于"真实世界"，进而优化或革新临床实践。云计算是一种新型共享架构方式，基于云平台的医疗信息服务应用将更多地从现有架构去改进，云计算的核心技术使得以低成本达到高要求的服务级别协议成为可能，而医疗信息服务因为云计算也会出现全新的建设方向。

（刘金来）

第二十三章

实效研究概述和方法

任何干预措施如药品或医疗器械必须严格评估其疗效和安全性并获得国家药品监管部门的批准方可上市。上市前采用的评估方法主要是临床试验特别是随机对照试验,获得的干预措施疗效和安全性是在严格控制的理想医疗条件下产生的结果,为临床实践指南的制定提供了科学的依据,这类临床试验称为效力试验(efficacy trial)。效力试验的设计一般受试对象人数较少、入选条件严格、病情较为单一、用药种类及用药时程有明确限制、研究时间较短,在此理想的试验环境下获得的干预措施疗效和安全性信息最大限度避免了偏倚因素的影响,但与"真实世界"的医疗环境相距甚远,难以充分回答现实医疗环境下医患双方面临的复杂临床问题,影响干预措施在实际医疗条件下的推广和医务人员为患者进行合理、正确的医疗决策。为此,在效力研究结果的基础上,进一步开展"真实世界研究(real world study,RWS)"即实效研究(outcome research)的理念应运而生,以评估干预措施在实际医疗条件下的疗效和安全性,更好地指导医务工作者、医药管理者、医疗保险机构和患者的医疗和卫生决策。

第一节　实效研究基本概念

评估干预措施的疗效应同时兼顾效力(efficacy)和效果(effectiveness)(表23-1)。效力是指在理想条件下获得的某干预措施的疗效和安全性,通常采用随机安慰剂对照、在高度选择的人群和大型医疗机构中进行评估,即效力研究;而效果是指在日常的临床医疗环境下获得的某干预措施的疗效和安全性,通常采用观察性研究、在有异质性的人群和日常医疗环境下进行评估,即效果研究。事实性,效力研究和效果研究实质上是一项研究的"连续谱",不是"非此即彼"的关系,也不可能有纯粹的效力研究或效果研究;同时,也没有"对错或好坏"之分,与要解决的临床问题和研究目的相关,如上市前研究在设计和实施上可能更倾向于效力研究,而上市后研究则更倾向于效果研究;任何干预措施评估,均要先经过效力研究确定利大于弊后(临床试验中是否有效?),才会进行大规模的实效研究(临床实践条件下是否有效?)。因此,效力研究和效果研究对于充分了解一种干预措施的疗效和安全性具有同样重要的意义,只是在具体设计和实施研究的方法学细节上有所不同。

实效研究是对所有非干预性研究的统称,并不是一种具体的研究方法。它是指在实际医疗环境下,对具体医疗干预措施和实际操流程最终结果的评估。"医疗干预措施"包括患者在疾病诊断和治疗过程中接受的所有医疗措施;"最终结果"包括人们能直接体会和最关心的医疗结果（如痊愈、生活质量、死亡），以及取得结果的付出（如时间、经费、生活能力等）；"实际医疗环境"则有别于评估新医疗技术或产品常采用的随机对照试验（randomized controlled trial，RCT）中的"医疗控制环境"，是现实情况下的医疗环境。

表 23-1　效力研究和效果研究的特征

	效力研究	效果研究
研究环境	理想环境下，确保整个研究能严格防止偏倚与混杂影响	实际的临床医疗环境下
对照类型	通常干预措施与安慰剂比较	多种有效干预措施互相比较
入选对象	高度选择，多为患单一疾病或病情的患者	有临床适应证的患者，包括在效力研究中被排除的合并多种疾病的患者
纳入与排除标准	严格，常排除依从性不好、反应差但实际需要使用的人群（如老年人）	一般不对研究对象做任何限制
结局指标	常测量短期效果指标如替代终点或中间指标	关注患者、医务人员、决策者认为重要的长期效果指标如临床状况改善、生活质量、残疾、死亡等

与实效研究意义相似的术语在国内外有多个，如实效 / 结果 / 效果研究（outcome research）、比较效果研究（comparative effectiveness research，CER）、患者为中心的实效 / 结果研究（patient-centered outcome research，PCOR）和真实世界研究（real world study，RWS）。国内在这些术语的翻译上也不太统一，国际上近年使用较多的是比较效果研究和患者为中心的实效 / 结果研究，但就其概念仍有细微的差异。

1. 比较效果研究　2009 年美国医学研究所（Institute of Medicine，IOM）对比较效果研究定义如下：CER 是指在真实临床环境中，通过比较不同干预措施在预防、诊断、治疗、疾病监测和医疗保健方面的利与弊来生产和综合证据，以帮助患者、医生、支付方和卫生决策者做出更明智的决策。2010 年美国患者保护与支付医疗法案（Patient Protection and Affordable Care Act，ACA）也对 CER 给予了相似的定义。其基本特征包括：①针对特定的临床实践或卫生政策提供决策依据；②比较至少两种干预措施的疗效和安全性；③通常在亚组水平描述研究结果；④在"真实世界"的人群中测量效果；⑤采用恰当的研究方法和数据资源开展研究。

2. 患者为中心的实效 / 结果研究　2012 年，美国以患者为中心的结果研究所（Patient-Centered Outcomes Research Institute，PCORI）经过反复推敲，对患者为中心的结果研究的定义达成了共识。定义指出：患者为中心的结果研究有利于促进医患沟通，帮助患者做出明智的医疗决策，并让患者参与到医疗服务的决策中。这类研究回答的是患者为中心的问题，如根据我个人的特点、条件和喜好，我应该期待什么将会发生在我身上？我的选择是什么？各种选择的利弊如何？为改善对我来说最重要的结局，我能做些什么？帮助我的临床医生和医疗保健系统如何为我的健康和医疗做出最好的决策？

为回答上述问题，患者为中心的结果研究应：①评估干预措施在预防、诊断、治疗、姑息或卫生服务系统等方面的利和弊以帮助医疗决策，强调不同干预措施间的比较和患者关注的结局；②在强调患者关注的结局如生存、功能、症状和健康相关生存质量的同时，应考虑个人的偏好、自治和需求；③应包括各种各样的医疗环境和不同特征的受试人群以解决个体间的差异及在实施和传播中存在的障碍；④在强调个人的负担，服务、技术和人力资源的可用性及其他利益相关者的视角的同时，要使研究结果最优化。

第二节　实效研究产生背景

一、实效研究的起源和发展

实效研究并非一个新概念，1966 年国外学者在评价医疗保健质量时就使用了"结局"一词。1986 年美国卫生服务研究中心（National Center for Health Services Research，NCHSR；后更名为卫生保健政策与研究中心 Agency For Health Care Policy And Research，AHCPR；现在为医疗卫生保健研究与质量管理局 Agency For Healthcare Research And Quality，AHRQ）就开展了患者结果评估研究项目（Patient Outcomes Assessment Research Program）。1998 年，美国 AHRQ 的主任克兰西（Clancy）和艾森伯格（John Eisenberg）在《科学》（Science）杂志上发表文章，再次强调"结局研究"的重要性并对"实效研究"做了定论。她指出，实效研究是对医疗措施最终结果的评估手段，且应包括患者对医疗措施的体验、对医疗手段预后及价值的评估。实效研究旨在为医护人员、政府、保险机构及患者提供科学的医疗依据。

尽管实效研究早在 20 世纪 60 年代就开始萌芽，2003 年美国国会曾授权支持 AHRQ 初步探讨比较效果研究，但实效研究真正引起国际广泛关注是在 2009 年。美国推行实效研究是为了应对其高卫生投入、低卫生绩效水平的难堪局面。根据《2000 年世界卫生报告——卫生系统：改进绩效》的排名，美国卫生保健系统的绩效排名全世界第 37 位。美国是世界上医疗卫生开支最大的国家，1998 年美国人均医疗卫生费高达 4270 美元，比经济合作与发展组织 23 个成员国的平均数高出 1 倍多。2006 年，美国人均卫生费用也是全世界最高的，但是其卫生服务绩效却不尽如人意，表现在婴儿死亡率排名全世界第 39 位，成年女性死亡率排名第 43 位，成年男性死亡率排名第 42 位，预期期望寿命排名第 36 位。美国的卫生费用增长率也快于其他国家，但是仍有 460 万没有医疗保险、享受不到高质量的卫生服务，这部分人大多是低收入人群，其卫生服务的公平性和可接受性差。2007 年美国加州大学旧金山分校健康和卫生保康领域的著名教授、曾在 1990 年至 2002 年任罗伯特·伍德·约翰逊基金会总裁兼首席执行官的 Steven Schroeder 说过："The United States spends more on health care than any other nation in the world，yet it ranks poorly on nearly every measure of health status. How can this be?（美国的卫生投入比世界上任何其他国家都高，但卫生绩效的每个指标排名都不尽如人意，这怎么可能呢?）"。2009 年 3 月美国总统奥巴马任命的卫生与社会服务部部长 Kathleen Sebelius 曾说"I think there's a general recognition that the system we have in America is fundamentally broken. We spend more than any country on Earth. Our health results look like we're a developing nation.（我想大家普遍承认美国的卫生保健系统从根据上坏掉了。我们的卫生投入远远高于世界上任何一个国家，但卫生绩效看起来我们就像是一个发展中国家）"。为改变这种局面，提高卫生绩效，2009 年下半年，美国 HHS 要求新医疗产品在被广泛使用或在老年医疗保险支付医疗费用前，要具有同现有医疗手段效果比较的证据，此即"比较效果研究"的由来。

作为实效研究的主要推动国，2009 年美国复苏与再投资法案（The American Recovery and Reinvestment Act，ARRA）专款划拨 11 亿美元资助三个机构即国家卫生研究院（National Institutes of Health，NIH）、卫生与社会服务部（Health and Human Services，HHS）和医疗卫生保健研究与质量管理局（AHRQ）制定比较效果研究优先发展计划，确定将其作为医疗卫生改革的主要方向，正式纳入到美国国家发展战略。2010 美国患者保护与支付医疗法案（ACA）创建了非政府组织患者为中心的结果研究所（PCORI），进一步推动 CER 的开展。该法案要求美国医学研究所（IOM）明确 CER 定义并筛选优先主题 100 项，而 PCORI、AHRQ 和 NIH 等机构负责优选主题、解决和完善方法学问题、构建电子数据库、传播和转化研究结果及资助 CER 研究等，体现美国政府对比较效果研究的高度重视。

英国的国家健康与临床优化研究院（National Institute for Health and Clinical Excellence，NICE）是 CER 领域的先驱之一，德国实施 CER 的主要机构是卫生保健质量和效率研究所（Institute for Quality and Efficiency in Health Care，IQWiG），而加拿大是健康药品与技术机构（Agency for Drugs and Technologies in Health，CADTH），其他国家如丹麦、澳大利亚、韩国、俄国、巴西、新西兰、瑞典等都开始建立相关机构或部门，投入精力实施和推广 CER。

我国在认识和开展 CER 上相对滞后，在 2011 年 3 月召开的首届中国实效研究和循证医学高峰会议上，中国学者开始正式讨论 CER，并于 2011 年 5 月在成都召开的国际补充医学研究学会第六届年会中推荐将 CER 引入到中医研究领域。2011 年 6 月，第二届脑血管病创新药物产业联盟高峰论坛，其主题是探讨建立 CER 的中国国家平台。

二、开展实效研究的必要性

1. 应对医疗费用的不断增长　随着人口增长、年龄老化、新技术和新药物的应用、人类健康需求层次的提高，使医疗费用以高于国民生产总值的速度增长，国家卫生总费用已超过了社会经济的承受能力；而高新技术、高档设备、高价药品的层出不穷，更加剧了有限卫生资源与无限增长的卫生需求之间这一全球性的矛盾。一方面，高科技医疗技术的应用与推广增强了人们诊断、防治疾病的能力，提高了人类健康水平；另一方面，某些医疗技术滥用或过度使用，往往给患者乃至整个社会带来消极影响和不良后果。因此，必须大力开展比较效果研究，对不同治疗方案的费用和效果进行深入分析，帮助患者、医生、支付方及政府决策者作出科学的循证决策，才能改善健康结果并节省费用，更好地服务于社会。

2. 传统随机对照试验的局限性　在临床实践中，患者的病情往往较为复杂，需要有针对性地同时接受多种治疗措施，最终疗效必然是所采取的干预措施与其他各种处理因素（如治疗方式、管理、辅助治疗等）的综合效果。而传统的随机对照试验通常有严格的入选标准、受试对象往往病情较为单一，导致研究对象代表性不够全面，不同程度地限制其结论推论到目标人群；再加上病例数少、研究时间短、用药条件和研究设计限制多，导致研究结果与真实临床环境有差别，不能提供充足的临床决策信息。

3. 新的需求催生新的研究方法

（1）患者健康问题复杂化：随着人口老龄化，慢性疾病和合并多种疾病的患者增多，需要在临床研究中考虑合并多种疾病患者的治疗效果和安全性。

（2）干预措施的层出不穷：随着医学的发展，新的干预措施不断涌现，需要采用新的研究方法评估多种干预措施的疗效和安全性，帮助医务人员和患者优选同类或不同种类的干预措施。

（3）经济压力和对质量的关注，需要相应的医疗卫生服务体系：医疗费用的不断增长和患者对医疗质量的越来越关注，需要科学评估不同医疗卫生服务模式的绩效，为政府部门提供决策依据。

（4）个体化医疗的需求：需要科学评估不同干预措施对个体而非群体的效果，更好地帮助医务人员和患者进行合理选择。

第三节　实效研究基本方法

计算机网络技术的飞速发展，为收集、储存和传输海量医学数据提供了独特的机会，也为开展实效研究提供了丰富的数据资源。

实效研究包括一系列研究方法，如原始研究和二次研究方法。这些方法事实上是在经典的试验性研究、观察性研究和二次研究方法基础上的改良和发展。

一、试验性研究

应用随机对照试验开展实效研究，采用一致的诊断标准、宽松的入选标准、灵活的干预措施从不同医疗机构纳入不同特征的患者，比较两种及以上临床应用证明有效的干预措施，而不是与安慰剂或空白对照比较，增加了研究结果应用于不同亚组人群的可能性。同时，要求研究对象能反映实际医疗环境中的人群和医疗机构的特征，最好包括不同特征的亚组人群，以分析干预措施效果在不同亚组人群中的差异。为达此目的，需要纳入大量研究对象并考虑研究的可行性和成本。有 3 种特殊形式的随机对照试验适用于实效性研究。

1. 实效性随机对照试验　实效性随机对照试验（pragmatic randomized controlled trial，PRCT）是指在实际的医疗环境条件下，比较两种及以上临床常用的有效干预措施的疗效和安全性，以明确哪一种干预措施疗效和安全性更好，有助于患者、医务人员和医疗保险机构合理决策。Thorpe 等制定了 PRECIS（a pragmatic–explanatory continuum indicator summary）工具，用以区分实效性试验和解释性试验，帮助研究人员设计 PRCT。相对于经典的解释性 RCT，PRCT 的特点包括：①宽泛的研究对象入选标准，较少的排除标准，通常不以患者的预期风险、合并症和依从性等排除研究对象，纳入的研究对象常具有不同的特征、来自不同的医疗机构，最大限度保证研究结果的外推性。②研究人员实施干预措施（试验措施和对照措施）时具有一定的灵活性，可根据患者具体情况进行调整，且允许不同资质和不同机构的人员参与，尽量少干预临床常规治疗，但要关注不同培训经历、经验和能力的研究人员对干预效果的可能影响。③对照措施：为临床常规使用或当前最佳治疗方案，以确定日常使用的不同干预措施孰优孰劣，合理选择。④结局指标：无正式的随访安排，常从管理数据库如死亡登记库获取结局指标，一般难以采用盲法。常同时考虑多种结局指标，以能客观测量并对患者有重要临床意义，即终点指标为主，也包括功能状态和医疗服务利用情况等指标。⑤依从性：不采用特殊的措施和手段维持或改善患者和研究人员的依从性。⑥结果分析：无论患者的依从性、合格性等如何，所有纳入患者都应进行分析（意向性治疗分析），了解治疗措施在所有内在干扰因素存在的常规条件下是否有效。⑦样本量：由于纳入的研究对象具有明显异质性，为了解干预措施在不同亚组人群和不同医疗机构的差异，所需要的样本量往往大于传统的 RCT。

2. 组群随机对照试验 组群随机对照试验（cluster randomized trials）与传统 RCT 的区别是随机分配的单位不同，不是以单一个体为分配单位，而是以组群为分配单位，随机分配入试验组或对照组，在同一个群组中的所有个体都接受相同或相似的干预措施，类似于真实的临床实践环境，其结论具有较好的外推性，对制定"真实世界"的决策（如临床实践指南、卫生政策等）非常有用，适用于医疗服务机构、供给和支付等相关问题研究，也适用于临床实践模式中干预措施和自然变异的研究。与传统 RCT 相比，组群随机对照试验的优势为：①减少干预组间发生沾染的机会；②由于同一群内接受的干预措施相同，所以患者容易接受并参与研究、容易获得知情同意书，也容易与患者沟通；③减少管理人员的负担。当然，组群 RCT 也有一些局限性：①与传统的 RCT 相比，组群 RCT 的统计效能比较低，组间可比性差，存在同类患者聚集的效应，因此需要较大的样本量（纳入更多的组群比纳入更多的病例数重要）；②由于存在同类患者聚集的效应，群内个体不是独立的，需要特殊的统计方法校正，以避免置信区间不恰当的变窄。

3. 适应性随机对照试验 传统 RCT 的设计特征和分析方法要求预先指定，一般在试验过程中不允许改变。而适应性随机对照试验（adaptive trials）是指试验开始后，在不破坏试验整体性与有效性前提下，依据前期试验所得的部分结果调整后续试验方案，也可参考其他领域相关研究如系统评价和 meta 分析的信息，及时发现与更正试验设计之初的一些不合理假设，以减少研究成本，缩短研究周期。可调整的内容包括样本量、干预组数、剂量、各干预组受试者比例分配、纳入/排除标准、统计方法和试验终点。当然调整的原则需要在试验设计阶段确定，而不是随意改变。此种 RCT 设计方案的优势包括：①短时期能获得研究结果；②具有更好的临床相关性；③不完全受研究方案的制约。缺点包括：①操作偏倚难以避免；②可能增大假阳性率（Ⅰ型错误增大）；③样本量重估导致人群变化；④需要熟练的专业知识；⑤很多技术问题（尤其是统计学方法）尚未解决，尚不宜大规模应用。

二、观察性研究

观察性研究与随机对照试验最大的区别，在于研究对象不是采用随机分配的方法分配到不同的干预措施或暴露组，而是在疾病发展过程中和实际的临床环境里对研究对象的特征如接受不同的干预措施进行观察、记录，了解患者的反应，最后对不同干预组患者的结果进行描述和对比分析。因此，观察性研究是回答"真实世界"问题的常用研究方法。

观察性研究常常纳入大样本、各种特征人群作为研究对象，用于评估分析不同亚组特征人群和干预措施效应差异的原因；观察性研究可同时比较一种以上干预措施和进行广泛的随访，这样可以观察到疾病的自然病程和中间结局。然而，观察性研究因为未采用随机分配患者，造成不同组间患者特征的可比性差，因此必须详细测量与干预措施选择和患者结局相关的各种因素，分析时校正各种混杂因素的影响，减少偏倚。

1. 观察性研究的数据来源 信息技术的发展为收集、储存和传输大量医学数据提供了独特的机会，也为开展实效研究提供了丰富的数据资源。当前采用观察性研究方法开展的实效性研究，其数据来源主要有两类：

（1）现存的数据库（existing database）：主要是为临床实践或医疗管理等建立的数据库，包括医疗保险索赔数据（medical claims databases）、电子病例数据库（electronic medical record databases）、自动上报系统数据库（spontaneous reporting systems）、健康调查数据库（health survey databases）、死亡和出生记录数据库、人口普查数据库等。这类数据库不是专门为研究而建立的，用于研究面临许多挑战如各种数据库因结构、术语、变量值等的差异，导致彼此分离、缺乏统一的标识码进行数据库的链接，数据库的完整性和数据质量（准确性和规范）也亟待提高。

（2）前瞻性数据库（prospective study data）：最常见的是注册登记数据库（registry databases），是为达到一种或多种预先确定的研究、临床或政策目的而建立的一个有组织的数据收集系统，如围绕某一种具体疾病（如糖尿病、终末期肾脏疾病患者）、医疗器械（如血管支架、髋关节假体）和医疗服务流程（阑尾切除术或急诊冠状动脉介入治疗患者）建立的研究数据库，通常由研究者建立，可结合已有的临床或管理数据库如电子病例数据库的数据资料，但至少部分数据是根据研究目的的主动收集的。注册登记数据库的特点是：①在临床"自然"环境条件下收集数据；②根据预先确定的研究目的和设计收集数据；③根据统一的数据变量、定义和收集频率建立标化、统一的数据库资料；④相对于非研究目的建立的临床或管理数据库，数据会更完整和准确；⑤可以是单中心，也可以是多中心合作共同建立；⑥一个数据库可同时回答一个或多个研究问题。建立注册登记数据库的目的：①观察疾病进程：记录获得医疗机构服务的病患类型并分析发生、发展情况；②理解治疗和转归中的多样性，分析影响预后和生活质量的因素，建立患者预后预测模型；③评估干预措施：比较不同干预措施在真实临床环境下的效果、安全性和危害及卫生经济学特性，可为确定医疗保险补偿提供信息；④评价医疗质量：确定某服务或药物在真实世界中的应用现状，分析疾病治疗和临床决策的合理性，如药物或器械的合理应用、指南的执行情况与患者结局的关系等。

2. 观察性研究的设计方案　利用观察性数据资源开展实效研究，可采用的设计方案包括个案报告和系列病例分析、横断面研究、病例-对照研究和队列研究。

（1）个案报告和病例分析：个案报告（case reports）是针对单个病例情况的报告，而病例分析（case series）是针对具有某种共同特征的一组病例情况的总结如服用某种药物、安置某种器械或者出现某种结局的一组患者。这种设计的实效研究因样本量有限、缺乏对照，结果难以推广应用，价值不大，但可以产生假设，为今后的研究设计提供参考信息。

（2）横断面研究：横断面研究（cross-sectional study）是调查某一时间断面、某一特定范围人群中的个体是否患病、是否具有某些因素（或特征）以及疾病和因素分布的特征及其相互关系。由于此类研究只是调查存活的、可联系上的患者的现在暴露情况，并不能反映整个暴露史和暴露史随时间的变化，影响了结果的推广应用。此外，由于暴露（因）与疾病（果）是在同一时点或时期测量，很难回答是因为暴露于该因素而导致该病，还是由于该病而出现这种因素。因此，横断面研究所揭示的是暴露与疾病之间的统计学联系，仅为因果联系提供线索，而不能据此做出因果推断。不过，横断面研究是以人群为基础的研究，反映了人群疾病、健康结局或暴露情况，能为实效研究产生较好的假设，特别是一些政府的健康和监测研究项目。

（3）病例-对照研究：病例-对照研究（case-control study）是选择一组患有所研究疾病

的人作为病例组，选择一组未患有所研究疾病的人作为对照组，调查这两组人对某个（些）因素的既往暴露情况，比较两组间暴露率或暴露水平的差异，以判断该疾病与这个（些）因素的关系。病例-对照研究属于回顾性研究，无须随访很长时间等待研究结果的出现，特别适合于结局罕见、潜伏期很长的疾病的研究。

采用病例-对照研究开展实效研究，在设计上一定要注意病例和对照的选择、回忆性偏倚的影响。病例和对照一定要根据研究目标、研究设计和结果的应用人群进行考虑，保证其代表性。选择病例时，要注意新发病例和现患病例对结局可能产生的不同影响。选择对照时，原则上要与病例对象同源，但要特别注意潜在人群的暴露情况，如研究粉尘或噪声与发病的关系，对照不应来自与病例组有同一粉尘浓度或同一分贝级别的环境。当个人特点如性别、年龄等与疾病发生有关系时，应考虑采用配对的方式使病例和对照组性别及年龄分布均衡。此外，病例-对照研究中，尽管暴露与结局已成事实，但因记忆的不准确或不完整，以及暴露和结局情况的差异会影响病例和对照组研究对象出现有区别的回忆，即回忆性偏倚。

（4）队列研究：队列研究（cohort study）多用于病因/危险因素和预后因素研究的设计中，探讨因素对疾病发生或疾病不同结局的影响。其设计为根据是否暴露于与研究结果相关的某种致病因素或预后因素自然分为暴露组和非暴露组，经过一段时间随访后，比较和分析暴露因素与结果之间的关系。

队列研究是观察性研究中论证强度最高、应用最广泛的实效研究方法。临床实践中，同一疾病往往有多种干预措施可选择，采用队列研究评估不同干预措施疗效和安全性时，可将使用不同干预措施的患者组成相应队列进行比较和分析，多数为前瞻性研究（现在始点），少数为回顾性研究（过去始点）。

前瞻性队列研究（prospective cohort study）是现在开始纳入接受不同干预措施的研究对象组成不同队列，研究开始时所有研究对象均未出现研究的结果，随访一段时间后观察不同干预组间结局的发生情况，可以根据研究目的，前瞻性设计和收集资料，尽可能避免偏倚和混杂因素影响，但像 RCT 一样，研究周期长，费时、费力、费财。前瞻性队列研究可以是单中心、多中心或基于人群的研究。以人群为基础的队列研究最能体现实效研究的特点，可以纳入不同类型的研究对象，最大限度地扩大研究结果的代表性和反映不同干预措施的效果，这也是实效研究的宗旨。如某研究利用奥地利西部心肌梗死网络，从现在开始纳入因急性心肌梗死（AMI）住院治疗的患者，根据患者在首次心电图证实为心肌梗死后 30 分钟内（即刻）还是 24 小时后（延迟）使用比索洛尔自然形成 2 个队列并随访，比较即刻和延迟使用比索洛尔对患者 30 天和 1 年死亡率和心血管疾病病死率的影响。

在实效研究中，回顾性队列研究（retrospective cohort study）是借用现存的数据库资料，根据入选标准或接受的特定干预措施，从过去某个时间点组成研究队列，随访到现在，观察和比较不同干预组结局的发生情况。该设计在研究开始时暴露因素与研究结果均出现，根据数据库资料记录和患者回忆收集资料，难以避免偏倚和混杂，但研究时间较短，适用于少见病和潜伏期长的疾病的研究。现存的临床或管理数据库资料为开展回顾性队列研究提供了最好的机会。如某研究利用一前瞻性注册库中 2004 年 7 月至 2005 年 9 月美国 42 家医院连续收治的安支架患者，分析了 3323 例接受至少 1 个药物洗脱支架的非 ST 抬高 AMI 患者,根据美国 FDA 药物洗脱支架使用适应证,将接受支架的患者分为符合适应证和超适应证 2 个队列,比较两组患者安支架 1 年后的复合终点指标(包括死亡、心肌梗死和靶病变血运重建)情况,结果发现,超适应证安支架患者发生复合终点指标和支架内栓塞的风险明显高于按适应证安支架的患者。

3. 观察性研究的统计分析　采用观察性研究设计开展的实效研究,一方面,未能将研究对象随机分配到不同的干预组,必然出现组间影响干预措施效果的因素的不平衡;另一方面,使用的数据库多数为不以研究为目的建立的现存的临床或管理数据库资料,这些数据的完整性和准确性会带来系统误差,即偏倚。在整个观察性研究过程中,每个阶段都可能引入偏倚的影响,包括研究对象的选择和入组、干预措施的实施、研究对象的随访、结果测量、分析和报告等。随着实效研究的开展和研究者对其日益重视,相应的方法学也在不断发展,以适应采用观察性数据库资源开展实效研究,减少偏倚风险。事实上,采用观察性研究评估干预措施效果时,高质量观察性研究数据所获得的结果与 RCT 的结果几乎相当。

在观察性实效研究方法上,备受关注的是影响治疗方案选择和治疗结局的因素,即混杂。混杂是同时与暴露因素或干预措施选择和结局相关的外部因素,若不能有效控制,必然会影响研究结果的真实性,形成误导的结论。在观察性研究中,患者的基础风险和疾病的严重程度会影响治疗方案的选择,而未随机分配研究对象也会影响不同干预组间基线特征的平衡,特别是未测量或不能测量的因素,这是观察性研究结果受到质疑的重要原因。多数观察性研究在设计阶段采用限制和配对,或在分析阶段采用分层分析或多元回归分析以控制这些混杂因素影响,但这些方法同时校正的混杂因素不能太多。实效研究方法中,有两种分析方法有助于理解和平衡不同干预组间患者特征和混杂因素的影响,即倾向评分法(propensity score,PS)和工具变量法(instrumental variables,IV)分析方法。

(1)倾向评分法:1983 年 Rosen-baum 和 Rubin 提出了倾向评分法,是将多个协变量(可测量或所有观察到的协变量)的影响用一个倾向评分值来表示(相当于降低了协变量的维度),即由多个协变量(包括影响干预措施选择和结局的因素)为自变量,干预措施或暴露因素为应变量,建立计算研究对象被分配到某干预措施组或接受某暴露因素的条件概率模型。目前用于估计倾向评分值的方法有 Logistic 回归、Probit 回归、数据挖掘中的神经网络、支持向量机、分类与回归树、Boosting 算法等机器学习方法。然后根据倾向评分值,采用分层、配对或加权的方法,将研究对象分配到不同干预措施组,平衡各组的倾向评分而有效地均衡混杂变量(即协变量)的分布,达到控制混杂(主要是选择性偏倚)的目的,使研究结果接近随机对照研究的效果。倾向评分是协变量的一个综合指标,但是不能校正未知的协变量。

选择需要平衡的协变量是倾向评分分析的一个关键步骤。协变量的入选不能仅仅依据统计学差异来确定,更重要的是要结合专业知识进行判断,应该通过查阅既往文献或咨询有关专家,对各种备选协变量及交互项、结局变量和处理变量之间的因果关系有足够了解。既要避免重要混杂因素或重要交互项的漏选,又要注意不要把毫不相关的因素或交互项一同纳入模型而影响模型拟合效果。

倾向评分法适用于所有非随机研究的资料,或者说存在混杂偏倚的研究资料的处理。

作为一种控制观察性研究中混杂偏倚的有力工具，具有广泛的应用前景。

（2）工具变量法：工具变量法是实效研究的重要方法之一，长期应用于经济学研究，直到 1994 年才在生物医学领域应用。工具变量的存在，使观察性研究像随机对照试验一样，有机会控制能测量和不能测量的混杂因素，更好预测暴露／干预与疾病／事件之间的因果关联。工具变量法需要满足 3 个假设：①工具变量影响干预措施的选择或与干预措施选择有关；②工具变量独立于患者的其他特征；③工具变量与结局之间只能通过影响干预措施选择才有关系，而不能直接与结局产生关系。实效研究中成功使用的工具变量包括就医的距离、日历时间与接受干预措施的关系及采取某种干预措施需要共同付费或共同保险的额度。

工具变量法根据工具变量值不同将研究对象分成亚组，比较两亚组治疗率的差异。如果两亚组治疗率不同，但结果无差异，则治疗不会影响结局；反之，若结果有差异，则说明治疗会影响结局。但工具变量法的难点是如何确定工具变量真正与结局无直接关系和如何发现一个有效的工具变量。

三、二次研究

1. 系统评价和 meta 分析　　系统评价（systematic review）和 meta 分析（meta-analysis）是实效研究的重要研究方法（详细方法请参考相关章节），是制定临床政策、管理政策和公共卫生政策必须经历的过程。系统评价和 meta 分析结果的真实性取决于纳入的原始研究的真实性、系统评价方法的科学性和 meta 分析的合理应用。针对医疗干预措施的系统评价纳入的原始研究多数为随机对照试验，相对同质性较好、偏倚较少；而公共卫生领域干预措施的研究多采用观察性研究，易受偏倚和混杂的影响。因此，针对公共卫生领域干预措施的研究的系统评价多数为定性的系统评价，而 meta 分析方法要谨慎使用。

2. 决策分析　　决策分析（decision analysis）是指医务人员针对疾病诊治过程中的风险与获益的不确定性，将当前最佳研究证据与自己的经验、患者实际情况和价值观结合，分析两个或两个以上可能的备选方案，从中选择最优者的过程。决策分析不属于临床经济学的范畴，但决策时除了判断某一种治疗方案或卫生服务措施的安全性、有效性外，经费的合理性也是需要考虑的。因此，近年来经济学评价的方法越来越多地用于决策分析。决策分析也是实效研究的重要方法，反映了实效研究的基本目标，即为单个患者进行最佳临床决策。

第四节　实效研究指南

近年来，实效研究越来越受到重视，它不仅可以比较不同干预措施的利与弊，而且在"真实"的临床环境以患者为中心，考虑公众的需求（医生、保险支付者、决策者、厂家），在满足全民卫生服务需求的同时也利于个体化医疗的实现。但不同于传统的临床研究，实效研究在设计、实施、统计分析和报告等方面都面临着许多问题。2005 年，Ernst 提出实效性试验可能会因放宽了很多条件（如研究人群、干预措施的灵活性、随访频率、患者的依从性等），研究结果无论是阴性还是阳性都可能有多种解释，导致治疗与结果之间的因果关系减弱；Godwin 等发现实效性随机对照试验在设计过程中很难平衡内部真实性和外部真实性之间的关系；实效研究放宽受试者的准入条件会导致偏倚和混杂增加，未进行随机和盲法会影响内部真实性；有研究者提出，实效研究的报告应有详尽全面的计划且设计、分析和报告都要依照指南。Vallvé 等发现 1976 年到 2002 年发表的 95 篇实效研究，仅 4 篇完全符合 Schwartz 等对实效研究的定义；Hochman 等统计了 2008 年到 2009 年在 6 本高影响因子杂志（*N Engl J Med*、*Lancet*、*JAMA*、*Ann of Intern Med*、*BMJ*、*Arch Intern Med*）上发表的所有比较药物治疗效果（comparative effectiveness studies）的实效研究，结果发现符合实效研究特征的仅占 32%（104/328）。

美国作为实效研究的主要推动国，不仅资助开展实效研究，而且非常重视实效研究方法的规范，由相关组织制定了针对不同实效研究的指南，旨在帮助研究人员、读者、编辑和决策者设计、实施、报告和评价实效研究，合理应用研究结果进行决策，提高有限卫生资源的效率。现将有关实效研究的主要指南或规范进行总结，为研究者开展相关研究和决策者正确使用证据提供参考。

1. 试验性研究指南或规范　实效性试验研究指南分为两类：一类针对所有随机对照试验，如 PRECIS 工具和 CONSORT 扩展申明；一类针对特定领域的随机对照试验，如 EGD-PP3PT、EGD-CM 和 EGD-AR 指南（表 23-2）。

表 23-2　实效性试验研究指南

指南全称和简称	应用	内容简介
A pragmatic–explanatory continuum indicator summary（PRECIS 工具）	实效性试验的设计	包括 7 个方面 10 个条目，涉及实效性试验的研究对象、干预措施（试验组和对照组）、随访和结局、依从性、结局分析等方面的设计要求，同时用轮轴图形象区别所设计的研究是偏解释性还是偏实效性随机对照试验
Effectiveness Guidance Document for Pragmatic Phase 3 Pharmaceutical Trials（EGD-PP3PT）	实效性 3 期药物试验的设计	包括 10 个条目，涉及利益相关者参与研究、研究人群的入选标准、对照组选择标准、试验结果选择、试验计划书、亚组分析、数据获取措施、研究设计和结果分析方法等方面要求
Effectiveness guidance document for acupuncture research（EGD-AR）	实效性针刺试验的设计、实施和报告	涉及针刺随机对照试验的总体研究策略、治疗方案、人员资质和场所、结果指标、研究设计和统计分析、经济学分析和发表等方面的要求
Effectiveness guidance document for Chinese medicine trials（EGD-CM）	实效性中医临床试验的设计、实施和报告	涉及中医随机对照试验的实效试验设计、治疗方案、人员资质和场所、结果指标、研究设计和统计分析、经济学分析和发表等方面的要求
Improving the reporting of pragmatic trials: an extension of the CONSORT statement（CONSORT-实效试验）	实效性试验的报告规范	包括 5 个方面共 22 个条目，涉及题目和摘要、前言、方法、结果和讨论 5 个方面内容的报告规范

2. 观察性研究指南或规范　根据观察性研究的数据来源可将指南分为两类：一类为未限定数据来源的 AHRQ-OCER 指南；一类为限定数据来源的 AHRQ-R 指南和 ISPOR 报告，前者针对至少部分数据来源于前瞻性收集的注册研究，后者指利用现有数据库开展的疗效评估的非随机研究（表 23-3）。GRACE 是评估实效性观察研究质量的指南。

表 23-3 实效性观察性研究指南

指南全称和简称	应用	内容简介
Good Research Practices for Comparative Effectiveness Research（ISPOR 报告）	利用现存数据库进行非随机研究的规范	是 ISPOR 关于回顾性数据库分析规范的工作报告，由 3 部分组成，分别针对利用二手数据库进行疗效的非随机研究的定义、报告和解释；设计时减少偏倚和混杂的方法；提高因果推论的方法
Registries for Evaluating Patient Outcomes: A User's Guide（AHRQ-R 指南 2014）	注册研究用户指南，针对研究设计、实施、分析和评估	目前为第 3 版，由创建注册库、注册研究的法律和伦理问题、实施注册研究三部分共 14 章组成
Developing a Protocol for Observational Comparative Effectiveness Research: A User's Guide（AHRQ-OCER 指南 2013）	实效性观察研究方案撰写用户指南	共 11 章，涉及研究目的和问题、研究设计、疗效异质性测量和报告、暴露定义和测量、对照选择、结局定义和测量、协变量选择、数据源选择、样本量、统计分析和敏感性分析等
Good Research for Comparative Effectiveness（GRACE 清单 2014）	评估实效性观察研究质量	共 11 个条目，从数据和方法 2 方面评估比较效果研究设计和实施质量：数据方面包括记录的完整性、结局测量和记录、协变量的记录等；方法学方面包括纳入标准、计划的完整性、偏倚、分析方法等

3. 二次研究指南或规范　二次研究指南主要为 IOM 和 AHRQ 制定的系统评价方法学指南，与 Cochrane 系统评价基本方法相似（表 23-4）。

表 23-4 二次研究指南

指南全称和简称	应用	内容简介
Standards for Systematic Reviews（IOM-SR）	系统评价标准	由美国医学研究所（IOM）制定的系统评价标准，共分 4 部分，包括启动系统评价、查找和评价单个研究、证据的合成和报告系统评价
Methods Guide for Effectiveness and Comparative Effectiveness Reviews（AHRQ-SR）	效果和比较效果系统评价方法学指南	由 AHRQ 等机构制定，主要方法和步骤与 Cochrane 系统评价类似，包括选题、检索、筛选、评价和合成等

第五节　实效研究的应用

实效研究尽管开展的时间不长，尚有许多问题亟待完善，但其研究成果已经影响医疗实践和卫生政策。

1. 对医疗政策和医疗质量评估的影响　实效研究利用多种研究方法和多种数据资源，评估地区性医疗标准差别、医疗指南执行情况、医疗手段效益差别、患者对治疗措施的体验、对政府或某些医疗手段需付出的人力和财力效应等，影响了医疗政策制定并有利于改善医疗质量。

2. 对临床指南或政策的影响　美国 CMS 收集的回顾性数据分析显示：在心肌梗死事

件之后，只有 21% 患者接受 β 受体阻滞剂治疗，而有近 60% 的患者接受钙拮抗剂，但文献并无钙拮抗剂能降低心肌梗死后患者死亡率的证据。分析同时显示，在服用 β 受体阻滞剂治疗的老年患者中，心肌梗死后死亡率降低 43%，再住院率降低 22%，而服用钙拮抗剂的相同特征患者中，死亡率增加一倍。研究发表后，为促进心肌梗死后 β 受体阻滞剂的使用和停止钙拮抗剂使用，美国心脏学会（AHA）对指南做了修改。

3. 对临床实践的影响　血管紧张素转换酶抑制剂（ACEI）和血管紧张素Ⅱ受体拮抗剂（ARB）都是常用降压药，同时用于稳定性缺血性心脏病或预防心肌梗死后患者心血管事件。对何种患者较适用 ACEI、ARB 或 ACEI 联合 ARB 是否利大于弊，一直有争议。AHRQ 在 2010 年和 2011 年分别组织系统评价，比较 ACEI 和 ARB 在不同情况和不同患者特征时的效果，研究结果指出 ACEI 和 ARB 对治疗成人高血压疗效无区别，而对治疗稳定性缺血性心脏病，ACEI 有较大益处，特别是治疗心肌梗死后和心力衰竭患者。该研究为临床医生提供了科学的决策依据。

4. 对新药研发的影响　2009 年之后，欧美医药公司很快改变了新药开发和上市流程，以确保新药不仅有安全性和有效性依据，同时还有填补医疗需求、为患者带来现有治疗手段所不具备的价值或有额外经济效益的依据。正如某全球医药公司资深临床研发部副总裁所说，实效研究以前是 FDA 批准上市之后的事，而现在是在展开二期临床试验时就须准备落实的计划。

总之，实效研究在方法学上仍有许多问题亟待完善，主要包括数据来源多样化带来的统计分析问题、纳入标准放宽之后导致更加复杂的人群异质性、随访时间延长面临数据动态变化、试验人员和研究对象更加自主选择干预方式导致混杂和偏倚风险等增加。标准的 RCT 通过严格控制影响内部真实性的因素，减少这些因素对结果分析和解释的干扰，但同时也降低了研究结果的外部质量。如何才能使实效研究获得良好外部质量的同时也兼顾良好的内部质量，是目前方法学家正在努力突破的一点。卫生政策决策者、医师和患者对医疗信息的不同需求将使实效研究朝着更加完善的方向发展，最终改善医疗卫生服务水平。

（李　静）

第二十四章

撰写科研申请书与研究论文

科研申请书，也称为课题设计方案（protocol），是科研工作的第一道程序，是保证科研工作顺利进行和取得成功的必要条件。现在申请科研经费之前，也都必须撰写和提交完善的申请书，即科研投标的标书，经过同行评议，才有可能获得研究经费。有了研究经费，才能顺利进行科研，所以无论从保证研究结论的科学性，还是从申请科研经费而言，撰写申请书都十分重要。

研究论文的撰写则是临床科研的最后一道程序，是非常重要的一步，它是科研工作的总结，概括了科研工作的过程，反映科研成果，体现科研水平和价值，也让感兴趣的同行分享研究者的最新成果。

第一节　科研申请书的撰写

一、基本格式和撰写要素

一份完整的科研申请书应包括下列内容：立项依据、科研目的、科研假设、设计方案、研究对象、样本大小计算、干预措施、研究因素和研究方法、资料收集和统计分析、研究质量控制、创新点、预期结果、前期研究基础（预试验）、时间进度、申请人介绍、经费预算等，最后撰写设计书的摘要，以下对部分内容重点进行讨论。表 24-1 是一份临床试验设计方案的基本内容。

表 24-1　临床试验申请书（设计方案）的基本内容

研究背景和合理性
研究目的（一般 1~3 个目的）
设计方案
方法和分析
- 研究人群定义
- 招募途径
- 研究对象的选择（纳入和排除标准）
- 研究对象的退出
- 随机化方法
- 盲法

- 治疗方法
- 结局的定义；主要结局和次要结局；效果的评估
- 安全性评估
- 数据收集、处理、保存
- 如何获取原始资料、病例报告表（CRF）、其他数据和信息
- 数据分析：主要结果，相关的检测技术和方法；临床试验包括分析主要研究结局的假设

质量控制、培训、监测和安全保证

知情同意书

伦理批准

赞助、经费、保险

研究小组人员名单

研究进程和时间安排

研究结果口头报告和书面报告的规律规范，研究者的责任

（一）立项依据或研究的背景资料

立项依据应提供课题的背景资料（research background）。这是临床科研设计报告书中的最重要部分，是它的灵魂，占据篇幅较大。书写之前要查阅大量的文献资料，须详尽掌握近年来国内外该研究领域的信息和研究动向，确保研究题目是最新的、没有过多重复的、有研究价值的。

第一，必须阐明所研究的疾病是否是常见病、多发病、危害人民健康较大的疾病，这是选题的原则之一，因此要将所研究疾病的疾病负担阐述清楚，例如可以提供该疾病的伤残调整寿命年（disability-adjusted life years，DALYs），提供该疾病占所有疾病负担是第几位等数据，来强调研究该疾病的重要性。

第二，要阐明该疾病的研究现状，国内外的研究动向，哪些方面已获得结论，哪些方面尚有争议，有待于进一步研究，从而可以了解研究者所研究的课题是处于国际先进水平还是国内领先水平，其所研究的课题和该疾病研究所存在的问题有何联系，是解决这些问题中哪些具体问题。不要泛泛而谈该研究领域的背景资料，应该结合研究者自己的研究课题，介绍与其课题相关的背景内容。

第三，讲清研究者所研究的科研问题是什么。如果已有一定前期基础，要简单介绍研究者的研究基础，在此前期研究基础上，结合文献报道的研究基础，提出科研问题，建立科研假设。要详细描写假设的科学依据，让读者觉得该假设是正确的，而不是虚无缥缈的。要解决的科研问题应该具体化，集中于一个点，而不是宽泛的一个面上的问题。

第四，必须讲清楚研究者所研究课题的意义。这些问题的解决对临床上有何理论方面和实践方面的意义和价值，有何经济效益和社会效益。例如，有关治疗效果方面的意义可以用 3 个指标来衡量：①相对危险降低率，通常要在 25%～50% 或 50% 以上才能认为有临床意义；②绝对危险降低率，其值越大，临床意义也越大；③为了挽救一个患者免于发生严重的临床事件，需要治疗的人数（number needed to treat，NNT）。此外，还应当包括临床经济价值如何，从而说明该治疗方法有无研究价值。

总之，在立项依据这部分必须将该课题研究的重要性、该课题研究的理论意义和实践

意义，以及处于国际和国内的水平讲清楚，使人们了解该课题研究的必要性和重要性。

（二）研究目的

为了引人注目，必须将研究目的（research objectives）用最简洁的文字列出。例如："调查再生障碍性贫血的发病率和发病因素"，"比较三种铁剂治疗缺铁性贫血的疗效和不良反应"，"评价血清运铁蛋白受体在铁缺乏症中的诊断价值"。这些亦可分主要研究目的和次要研究目的的逐一列项写清楚。研究目的不宜过多，一般为 $1\sim2$ 个，不宜超过 3 个。

（三）科研假设

科研设计报告中科研假设（research hypothesis）的撰写非常重要，因为整个科研的过程就是论证科研假设的过程。科研假设的书写，可分无效假设（H_0）和备择假设（H_1）分别列行书写，例如某课题"雷公藤多苷治疗成人晚发自身免疫性糖尿病的疗效研究——随机、安慰剂对照、双盲临床试验"采用治疗前后 C 肽差值作为主要观察指标，其科研假设书写如下：

H_0：雷公藤多苷组治疗前后 C 肽的差值＝对照组治疗前后 C 肽的差值。

H_1：雷公藤多苷组治疗前后 C 肽的差值≠对照组治疗前后 C 肽的差值。

研究假设也就是拟解决的关键科学问题，也可以用最简短的 $1\sim2$ 句话表达，例如"研究雷公藤多苷治疗成人晚发自身免疫性糖尿病的疗效，观察治疗前后 C 肽差值有无变化"，但不如用 H_0 和 H_1 表达清晰。

（四）研究设计和研究方法

设计（design）方案中包括设计方案类型、研究地点、研究对象、医学伦理、样本量、干预方法、主要观察指标、次要观察指标、资料收集和统计、技术路线图、关键技术和可行性分析，是占整个标书篇幅最大的部分，要求详细、可行。

1. 设计方案类型　描写临床研究课题设计的基本方案常需应用下列名词：临床试验，随机对照、非随机同期对照或历史性对照，前后对照、交叉对照试验或安慰剂对照，单盲或双盲，横断面研究或诊断试验研究，病例对照研究或队列研究，成本-效果分析或成本-效用分析等。

2. 研究地点（setting）　研究设计报告中必须将研究地点写清楚，是在教学医院进行的研究课题，或在市级医院、区级医院或街道医院进行研究，是在住院患者中进行研究或门诊患者中进行研究，是否系多中心研究，如是多中心研究则须写清楚是哪些单位参加。因为研究地点不同，可能影响研究结果。一般教学医院的研究资料可靠，诊断确实，但集中的病例常是疑难杂症，轻型的病例较少。门诊病例常依从性差，住院病例则依从性较可靠，这些均可直接影响研究结果。

3. 研究对象（patients/participants）　课题研究报告必须写明目标人群、样本人群、纳入标准、排除标准及患者入组时的一般资料等，还必须描写研究对象的来源，系从三级医院来或基层医疗机构中来，或是从人群中来，如是门诊患者或是住院患者。这些患者是怎样选入作为研究对象的，是连续样本或是随机样本，还是随便选择的研究对象，是否选用志愿者？入选患者的诊断标准是什么，是公认的标准或自己制订的？剔除标准是什么？对入选的标准要做具体规定，包括性别、年龄、民族及一般临床特征。

例如，前述课题"雷公藤多苷治疗成人晚发自身免疫性糖尿病的疗效研究——随机、安慰剂对照、双盲临床试验"其研究对象书写格式。

目标人群：湖南长沙地区处于非胰岛素依赖型糖尿病（NIDDM）的成人晚发自身免疫

性糖尿病（LADA）患者。

样本人群：凡符合以下纳入标准，且志愿参加者。

纳入标准：①糖尿病诊断须符合 1999 年 WHO 糖尿病诊断标准；②发病年龄>14 岁；③起病 6 个月内无酮症；④谷氨酸脱羧酶（GAD）抗体阳性或胰岛细胞抗体（ICA）阳性；⑤空腹 C 肽>200pmmol/L。

排除标准：①继发性糖尿病及线粒体基因糖尿病；②合并严重的系统性疾病及感染；③最近 2 个月服用免疫调节剂；④对雷公藤过敏；⑤白细胞减少和血小板减少；⑥肝、肾功能异常；⑦妊娠及哺乳期妇女。

如采用随机化方法分组，则要详细说明随机化的具体方法，是简单随机化、区组随机化还是分层随机化，是应用随机数字表还是计算机产生的随机数字？如何执行随机化方法？如何进行随机化方法的隐藏？好的随机分配方案包括以下特征：①治疗分配方案的序列具有可重复性；②产生和实施治疗分配方案应有记录；③在很好地将受试者招募入组前，有措施防止个体治疗方案被披露；④除非必须，治疗分配的方案应该对所有人进行隐藏；⑤不能根据已有的治疗分配情况预测后续的分配情况；⑥可以进行方案偏离的监测。

如设对照组，则须描写对照组的来源和条件。如采用配对方法来平衡观察组和对照组非处理因素，则必须说明配对条件和比例。若是人群中的抽样调查，则要描写该人群的人口资料，抽样人群占整个人群的比例等。最后，尚须叙述为减少选择对象时的偏倚所采取的各项措施。

4. 医学伦理（ethics）　伦理问题是医务人员对被研究者的职业道德。所有以人为对象的研究必须符合《赫尔辛基宣言》和国际医学科学组织委员会颁布的《人体生物医学研究国际道德指南》的道德原则，即尊重人格、公正和力求使受试者最大限度受益和尽可能避免伤害。伦理委员会与知情同意书是保障受试者权益的主要措施。人体试验的方案需经伦理委员会审议同意并签署批准意见后方能实施。人体试验的临床科研设计报告书应附有伦理委员会签署的批准同意书及知情同意书的全文。

5. 样本大小的确定（sample size estimation）　正确计算样本量是临床科研设计中的一个重要问题。若样本量过少，往往容易得到假阴性结果，检验效能低，影响结论正确性；若样本量过大，会增加临床研究的困难，造成不必要的人力、物力、时间和经济上的浪费。样本大小计算就是要在保证科研结论具有一定可靠性的条件下，确定最小观察例数。

样本量计算方法可借助于公式、查表、统计软件等。样本大小的估计取决于下列因素：①第一类错误概率 α，有单侧与双侧之分，α 越小所需样本越大，一般取 $\alpha=0.05$ 为宜；②第二类错误出现的概率 β，$1-\beta$ 即为检验效能——把握度（power），β 为单侧，$1-\beta$ 是证实备择假设 H_1 正确的能力，一般 β 定为 0.1 或 0.2，β 值越小，检验效能越大，样本数量也越大；③允许误差 δ 或差值，一般根据文献报道、依据预试验与研究实际要求由研究者自行规定，此规定应合理；④总体标准差或总体率 π，一般是查阅文献或做预试验所得，亦可做合理的假设。也要将计算样本大小的公式列在标书中。计算出的样本大小，还应考虑失访等因素，适当增加。

6. 干预方法（intervention）　必须详细介绍研究中的干预措施，如治疗性研究中所使用的干预药物的药名，不仅要写出化学名，还要写出商品名，是何药厂产品，批号多少，有些中药还要写出产地。治疗方案如剂量、疗程、用药途径、注意事项都必须明确规定。治疗前的条件也要明文规定，如需要停用有影响的其他药物要多少时间才可进入试验等。在干预过程中遇到的不良反应如何处理，以保证试验顺利进行。在什么情况下停止试验也要写清楚，以便于执行。

如用安慰剂对照，需要介绍安慰剂的制备情况，如何保证和研究药物一样，包括外形及味道等。采用盲法要讲清是单盲还是双盲，如何保证盲法的实施。

介绍干预方法时还需要介绍在干预试验过程中如何提高研究对象的依从性，如何衡量依从性，采用什么测定方法衡量依从性等。

7. 研究因素（study factor） 所研究的观察指标有哪几项，为什么选择这些观察指标，多少时间随访一次，一共几次，如何记录观察结果。如观察指标是实验室项目应详细描写试验方法，包括所使用仪器的型号、出厂号及地址，试剂的全称、商品名、生产厂家，以及试剂如何应用，多少剂量，试验操作方法，如果系成熟的试验方法，则应注明该方法的出处，如是研究者创造的或修改过的应写明操作步骤。如研究变量是暴露因素或危险因素，应写明这些研究因素的定义，如"吸烟"是采用 Doll 与 Hill 的标准，"月经过多"是采用自订的依据月经周期长短、持续时间、有否血块、应用卫生巾数量综合制订的标准，对这些研究因素应采用公认的定义。此外，还必须写明如何提高观察指标的真实度和可靠度，是否采用盲法判断结果，是否有质控措施。

终点指标最好采用客观的指标，对终点指标应该应用公认的判断标准，如治愈、缓解、有效或生存率等都必须写出具体判断标准。一些中间指标，如心律失常的减少，血脂、血压的降低，并不能替代终点指标如心血管疾病的发生或脑卒中等，选择时要慎重。

研究观察指标应该明确分为主要观察指标和次要观察指标，例如：研究雷利度胺作为多发性骨髓瘤自身造血干细胞移植后维持治疗的疗效，主要观察指标为无进展生存期（PFS），次要观察指标为反应率、无事件生存期（EFS）、总体生存期（OS）。PFS 定义为从随机化开始到疾病进展或任何原因的死亡。EFS 定义为从随机化开始到疾病进展、发生第二原发肿瘤或任何原因的死亡。OS 定义为从随机化开始到任何原因的死亡。

8. 资料收集和统计分析（data collection and statistical analysis） 资料和数据的收集方法应详细介绍，是通过医院已有的病史资料还是设计调查表直接向患者询问调查。如是采集实验室数据，须介绍标本采集方法和时间，以保证实验室数据采集的正确性，如被检对象某些情况可影响检测结果，则须制订相应措施以控制这些影响因素。在科研设计报告书后应附有该课题研究所用的调查表和观察表，并且要附有填写这些调查表的须知，以及计算机编码的说明。如进行询问调查，应注明调查者，对调查者是否经过培训，并且在科研设计报告之后应附调查须知，对如何减少调查时询问者偏倚做出必要规定。如是临床经济学分析，须说明这些费用数据的来源，直接成本和间接成本的计算方法和过程。

盲法是一种重要的设计，可以减少测量偏倚，特别对非客观研究指标或观察性研究更重要。

对数据处理和分析要注明采用什么统计学方法，是选用单因素分析或多因素分析，系采用何种软件进行数据处理；对混杂偏倚，是采用分层分析或是 Logistic 回归模型进行多变量分析；是否采用意向分析法（intention-to-treat）进行数据分析等。

（五）质量控制

质量控制（quality control）是指科研设计报告书须对课题研究的条件进行分析，包括研究人员的素质和经验，技术力量是否足够，实验室的条件和仪器设备是否可以胜任此项研究，可否保证科研的质量。此外，尚须介绍为完成该项研究还有哪些薄弱环节会影响科研质量，特别是可能产生的偏倚有哪些。对选择性偏倚、测量偏倚、混杂偏倚等须逐项进行讨论，并提出克服这些薄弱环节和防止这些偏倚出现所采取的措施，从而保证科研实施过程的质量。随机分组可以减少选择性偏倚，盲法减少测量偏倚，配对、分层、多因素分析可以控制混杂偏倚。

（六）预期结果

科研设计报告书中应阐明预期的研究结果。因为当课题完成后获得的研究结果和预期结果（planned outcomes）不相同，则须分析其原因。预期结果除了包括实验结果外，还包括能获得的经济效益和社会效益。

（七）前期研究基础或预试验

包括前期研究、已发表的相关论文和工作条件。

科研设计能否获得预期结果，在书写科研设计报告时是难以预测的。因此，为保证科研工作能按要求顺利进行，有必要安排一个预试验（pilot study）。预试验是采用少量研究样本，按照设计报告书上所规定的要求进行操作，以发现设计报告书上制订的各种实施项目是否切合实际，核实样本的估计是否合适等。经过预试验发现问题，然后再来修改科研设计报告，使之更切合实际。对科研设计报告书上预试验一项，要详细介绍已经取得的成果、存在的问题、希望解决哪些困难，准备采用什么具体措施来解决这些问题和困难。

如果已经有相关的论文被发表，一定要列出并作简单介绍，放上重要的图表，使评阅人认可前期工作，并认为研究设计内容可以正确实施和获得可靠的预期结果。

（八）管理和时间安排

在科研计划中，对主要科研人员职责，尤其是项目负责人的职责必须明文规定。对收集与管理资料、记录科研试验日志等均应有明确的分工。如系协作课题，协作部门应订立科研协作合同书，写明各自在科研实施中的任务，课题进展中各自的职责，成果的享有及论文发表排名次问题等，以保证科研工作顺利执行。

在科研的内容、方法、指标明确后，可根据工作量大小来安排总进度和年度计划进度，阶段小结时间和总结的时间等，以便主管部门检查。

（九）经费预算

经费预算（budget）项目一般包括：①科研业务费包括收集资料、统计分析和参加学术会议交流等支出；②实验材料费，包括试剂、购买动物和检验费等；③仪器设备费，只允许添置小型仪器及一些消耗品；④实验室改装费，即为完成本课题实验室要做某些改装所花费的费用；⑤协作费，和外单位或本单位其他实验室协作需要支付的协作费；⑥劳务费：给直接参与实验的人员、研究生的费用；⑦管理费，指院校科研管理部门所要提取的科研管理费。

（十）申请人简介

介绍课题申请人和主要成员的教育经历、研究工作经历、主要论著、学术奖励、课题和成果等，重点强调科研工作经历和成果，已发表的论文和 SCI 收录情况，本课题中负责的工作。让评阅者评议后认为申请人有强大的组织能力和科研能力，课题成员小组有能力完成课题，获得预期结果。

(十一) 摘要的撰写

多数标书要求撰写摘要,并有字数限定,如国家自然科学基金项目的摘要要求小于400字符。虽然摘要放在标书的最前面,但应该完成整个标书撰写后最后写摘要,提纲挈领地总结研究内容。摘要撰写内容包括:前期研究基础,在此基础上提出研究问题或假设,通过哪些方法来验证研究假设,预期研究结果,研究意义和价值。

下面是撰写摘要时常用的格式和语句:

前期研究发现……,提出……假设。用……方法,进行……研究,探索/证明……问题。对阐明……机制(揭示……规律),有重要意义,为……奠定基础(提供……思路)。

二、基金评审要求

一份好的申请书除了格式正确、文字流畅、图表优美外,创新性是第一重要的,研究目标很明确、研究成果有科学价值、方案可行也是评审的重点内容。下面是国家自然科学基金面上项目的评审要点:

1. 着重评议申请项目的创新性,明确指出项目的研究价值和创新之处。要对申请项目的科学意义、前沿性和探索性进行评述,在评议学术价值的同时,对有应用背景的申请项目还要进行潜在应用价值的评议。

2. 针对申请项目的研究内容、研究目标及拟解决的关键科学问题提出具体评议意见。

3. 对申请项目的整体研究方案和可行性分析,包括研究方法、技术路线等方面进行综合评价;如有可能,请对完善研究方案提出建议。

4. 对研究队伍状况、前期工作基础和研究条件以及经费预算进行评价。如申请人承担过自然科学基金项目,应当考虑其项目完成情况;同时还应考虑申请项目的研究内容与申请人和项目组主要成员承担的其他科研项目的相关性和区别。

5. 评议过程中应特别注意发现和保护创新性强的项目,积极扶持学科交叉的研究项目。

基金委要求评审人在上述评价基础上给出综合评价等级和资助与否的意见,综合评价等级参考标准如下:

(1) 优:创新性强,具有重要的科学意义或应用前景,研究目标明确,研究内容恰当,总体研究方案合理可行,具有较好的研究基础和条件。

(2) 良:立意新颖,有较重要的科学意义或应用前景。研究内容和总体研究方案较好,有一定的研究基础和条件。

(3) 中:具有一定的科学研究价值或应用前景。研究内容和总体研究方案尚可,但需修改。

(4) 差:某些关键方面有明显不足。

撰写申请书前要仔细阅读课题申请指南,符合指南的要求和理解其精神,了解其评审标准,然后再写申请书,可以提高中标率。

第二节　研究论文的撰写

一、基本格式和撰写要点

医学论文有一定格式,包括题目、摘要、前言、材料和方法、结果(图和表)、讨论、致谢、参考文献。一般论著性文章字数不超过 4000 字（不包括图表和参考文献）。

（一）题目和作者

论文的题目必须醒目、简单、扼要，一目了然，字数不能太多，以 20 个汉字和 120 个英文字符以内为宜，并且标题的表达方式要能吸引读者，同时文题要相符，题目不能太大超越了文章的内容。标题不可缩写，但可以有副标题，副标题常常是将主要研究方案列出附在主标题之后，如"强力新甘草甜素治疗慢性肝炎的疗效观察：随机、双盲、对照研究"，随机对照试验（RCT）的研究应该在标题上体现出来。

作者姓名在文题下按序排列，作者单位名称及邮政编码脚注于首页左下方。作者应是：①参与选题与设计，或参与资料的分析和解释者；②起草或修改论文中关键性的理论或其他主要内容者；③能对编辑部的修改意见进行核修，在学术界进行答辩，并最终同意该文发表者。仅参与获得资金或收集资料，以及对科研小组进行一般管理的人员不宜列为作者，对这些人员的贡献应列入致谢部分。作者署名的排列顺序，依其贡献大小决定，通信作者对全文负责。集体署名文章必须注明对该文负责的关键人物或执笔人。

（二）摘要和关键词

摘要放在论文正文的最前面，但应该在完成整篇论文后最后撰写。摘要分为格式化摘要（structured abstract）和非格式化摘要。我国国家级医学期刊，通常都要求中、英文摘要，而且多数采用了国际医学期刊要求的格式化摘要。

国外部分期刊采用 Haynes RB 等提出的格式，包括目的（objective）、设计（design）、研究场所（setting）、患者或其他研究对象（patients or other participants）、干预措施（interventions）、主要结果的测量方法（main outcome measures）、结果（results）及结论（conclusion）共 8 项。我国国家级医学期刊和一些国外杂志将其简化为：目的、方法、结果和结论四部分，并采用第三人称撰写，不用"本文"等主语，文字要极其精练，不一定用完整句子，字数限于 250 字左右。

目的主要介绍研究背景和研究目的，一般 1～2 句话。方法主要介绍设计方案、研究对象、干预方法、主要和次要观察指标等。结果部分包括纳入研究的人数、纳入分析的人数、主要观察指标一定要有具体数据和置信区间、重要的不良反应。结论中不写具体数据，是对结果的总结和解释，一般也是 1～2 句话。如果是临床试验，最后需写出临床试验注册号。

应在摘要下面标出 3～5 个关键词（key words）。标出关键词的目的主要为了便于做主题索引，便于读者检索文献，因此要求尽可能准、全，要求标出文章所研究和讨论的重点内容。尽量使用美国国立医学图书馆编辑的最新版 Index Medicus 中医学主题词表（MeSH）内所列的词。如最新版 MeSH 中尚无相应的词，可选用直接相关的几个主题词。

（三）序言或引言

论文开始部分是序言或引言（introduction），一般文章均不将"序言或引言"列为标题，只是有那么几段文字将正文引出，字数不宜过多，一般 300～500 字。序言部分主要讲清楚所研究问题的来源、背景及本文的研究目的。所研究问题的来源可以从文献中来，也可以从临床实际工作中提出来的，在序言部分简明扼要地写清楚，所要研究的是什么问题，问题的提出是从何而来的，本文准备解决哪个问题。有时一项科研工作已持续多年，该论文是以前某一阶段工作的总结，则要说明该项科研工作总的目的，以前发表的论文已解决了其中的某个问题,本篇论文是准备解决其中哪个问题。

总之,引言部分要把写这篇论文的目的性写清楚,使读者看了一目了然,知道本文所研究问题的来源和重要性,以及研究目的是什么。引言部分的内容不能和文中任何部分重复,初写者常将引言部分内容和讨论部分重复,这是不允许的。引言的写作一般遵循从"大到小"、从"面到点"的方式,例如比较急性粒细胞白血病的 2 种治疗方案的疗效,先简单介绍急性粒细胞白血病常用的治疗方法和治疗现状,再介绍存在的问题以引出本研究的问题,最后介绍本研究的目的和假设,以及研究意义。

(四) 材料与方法

论文正文的第二部分"材料与方法"(material and methods),也称"对象与方法"。这部分是论文的重要组成部分,其篇幅最大,一般分析性和试验性研究大约需要 1500 字才能写清楚,约占正文的 1/3 篇幅。需要详细撰写的理由是:使读者看了后能重复,以及便于审稿者复核。撰写的内容如下:

1. 研究对象

(1) 研究对象入选的方法,即如何从目标人群选入样本人群,撰写时应使用下列名词:随机样本(random sample)、选自人群的样本(population-based sample)、转诊样本(referred sample)、连续样本(consecutive sample)、志愿者样本(volunteer sample)及随便抽取的样本(convenience sample),将研究对象的来源介绍清楚,主要目的除了估计抽样误差外,尚能帮助读者了解论文结论的适用范围。

(2) 诊断标准和纳入 / 排除标准,如有公认诊断标准应写明出处,切不可笼统地冠以"全部研究对象符合全国统一诊断标准"。

(3) 入选研究对象的样本数,如有拒绝入选者应注明人数。写出计算样本量的具体方法和依据,如一项随机对照研究,两组主要观察指标缓解率分别为 25% 和 30%,$\alpha=0.05$,$\beta=0.1$,双侧检验,则每组样本量为 1714 例,考虑失访率 10%,增加到每组 1900 例。

(4) 研究对象的一般特征,包括年龄、性别、民族及其他重要特征。

(5) 研究对象的分组方法,是否随机分配,采用何种随机分配方法:简单随机化、区组随机化或分层随机化,切不可简单地写"随机分组"一句话。随机分配方案隐藏机制和如何实施随机化。

2. 研究方法

(1) 基本设计方案应写明,下列名词可供撰写用:如治疗性研究应使用"随机对照试验""非随机对照试验""交叉试验""前后对照试验""双盲""安慰剂对照"等名词;诊断研究应使用"金标准对照""盲法"等名词;预后研究应使用"前瞻性队列研究""回顾性队列研究""起始队列"(inception cohort)等名词;病因研究应使用"随机对照试验""队列研究""病例对照研究""横断面研究"等名词;描述性研究应写明是"病例分析""普查""抽样调查"等;临床经济学分析应写明"成本 - 效果分析""成本 - 效用分析""成本 - 效益分析"等。

(2) 研究场所要写清楚,"人群或社区""医学中心""基层医院""门诊""住院"等。

(3) 试验的措施及执行方法应详细交代;用于患者的药物应写明化学名、商品名、生产厂名,中药还应注明产地,并详细说明每日剂量、次数、用药途径和疗程;试剂应写明生产厂家名,试验方法如是作者新建立的要详细介绍,老的方法应注明出处,所采用的仪器须注明型号及生产厂名。

（4）资料收集方法：盲法的具体实施情况应交代，包括安慰剂的制作，保证盲法成功的措施等。写明是对研究对象，或观察医师，或统计人员实行了盲法，属于单盲还是双盲临床试验。

（5）测量指标及判断结果的标准，主要观察指标和次要观察指标要明确。确定暴露及疗效标准等都要有公认的标准，如缓解的标准、生存时间是从哪一天开始算起、无病生存的定义是什么。

（6）控制偏倚发生所采用的措施。

3. 统计分析　包括统计软件、采用何种统计方法，亚组分析和校正分析。

（五）结果

结果（results）是论文的核心部分，须将观察结果或试验结果实事求是地撰写清楚，约用全文的 1/3～1/4 篇幅书写这部分内容。

（1）数据表达要完整：列出随机分组例数和纳入分析的例数，报告结果的例数与入选研究对象的例数应吻合，剔除例数与剔除理由应交代，失访数及因其他原因死亡数也应写清楚，如有数据不全应作解释。临床试验应该按照 CONSORT 声明的要求画出受试者流程图（图 24-1）。

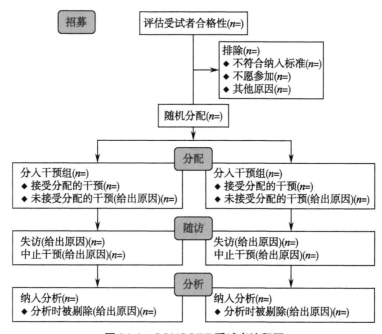

图 24-1　CONSORT 受试者流程图

（2）如进行两组比较，应列出两组除研究因素以外的其他临床基线情况（baseline），并进行均衡性检验，两组是否可比。

（3）科研设计时确定的科研假设及主要测量指标，如在结果部分作了更动应作解释。

（4）统计处理注意事项：应报道绝对数，如 10/20 例，而不能只报告 50% 病例；选择的各种统计分析方法要正确，复杂的统计分析要作解释；应同时报道 95% 置信区间（95%CI）和

P 值,不能只报告 P 值,应同时报告统计量,如 t 值、F 值等。如统计处理无显著性差异,应指明是否有临床意义。

(5)诊断试验的研究应报告敏感度、特异度、预测值、似然比及受试者工作特征(ROC)曲线。

(6)结果部分的表达形式可分为文字部分和图表部分。文字表达和图表表达不要重复,能够用文字表达清楚的就不用图表。文字表达应当是要点式叙述,可分几项撰写,每一项报告一组数据,使读者看了一目了然。图表的表达应符合统计学的规定。

(7)统计表的结构应包括标题、横标目(表达研究和观察项目)、纵标目(表达横标目的各个统计指标),横标目列在表的左侧,纵标目列在表的上端;标目内容一般应按顺序从小到大排列,指标的计算单位须注明,表内数字必须正确,小数的位数应一致;线条不宜过多,表的上下两条边线可用较粗的横线,一般采用三横线表(顶线、表头线、底线),如有合计可再加一条横线隔开,但不宜用竖线;说明不列入表内,可用"*,†,‡,#"等符号标出写在表下面(表 24-2)。

表 24-2　不同药物治疗组临床疗效的比较

组别	例数	效果			有效率(%)*
		显效	好转	无效	
阿立哌唑组	45	32	9	4	91.1
氟哌啶醇组	42	26	11	5	88.1

*有效率:(显效＋好转)例数／总例数×100%

(8)统计图比统计表更便于理解与比较,但统计图中不能获得确切数字,所以不能完全代替统计表。图的标题应置于图的下端,图有纵轴和横轴,两轴应有标目,标目应注明单位,横轴尺度自左至右,纵轴尺度自下而上,尺度必须等距,数值一律由小到大,一般纵轴尺度必须从 0 点起始(对数图及点图等除外)(图 24-2),图中用不同线条应注明,图的长、宽比例一般以 7∶5 为宜。

常用的统计图有直条图、圆形图、百分直条图、线图、直方图、点图等。直条图利用直条的长短来表达按性质分类资料各类别的数值,如疾病分类、性别、治疗效果等,表示它们之间的对比关系。圆形图和百分直条图适用于百分构成的资料,表示事物各组成部分的构成情况。线图是用线段的升降表示一事件随另一事件的变化趋势,用于连续性的指标(图 24-3)。直方图用于表示连续性病例的频数发布,横轴为连续变量,纵轴为频数或频率。直条图和直方图适用数据不同,直条图 X 轴为分类变量,直方图为连续变量(图 24-4)。点图用以表示两种事物的相关性和趋势,一般横轴代表自变量,纵轴代表因变量。

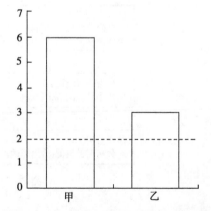

图 24-2　统计图的纵轴起点应为 0 示意图
注:如果以 2 为起点,会给读者造成甲和乙相差很大的错觉

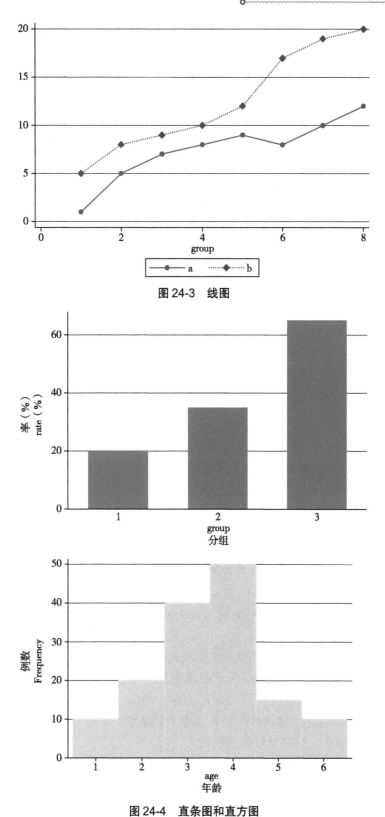

图 24-3 线图

图 24-4 直条图和直方图

注：上图为直条图，表示 3 组的有效率；下图为直方图，表示 1～6 岁儿童某病的发生数

其他还有箱式图、误差条图等，包含较多的数据信息，也可以选择。箱式图使用5个统计量反映原始数据的分布特征，即数据分布中心位置、分布、偏度、变异范围和异常值。箱式图的箱子两端分别是上四分位数和下四分位数，中间横线是中位数，两端连线分别是除异常值外的最小值和最大值。另外，标记可能的异常值。显然箱子越长，数据变异程度越大。中间横线在箱子中点表明分布对称，否则不对称（图24-5）。

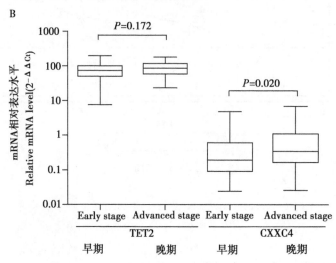

图24-5　TET2和CXXC4基因在疾病早期和进展期的表达水平的箱式图

（六）讨论

这是非常重要的部分，是全篇文章的精华所在。讨论（discussion）是为了寻找事物之间的内在联系，可把本文取得的结果与文献或过去的工作进行对比，寻找其间的关系。讨论部分是从理论上对试验和观察结果进行分析和综合，为文章的结论提供理论依据。讨论部分以结果部分为基础和线索进行分析和推理，表达作者在结果部分所不能表达的推理性内容。讨论的内容应当从试验和观察结果出发，实事求是，切不可主观推测，超越数据所能达到的范围。归纳起来，讨论部分应表达下列内容：

1. 应紧密结合本文研究所获得的重要发现，以及从中引出的结论进行讨论，而不是重复结果部分的内容。特别是要对新的发现、文献尚未报道的内容进行深入讨论，包括可能的机制、临床应用范围以及从研究结果对总体的推论。必须强调应紧密结合本文发现进行讨论，且所作的推论必须恰当。

2. 应讨论本文发现和文献报道同类研究的结论有何不同，哪些文献是支持本文发现的，哪些文献报道与本文结论不同。切忌冗长的文献综述式的阐述，应紧密结合本文发现进行讨论。

3. 应对本文研究不足之处进行讨论；可能存在的偏倚，以及偏倚的来源；对本文研究的内部真实度和外部真实度进行讨论；要肯定本文的结论尚须进行哪些项目的研究等。

4. 最后一段总结全文研究发现和重要意义。

（七）致谢和利益冲突

不符合作者条件，对本文有贡献的人员放在致谢（acknowledgements）中，涉及具体个人时，需要获得书面同意。

利益冲突（conflicts of interest）声明也可以放在这部分，或单独列在后面。当接收了医药公司或其他来源的资助，可能影响到研究的行为和研究结论时，应该写明。例如：研究经费由诺华医药公司提供，但公司不参加研究设计、资料收集、数据分析和结果解释。

（八）参考文献

依照其在文中出现的先后顺序用阿拉伯数字标出，尽量避免引用摘要作为参考文献，也不要引用未公开发表的文章及私人提供的个人信息，不要把相关文献中的参考文献不经阅读而"转引"。参考文献中的作者，1~3 名全部列出，3 名以上只列前 3 名，后加"，等"。外文期刊名称用缩写，以 Index Medicus 中的格式写准，中文期刊用全名。每条参考文献均须录起止页。举例：

[1] 王小钦，林果为，王军，等. 上海地区急性白血病患者五年生存率及预后因素分析. 中华内科杂志，1999，38：827-831

[2] You CH，Lee KY，CHey WY，et al. Electrogastrographic study of patients with unexplained nausea，bloating and vomiting. Gastroenterology，1980，79：311-315

[3] 汪敏刚. 支气管哮喘// 戴自英. 实用内科学. 第 8 版. 北京：人民卫生出版社，1991，833-840

[4] Weinstein L，Swartz MN. Pathologic properties of invading microorganisms// Sodeman WA Jr，Sodeman WA. Pathologic physiology: mechanisms of disease. 8th ed. Philadelphia: Saunders，1974:457-472

二、临床研究的报告规范

目前不同研究设计的论文有不同的写作指南，可以通过网络免费获取（表 24-3）。最著名的是临床试验报告统一标准（Consolidated Standards of Reporting Trials，CONSORT）声明，内容包括清单（表 24-4）和流程图（图 24-1）2 部分，该声明的制定目的是为了提高 RCT 的报告质量。在科研设计和论文写作之前应该认真阅读和理解，论文完成后也应检查是否都报告了这些内容。

表 24-3　不同研究设计的报告指南

研究类型	声明	来源
随机对照试验	CONSORT	www.consort-statement.org
诊断试验评价	STARD	www.stard-statement.org
观察性研究	STROBE	www.strobe-statement.org
非随机研究	TREND	www.cdc.gov/trendstatement
随机对照试验的 meta 分析	PRISMA	www.prisma-statement.org
个案报告	CARE	http://www.equator-network.org/
临床试验方案	SPIRIT	http://www.equator-network.org/
观察性研究的 meta 分析	MOOSE	www.consort-statement.org/resources/downloads/other-instruments/
诊断试验评价的 meta 分析	QUADAS	Whiting PF，Rutjes AWS，Westwood ME，et al. QUADAS-2: a revised tool for the quality assessment of diagnostic accuracy studies. Ann Intern Med，2011，155：529-536
基因危险度预测研究	GRIPS	Janssens AC，Ioannidis JP，van Dujin CM，et al. Strengthening the reporting of genetic risk prediction studies: the GRIPS statement. Ann Intern Med，2011，154：421-425

表 24-4 随机临床试验应报告的信息——CONSORT 2010 对照检查清单(checklist)

论文章节/主题	条目号	对照检查的条目	报告页码
文题和摘要			
	1a	文题能识别是随机临床试验	
	1b	结构式摘要,包括试验设计、方法、结果、结论几个部分	
引言			
背景和目的	2a	科学背景和对试验理由的解释	
	2b	具体目的和假设	
方法			
试验设计	3a	描述试验设计(如平行设计、析因设计),包括受试者分配入各组的比例	
	3b	试验开始后对试验方法所作的重要改变(如合格受试者的挑选标准),并说明原因	
受试者	4a	受试者合格标准	
	4b	资料收集的场所和地点	
干预措施	5	详细描述各组干预措施的细节以使他人能够重复,包括它们实际上是在何时、如何实施的	
结局指标	6a	完整而确切地说明预先设定的主要和次要结局指标,包括它们是在何时、如何测评的	
	6b	试验开始后对结局指标是否有任何更改,并说明原因	
样本量	7a	如何确定样本量	
	7b	必要时,解释中期分析和试验中止原则	
随机方法			
序列的产生	8a	产生随机分配序列的方法	
	8b	随机方法的类型,任何限定的细节(如怎样分区组和各区组样本多少)	
分配隐藏机制	9	用于执行随机分配序列的机制(例如按序编码的封藏法),描述干预措施分配之前为隐藏序列号所采取的步骤	
实施	10	谁产生随机分配序列,谁招募受试者,谁给受试者分配干预措施	
盲法	11a	如果实施了盲法,分配干预措施之后对谁设盲(例如受试者、医护提供者、结局评估者),以及盲法是如何实施的	
	11b	如有必要,描述两组干预措施的相似之处	
统计学方法	12a	用于比较各组主要和次要结局指标的统计学方法	
	12b	附加分析的方法,诸如亚组分析和校正分析	
结果			
受试者流程(极力推荐使用流程图)	13a	随机分配到各组的受试者例数,接受已分配治疗的例数,以及纳入主要结局分析的例数	
	13b	随机分组后,各组脱落和被剔除的例数,并说明原因	
招募受试者	14a	招募期和随访时间的长短,并说明具体日期	
	14b	为什么试验中断或停止	

论文章节/主题	条目号	对照检查的条目	报告页码
基线资料	15	用一张表格列出每一组受试者的基线数据,包括人口学资料和临床特征	
纳入分析的例数	16	各组纳入每一种分析的受试者数目(分母),以及是否按最初的分组分析	
结局和估计值	17a	各组每一项主要和次要结局指标的结果,效应估计值及其精确性(如95%置信区间)	
	17b	对于二分类结局,建议同时提供相对效应值和绝对效应值	
辅助分析	18	所做的其他分析的结果,包括亚组分析和校正分析,指出哪些是预先设定的分析,哪些是新尝试的分析	
危害	19	各组出现的所有严重危害或意外效果	
讨论			
局限性	20	试验的局限性,报告潜在偏倚和不精确的原因,以及出现多种分析结果的原因(如果有这种情况的话)	
可推广性	21	试验结果被推广的可能性(外部可靠性,实用性)	
解释	22	与结果相对应的解释,权衡试验结果的利弊,并且考虑其他相关证据	
其他信息			
试验注册	23	临床试验注册号和注册机构名称	
试验方案	24	如果有的话,在哪里可以获取完整的试验方案	
资助	25	资助和其他支持(如提供药品)的来源,提供资助者所起的作用	

三、国际医学期刊编辑委员会对生物医学期刊投稿的统一要求

国际医学期刊编辑委员会(International Committee of Medical Journal Editors,ICMJE)制定了生物医学期刊投稿的统一要求(Uniform Requirements for Manuscripts Submitted to Biomedical Journals)。其内容主要包括3个方面:

1. 与研究实施和报告相关的伦理道德问题;

2. 在生物医学期刊发表论文相关的出版和编辑问题;

3. 文稿准备与投稿的技术问题。

该投稿统一要求经过多次修改,逐渐成为全球生物医学领域的研究人员、论文作者、审稿人和期刊编辑,以及与生物医学论文发表相关的其他人员共同遵循的规范。根据 ICMJE 网站公布的名单,目前全球已有 800 余种生物医学期刊采纳和遵循该统一要求。所以,每个作者在写作和投稿之前应该认真阅读该要求。

该要求对研究论文的格式、题目、摘要、图表、参考文献、伦理、利益冲突等的书写制定了比较严格的规范。哪些情况应该进行利益冲突声明,哪些属于重复发表、哪些属于可以接受的再次发表等均有详细的说明。并且指出作者有发表阴性结果的义务。

现在越来越多的研究项目获得商业公司、私人基金及政府资助。这些资助规定的条件可能使研究产生偏倚或不可信。作者应说明研究项目赞助者在研究设计、数据收集、分析

和解释、报告撰写，以及决定将报告投稿发表方面的作用。这是利益冲突部分最重要的内容。

投稿时要按照投稿信、文题页、摘要和关键词、引言、方法、结果、讨论、利益冲突、参考文献、表、图、图例（图题和图注）的顺序排列，正文用 12 号字体，双倍行距，图、表均要单独成页，图例（legend）也要单独打印。

投稿信（cover letter）中应该说明有无重复发表或是整个研究的哪一部分、有无利益冲突、声明作者均符合作者资格、稿件已经得到所有作者的阅读和认可、通信作者联系方式、稿件的类型和所投杂志的栏目，是否采用了 CONSORT、STROBE 等声明的检查清单也要说明，最后附上致谢者的书面同意。

文题页（title page）包括文章题目、每个作者的姓名和单位、有无利益冲突的声明、通信作者的联系方式（如地址、E-mail、传真、电话）、有何基金资助、页眉标题（<40 个字符）、正文字数、图表数目。

总之，每个作者在写作和投稿之前应该认真阅读该要求，对提高写作水平有很大的帮助。

（王小钦）

主要参考文献

1. 王家良. 循证医学. 第2版. 北京：人民卫生出版社，2010

2. 吴建军，王学中. 突发公共卫生事件及其应急处理. 吉林：东北师范大学出版社，2011

3. 刘艳蓉. 关于突发公共卫生事件应急机制的对策研究. 中国社会医学杂志，2007，1(3):152-153

4. 闫宇翔，宋曼殳，张玲，等. 以问题为基础的循证医学方法研究与实践. 中国医药导报，2015，12(2): 117-120

5. 陈世耀，袁源智. 疾病的诊断性研究与评价 // 王家良. 临床流行病学——临床科研设计、测量与评价. 第4版. 上海：上海科学技术出版社，2014

6. Straus SE, Richardson WS, Glasziou P, et al. Evidence-based Medicine. 3rd ed. New York: Elscvicr, 2005: 88-89

7. Fletcher RH, Fletcher SW, Fletcher GS. Clinical Epidemiology. The Essentials. 3rd ed. New York: Wolter Kluwer/Lippincott Williams Wilkins, 2014: 118-121

8. 刘香，焦玉丽，曹文英，等. 恒康正清用于妇科腹腔镜手术前肠道准备的对比研究. 护理学杂志，2011，26(6): 27-28

9. Siedhoff MT, Clark LH, Hobbs KA, et al. Mechanical bowel preparation before laparoscopic hysterectomy: a randomized controlled trial. Obstet Gynecol, 2014, 123(3):562-567

10. 张易，陈小琴. 妇科手术前不同肠道准备方法的效果比较. 上海护理，2013，13(6): 15-18

11. Zaccara G, Franciotta D, Perucca E. Idiosyncratic adverse reaction to antiepileptic drugs. Epilepsisa, 2007, 48(7):1223-1244.

12. Kheng Seang Lim, Patrick Kwan, Chong Tin Tan. Association of HLA-B*1502 allele and carbamazepine induced severe adverse cutaneous drug reaction among Asians, a review. Neurology Asia, 2008, 13(6):15-21

13. 夏志洁，许俊才. 沙利度胺的老药新用. 中国新药与临床杂志，2001，20: (2): 155-156

14. 周展超，顾有宁. 反应停及其在皮肤科的应用进展. 国外医学：皮肤病学分册，1992，18: (2): 260-263

15. 范志等. 反应停的新用途. 国际皮肤性病学杂志，1992，23: (5):261-263

16. 赵变锋. 沙利度胺抗肿瘤机制及临床研究进展. 内科急危重症杂志，2011，17(1):50-51

17. 《药品不良反应报告和监测管理办法》(卫生部令第81号)

18. 林果为，王小钦，陈世耀. 现代临床流行病学. 上海：复旦大学出版社，2014:105-117

19. 中美联合上海市白血病协作组. 上海市623例成人急性髓系白血病非选择性病例的WHO亚型分布、初治疗效及预后. 中华血液学杂志，2010，31(2):102-107

20. Fey MF, Buske C; ESMO Guidelines Working Group. Acute myeloblastic leukaemias in adult patients: ESMO Clinical Practice Guidelines for diagnosis, treatment and follow-up. Ann Oncol, 2013, 24 Suppl 6: 138-143

21. Wolach O, Stone RM. Is it time to change conventional consolidation chemotherapy for acute myeloid leukemia in CR1? Curr Opin Hematol, 2015, 22(2):123-131

22. Miyawaki S, Ohtake S, Fujisawa S, et al. A randomized comparison of 4 courses of standard-dose multiagent chemotherapy versus 3 courses of high-dose cytarabine alone in postremission therapy for acute myeloid leukemia in adults: the JALSGAML201 Study. Blood, 2011, 117: 2366-2372

23. Wang XQ, Ryder J, Gross SA, et al. Prospective analysis of clinical and cytogenetic features of 435 cases of MDS diagnosed using the WHO(2001) classification: a prognostic scoring system for predicting survival in RCMD. Int J Hematol, 2009, 90:361-369

24. 王家良. 临床流行病学-临床科研设计、测量与评价. 第4版. 上海：上海科学技术出版社, 2014

25. Hulley SB, Cummings SR, Browrer WS, et al. Designing Clinical Research. 4th ed. New York: Wolter Kluwer/Lippincott Williams Wilkins, 2013

26. Fletcher RH, Fletcher SW, Fletcher GS. Clinical Epidemiology. The Essentials. 3rd ed. New York: Wolter Kluwer/Lippincott Williams Wilkins, 2014: 118-121

27. Van Spall HG, Toren A, Kiss A, et al. Eligibility criteria of randomized controlled trials published in high-impact general medical journals: a systematic sampling review. JAMA, 2007, 297(11):1233-1240

28. Weng C, Li Y, Ryan P. A distribution-based method for assessing the differences between clinical trial target populations and patient populations in electronic health records. Appl Clin Inform, 2014, 5 (2):463-479

29. Friedman LM, Furberg CD, DeMets DL. Fundamentals of Clinical Trials. 4th ed. New York: Springer, 2010

30. Tom Brody. Clinical Trials: Study Design, Endpoints and Biomarkers, Drug Safety, and FDA and ICH Guidelines. New York: Academic Press, 2011

31. Chein-Chung Chow, Jen-Pei Liu. Design and Analysis of Clinical Trials: Concepts and Methodologies. 3rd ed. New York:Wiley, 2013

32. 宋玮, 祝墦珠, 潘志刚. 高血压患者服药依从性的影响因素. 中华全科医师杂志, 2014, 13(2): 120-121

33. 赵越, 唐凤敏, 杨爱芳, 等. 几种评测患者用药依从性的方法. 中国药学杂志, 2013, 48:1500-1503

34. Julius RJ, Novitsky MA, Dubin WR. Medication adherence: a review of the literature and implications for clinical practice. J Psychiatr Pract, 2009, 15(1): 34-44

35. Anglada-Martinez H, Riu-Viladoms G, Martin-Conde M, et al. Does mHealth increase adherence to medication? Results of a systematic review. Int J Clin Pract, 2014. doi: 10. 1111/ijcp. 12582

36. COMET Initiative. Core outcome measures in effectiveness trials [2015-07-03]. http://www. comet-initiative. org/

37. Colhoun HM, Betteridge DJ, Durrington PN, et al. Primary prevention of cardiovascular disease with atorvastatin in type 2 diabetes in the Collaborative Atorvastatin Diabetes Study (CARDS): multicentre

randomised placebo-controlled trial. Lancet，2004，364:685-696

38. Evidence-Based Medicine Working Group. Evidence-based medicine: a new approach to teaching the practice of medicine. JAMA，1992，268：2420-2425

39. Higgins JPT，Green S. Cochrane handbook for systematic reviews of interventions Version 5. 1. 0. Cochrane Collaboration，2011

40. Wells G，Shea B，O'Connell D，et al. NewCastle-Ottawa quality assessment scale-Cohort studies --Cohort Studies. ［2012-06-15］. http:// www. ohri. ca/programs/clinical_epidemiology/oxford. asp

41. Rostom A，Dube C，Cranney A，et al. Celiac Disease. Rockville（MD）: Agency for Healthcare Research and Quality（US）. 2004

42. Whiting P，Rutjes AW，Reitsma JB，et al. The development of QUADAS: a tool for the quality assessment of studies of diagnostic accuracy included in systematic reviews. BMC Med Res Methodol，2003，3:25

43. Moher D，Liberati A，Tetzlaff J，et al. Preferred reporting items for systematic reviews and meta-analyses: the PRISMA statement. J Clin Epidemiol，2009，62（10）:1006-1012

44. Stroup DF，Berlin JA，Morton SC，et al. Meta-analysis of observational studies in epidemiology: a proposal for reporting. Meta-analysis Of Observational Studies in Epidemiology（MOOSE）group. JAMA，2000，283（15）: 2008-2012

45. Slim K，Nini E，Forestier D，et al. Methodological index for non-randomized studies（minors）: development and validation of a new instrument. ANZ J Surg，2003，73（9）:712-716

46. 王滨燕，沈靖，许希平. 一种新的临床流行病学研究设计:病例 - 配偶对照研究. 中华医学杂志，2001，81（4）: 251-252

47. 杨岫岩. 如何识别和控制临床研究中的混杂与偏倚. 中华风湿病学杂志，2000，4（2）: 114-115

48. 曾宪涛，包翠萍，曹世义，等. Meta 分析系列之三: 随机对照试验的质量评价工具. 中国循证心血管医学杂志，2012，4（3）:183-185

49. 曾宪涛，庄丽萍，杨宗国，等. Meta 分析系列之七: 非随机实验性研究、诊断性试验及动物实验的质量评价工具. 中国循证心血管医学杂志，2012，4（6）:496-499

50. Krum H，Schlaich M，Whitbourn R，et al. Catheter-based renal sympathetic denervation for resistant hypertension: a multicentre safety and proof-of-principle cohort study. Lancet，2009，373（9671）: 1275-1281

51. Symplicity HTN-1 Investigators. Catheter-based renal sympathetic denervation for resistant hypertension: durability of blood pressure reduction out to 24 months. Hypertension，2011，57（5）:911-917

52. Krum H，Schlaich MP，Sobotka PA，et al. Percutaneous renal denervation in patients with treatment-resistant hypertension: final 3-year report of the Symplicity HTN-1 study. Lancet，2014，383（9917）:622-629

53. Symplicity HTN-2 Investigators，Esler MD，Krum H，et al. Renal sympathetic denervation in patients with treatment-resistant hypertension（The Symplicity HTN-2 Trial）: a randomized controlled trial. Lancet，2010，376（9756）: 1903-1909

54. Esler MD，Krum H，Schlaich M，et al. Renal sympathetic denervation for treatment of drug-resistant

hypertension: one-year results from the Symplicity HTN-2 randomized, controlled trial. Circulation, 2012, 126(25):2976-2982

55. Bhatt DL, Kandzari DE, O'Neill WW, et al. A controlled trial of renal denervation for resistant hypertension. N Engl J Med, 2014, 370(15):1393-1401.

56. Kaplan NM, Sproul LE, Mulcahy WS. Large prospective study of ramipril in patients with hypertension. CARE Investigators. Clin Ther, 1993, 15(5):810-818.

57. 李敏, 时景璞, 于慧会. 真实世界研究与随机对照试验、单病例随机对照试验在临床治疗性研究中的关系比较. 中华流行病学杂志, 2012, 33(3):342-345

58. 李敏, 时景璞. 疗效比较研究的方法学应用及其实施过程. 中华流行病学杂志, 2012, 33(11):1184-1188

59. Rosenbaum PR, Rubin DB. The central role of the propensity score in observational studies for causal effects. Biometrika, 1983, 70(1):41-55

60. 王永吉, 蔡宏伟, 夏结来, 等. 倾向指数的基本概念和研究步骤. 中华流行病学杂志, 2010, 31(3):347-348

61. Chitnis AS, Aparasu RR, Chen H, et al. Effect of certain angiotensin-converting enzyme inhibitors on mortality in heart failure: a multiple-propensity analysis. Res Social Adm Pharm, 2012, 8(2):145-156

62. Petrella R, Michailidis P. Retrospective analysis of real-world efficacy of angiotensin receptor blockers versus other classes of antihypertensive agents in blood pressure management. Clin Ther, 2011, 33(9):1190-1203.

63. Vegter S, Nguyen NH, Visser ST, et al. Compliance, persistence, and switching patterns for ACE inhibitors and ARBs. Am J Manag Care, 2011, 17(9):609-616.

64. 高汉松, 肖凌, 许德玮, 等. 基于云计算的医疗大数据挖掘平台. 医学信息学杂志, 2013, 34(5): 7-12

65. 森干, 杜守洪, 王超, 等. 基于云计算的临床医学信息分析系统构建. 电脑编程技巧与维护, 2014, 14: 63-54

66. 滕琪, 樊小毛, 何晨光, 等. 医疗大数据特征挖掘及重大突发疾病早期预警. 网络新媒体技术, 2014, 3(1): 50-51

67. Nellesen D, Birnbaum HG, Greenberg PE. Perspectives on comparative effectiveness research: views from diverse constituencies. Pharmacoeconomics, 2010. 28(10):789-798

68. Sox HC. Comparative effectiveness research: a progress report. Ann Intern Med, 2010, 153(7):469-472

69. Methods Guide for Effectiveness and Comparative Effectiveness Reviews. AHRQ Publication No. 10(12)-EHC063-EF, 2012.

70. Hernan MA. With great data comes great responsibility: publishing comparative effectiveness research in epidemiology. Epidemiology, 2011, 22(3):290-291

71. Johnston L, MacLennan G, McCormack K, et al. The Knee Arthroplasty Trial (KAT) design features, baseline characteristics, and two-year functional outcomes after alternative approaches to knee replacement. J Bone Joint Surg Am, 2009, 91(1):134-141

72. Milne I, Chalmers I. A controlled clinical trial in 1809. J Epidemiol Commun H, 2002, 56(1):1.

73. Morton S C, Ellenberg J H. Infusion of statistical science in comparative effectiveness research.

Clinical Trials，2012．9（1）:6-12

74. The World Health. Report 2000 -health systems: improving performance. Geneva: World Health Organization，2000

75. 张奇林. 美国的医疗卫生费用及其控制. 世界经济，2002，6: 53-59

76. Doe J. WHO Statistical Information System（WHOSIS）. Geneva: World Health Organization，2009.

77. Thorpe KE，Zwarenstein M，Oxman AD，et al. A pragmatic-explanatory continuum indicator summary（PRECIS）: a tool to help trial designers. Canadian Medical Association Journal，2009，180（10）:E47-E57

78. Glasgow RE，Emmons KM. How can we increase translation of research into practice? Types of evidence needed. Annu Rev Public Health，2007，28: 413-433

79. Selby P，Brosky G，Oh P，et al. How pragmatic or explanatory is the randomized，controlled trial? The application and enhancement of the PRECIS tool to the evaluation of a smoking cessation trial. BMC Medical Research Methodology，2012，12（1）:101

80. Liberati A. The relationship between clinical trials and clinical practice: The risks of underestimating its complexity. Statistics in Medicine，1994，13（13-14）:1485-1491

81. Glasgow RE，Magid DJ，Beck A，et al. Practical clinical trials for translating research to practice: design and measurement recommendations. Medical Care，2005，43（6）:551-557

82. Gartlehner G，Hansen RA，Nissman D，et al. A simple and valid tool distinguished efficacy from effectiveness studies. Journal of Clinical Epidemiology，2006，59（10）:1040-1048

83. 王小钦，林果为. 临床科研设计报告书、论文和综述的撰写 // 林果为，王小钦，陈世耀. 现代临床流行病学. 第 3 版. 上海: 复旦大学出版社，2014:276-290

84. Guyatt G. Preparing a research protocol to improve its chances for success. Journal of Clinical Epidemiology，2006，59: 893-896

85. Fletcher RH，Fletcher SW，Fletcher GS. Clinical epidemiology: The essentials. 5th ed. New York: Lippincott Williams & Wilkins，2012:225-236

中英文名词对照索引

K

L

M

N

P

Q

Z